U0484757

超值治疗
隐形针灸经穴疗法

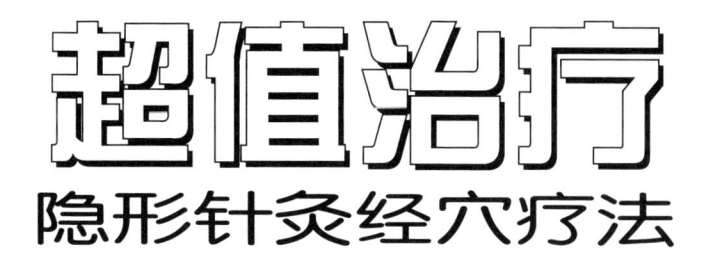

杨孟君 等 编著

中国科学技术出版社
·北京·

图书在版编目（CIP）数据

超值治疗隐形针灸经穴疗法 / 杨孟君等编著. —北京：中国科学技术出版社，2006.10（2023.12 重印）

ISBN 978-7-5046-1353-0

Ⅰ. ①超… Ⅱ. ①杨… Ⅲ. ①针灸疗法 Ⅳ. R245

中国版本图书馆 CIP 数据核字（2006）第 119720 号

编　　者	杨孟君　　［加］霍华德·徐　　任岩东　　姜兴鹏　　侯茂奇
责任编辑	杨　洋
封面设计	张有文
技术设计	王震宇
责任校对	杨京华
责任印制	徐　飞

出　　版	中国科学技术出版社
发　　行	中国科学技术出版社发行部
地　　址	北京市海淀区中关村南大街 16 号
邮　　编	100081
发行电话	010 - 62173865
传　　真	010 - 62173081
网　　址	http://www.cspbooks.com.cn

开　　本	720mm × 1000mm　1/16
字　　数	250 千字
印　　张	14.5
版　　次	2006 年 10 月第 1 版
印　　次	2023 年 12 月第 14 次印刷
印　　数	62001—65000 册
印　　刷	北京长宁印刷有限公司

书　　号	ISBN 978 - 7 - 5046 - 1353 - 0/R·1199
定　　价	49.00 元

（凡购买本社图书，如有缺页、倒页、脱页者，本社发行部负责调换）

传播中医药文化
弘扬中医药学术
造福世界人民

壬辰岁金秋

原卫生部副局长
国家中医药管理局原局长　佘　靖

新理念、新成果、新产品、新事业。

世界中联副主席
兼秘书长
李振吉
2006.9.20 于多伦多

世界中医药联合会副主席兼秘书长
国家中医药管理局原副局长　　李振吉

序 一

中国传统医学有着悠久的历史，经过数千年的医疗实践，积累了丰富的经验，并发展成为一个完整的体系。针灸是中国传统医学最宝贵的遗产，已被世界各国所接受，针灸成为中医药走向世界的先导。全世界已有140多个国家和地区开展针灸医疗，目前在国外，有20万～30万人从事针灸医疗。全球医疗保健服务中，学习使用针灸的需求日益扩大。但是由于传统针灸工具的局限，针刺治疗的创痛，使针灸应用范围受到很大限制。

第三代新型的针灸工具隐形针灸——康复芯片的发明，比较彻底地解决了针灸有创痛、有损伤、有风险治疗这一针灸领域长期以来没有解决的大问题，为针灸这门古老的医疗技术注入了新的生命力，使针灸更具有广泛的适应性、疗效显著、操作简便、易于掌握。《超值治疗——隐形针灸经穴疗法》一书的出版，向社会各界人士详尽介绍了隐形针灸的研发创新原理、技术和临床应用，必将深受广大医务工作者的欢迎，同时也为广大患者提供了一个新的治疗方法，并使针灸医学走入家庭。

愿隐形针灸这一全新的疗法为人类健康提供超值服务，并将中国传统医学发扬光大。

中国工程院院士
中国针灸学会副会长　**石学敏**　教授

序二

针灸医学是世界宝贵的医学遗产。针灸医学以它卓越的临床效果著称于世,源远流长,历经数千年而不衰,足以证明其强大的生命力。针灸工具是针灸医生治病保健的工具,材料是制造针灸工具的物质基础,从远古时代的砭石、竹针等自然材料到近代的金针、银针、不锈钢针等金属材料,每一次材料与工具的技术创新,都有力地推进了针灸医学的发展。使针灸医学逐渐成为最重要的医疗手段。

但是随着现代社会对生活质量要求的提高,以及家庭应用和针灸的国际推广,针灸器具和针灸医学仍然面临许多挑战。一方面传统的无源针灸器具需要解决无损伤无创痛治疗问题和刺伤皮肤破坏皮肤屏障可能造成的交叉感染问题;另一方面,有源物理治疗器械,针灸的基本特点体现不够充分,临床应用性差。

隐形针灸的研发,对解决传统针灸工具的不足,发展创新针灸新工具是一种有益的探索。在遵循针灸医学的基本理论、方法特色的前提下,隐形针灸以其不用针、不用药、不用电、不用磁,无创痛、无交叉感染的特点,与传统针灸经穴疗法融合,大大提高了针灸临床疗效,是针灸医学的创新。从材料技术创新的角度来说,是针灸工具的一次革命。

杨孟君等编著出版的《超值治疗——隐形针灸经穴疗法》一书,对隐形针灸的研发创新和临床应用予以全面介绍,是对针灸医学重要的丰富和推动。希望隐形针灸能为针灸医学的繁荣与促进人类的健康起到有益作用。

世界针灸学会联合会主席
中国中医科学院针灸研究所所长 邓良月 教授

序三

第三届国际传统医药大会将本次大会的最高奖项——钻石奖授予第三代针灸工具：隐形针灸——康复芯片的发明者，来自世界各国的1 000多位专家学者对隐形针灸给予了高度评价。隐形针灸的发明是世界针灸界一件划时代的大事，也是世界替代医学领域一件划时代的大事。与此同时，一本介绍隐形针灸经穴疗法专门著作《超值治疗——隐形针灸经穴疗法》即将出版，我有幸先睹为快，阅读了全书。本书对于让人们了解隐形针灸的原理、技术和超值治疗价值，推进隐形针灸经穴疗法技术实际应用，带动针灸医学乃至替代医学发展具有重要意义。希望本书中文版出版后，能够加快英文版出版进程，让隐形针灸惠及更多的人。

加拿大全加中医药针灸协会会长
第三届国际传统医学大会执行主席　　**程昭**　教授
医　学　博　士

目 录

上　　篇

第一章　医学基本问题与针灸医学的机遇……………………………… 2
　一、慢性病的高发与难治 …………………………………………… 2
　二、药物灾害危害越来越大 ………………………………………… 3
　三、医疗费用上涨超负荷 …………………………………………… 5
　四、迎接针灸医学的机遇与挑战 …………………………………… 6

第二章　隐形针灸器具的研发创新及其意义…………………………… 9
　一、针灸器具材料开发的历史与现状 ……………………………… 9
　二、纳米材料与隐形针灸器具发明 ………………………………… 10
　三、隐形针灸器技术创新与进步 …………………………………… 11

第三章　隐形针灸经穴疗法的取效机理探讨…………………………… 14
　一、隐形针灸经穴疗法刺激经穴的机理 …………………………… 14
　二、隐形针灸经穴治疗取效机理 …………………………………… 17

第四章　隐形针灸经穴疗法对各系统的调整作用……………………… 24
　一、经穴疗法对神经系统的调整作用 ……………………………… 24
　二、经穴疗法对神经—内分泌系统的调整作用 …………………… 25
　三、经穴疗法对循环系统的调整作用 ……………………………… 28
　四、经穴疗法对血液成分的调整作用 ……………………………… 29
　五、经穴疗法对呼吸系统的调整作用 ……………………………… 31
　六、经穴疗法对消化系统的调整作用 ……………………………… 32
　七、经穴疗法对泌尿系统的调整作用 ……………………………… 34
　八、经穴疗法对经穴内外化学离子的调整作用 …………………… 35
　九、经穴疗法对体温的调整作用 …………………………………… 35
　十、经穴疗法的抗炎作用 …………………………………………… 36

十一、经穴疗法对免疫反应的影响 ………………………………… 36
　　十二、经穴疗法的抗过敏作用 …………………………………… 37
　　十三、经穴疗法的止痒作用 ……………………………………… 38
　　十四、经穴疗法的止痛作用 ……………………………………… 38

第五章　隐形针灸经穴疗法治疗的原则方法 …………………………… 40
　　一、隐形针灸经穴疗法的应用原则 ……………………………… 40
　　二、隐形针灸经穴疗法的治疗组方 ……………………………… 42
　　三、隐形针灸经穴疗法疗效影响因素 …………………………… 46

第六章　隐形针灸产品构造与使用说明 ………………………………… 48
　　一、现有隐形针灸产品的构造 …………………………………… 48
　　二、目前已获中国医疗器械批准注册的隐形针灸产品 ………… 49
　　三、隐形针灸经穴疗法治疗方法 ………………………………… 51
　　四、隐形针灸经穴疗法治疗注意事项 …………………………… 51
　　五、隐形针灸经穴治疗禁忌证 …………………………………… 51

中　　篇

第七章　隐形针灸技术基础：中医藏象学说 …………………………… 54
　　一、五脏 …………………………………………………………… 54
　　二、六腑 …………………………………………………………… 62

第八章　隐形针灸技术基础：传统经络学说 …………………………… 67
　　一、传统经络系统的组成 ………………………………………… 67
　　二、传统经络的生理功能 ………………………………………… 70
　　三、传统经络学说的临床应用 …………………………………… 71
　　四、传统经络十四经脉 …………………………………………… 71

第九章　隐形针灸技术基础：传统腧穴学说 …………………………… 82
　　一、腧穴的作用 …………………………………………………… 82
　　二、腧穴的主治规律 ……………………………………………… 83
　　三、特定穴的应用 ………………………………………………… 86
　　四、常用腧穴定位与主治功效 …………………………………… 93

下　篇

第十章　隐形针灸经穴疗法治疗慢性疼痛 ·· 120
　　一、头痛 ·· 120
　　二、三叉神经疼痛 ··· 121
　　三、颈椎病 ··· 121
　　四、颈肌痉挛（落枕） ··· 122
　　五、扭伤 ·· 122
　　六、肱骨外上髁炎 ··· 123
　　七、肩周炎 ··· 123
　　八、腰扭伤 ··· 124
　　九、腰肌劳损 ·· 125
　　十、腰椎间盘突出症 ·· 125
　　十一、风湿性关节炎 ·· 126
　　十二、类风湿性关节炎 ··· 127
　　十三、骨质疏松症 ··· 128
　　十四、痛风性关节炎 ·· 129
　　十五、肋间神经痛 ··· 130
　　十六、坐骨神经痛 ··· 131
　　十七、腰椎骨质增生 ·· 131
　　十八、牙痛 ··· 132
　　十九、脉管炎 ·· 132
　　二十、癌痛 ··· 133

第十一章　隐形针灸经穴疗法治疗神经精神疾病 ·································· 135
　　一、面神经炎 ·· 135
　　二、面肌痉挛 ·· 135
　　三、中风 ·· 136
　　四、震颤麻痹（帕金森病） ·· 137
　　五、脑血管硬化症 ··· 138
　　六、老年性痴呆 ··· 138
　　七、癫痫病 ··· 139
　　八、癔病 ·· 140

九、抑郁症 ……………………………………………………… 140

　　十、眩晕症（梅尼埃病） ……………………………………… 141

　　十一、睡眠障碍 ………………………………………………… 142

第十二章　隐形针灸经穴疗法治疗呼吸系统疾病 …………… 143

　　一、慢性支气管炎 ……………………………………………… 143

　　二、支气管哮喘 ………………………………………………… 143

　　三、支气管扩张 ………………………………………………… 144

　　四、感冒 ………………………………………………………… 145

　　五、肺气肿 ……………………………………………………… 145

第十三章　隐形针灸经穴疗法治疗消化系统疾病 …………… 147

　　一、食管炎 ……………………………………………………… 147

　　二、急性胃肠炎 ………………………………………………… 148

　　三、慢性胃炎 …………………………………………………… 148

　　四、消化性溃疡 ………………………………………………… 149

　　五、膈肌痉挛 …………………………………………………… 149

　　六、慢性肠炎 …………………………………………………… 150

　　七、肠易激综合征 ……………………………………………… 150

　　八、结肠功能紊乱 ……………………………………………… 151

　　九、胰腺炎 ……………………………………………………… 152

　　十、脱肛 ………………………………………………………… 152

　　十一、便秘 ……………………………………………………… 153

　　十二、慢性肝炎 ………………………………………………… 153

　　十三、脂肪肝 …………………………………………………… 154

　　十四、慢性胆囊炎 ……………………………………………… 155

　　十五、胆结石 …………………………………………………… 155

　　十六、痔疮 ……………………………………………………… 156

第十四章　隐形针灸经穴疗法治疗循环系统疾病 …………… 157

　　一、高血压病 …………………………………………………… 157

　　二、高脂血症 …………………………………………………… 157

　　三、冠心病 ……………………………………………………… 158

　　四、心律失常 …………………………………………………… 159

五、心血管神经官能症 …………………………………………… 159

第十五章　隐形针灸经穴疗法治疗泌尿系统疾病 …………………… 161
　　一、慢性前列腺炎 ………………………………………………… 161
　　二、前列腺增生 …………………………………………………… 162
　　三、慢性肾炎 ……………………………………………………… 162

第十六章　隐形针灸经穴疗法治疗骨科疾病 ………………………… 164
　　一、骨折 …………………………………………………………… 164
　　二、骨关节脱位 …………………………………………………… 165

第十七章　隐形针灸经穴疗法治疗妇科疾病 ………………………… 166
　　一、痛经 …………………………………………………………… 166
　　二、带下症 ………………………………………………………… 166
　　三、阴痒 …………………………………………………………… 167
　　四、月经不调 ……………………………………………………… 168
　　五、妇科炎症 ……………………………………………………… 168
　　六、更年期综合征 ………………………………………………… 169
　　七、不孕症 ………………………………………………………… 169
　　八、乳腺增生 ……………………………………………………… 170
　　九、产后缺乳症 …………………………………………………… 171
　　十、子宫脱垂 ……………………………………………………… 171
　　十一、子宫肌瘤 …………………………………………………… 172
　　十二、妊娠反应 …………………………………………………… 173

第十八章　隐形针灸经穴疗法治疗男科疾病 ………………………… 174
　　一、阳痿 …………………………………………………………… 174
　　二、遗精 …………………………………………………………… 174
　　三、早泄 …………………………………………………………… 175
　　四、不育症 ………………………………………………………… 176
　　五、睾丸炎、附睾炎 ……………………………………………… 176

第十九章　隐形针灸经穴疗法治疗五官科疾病 ……………………… 178
　　一、过敏性鼻炎 …………………………………………………… 178

二、鼻窦炎 ……………………………………………………… 178
三、慢性咽炎、扁桃腺炎 ………………………………………… 179
四、耳鸣耳聋 ……………………………………………………… 180

第二十章　隐形针灸经穴疗法治疗眼科疾病 …………………… 181
一、白内障 ………………………………………………………… 181
二、近视 …………………………………………………………… 181
三、远视 …………………………………………………………… 182
四、弱视 …………………………………………………………… 183
五、青光眼 ………………………………………………………… 184
六、干眼症 ………………………………………………………… 185
七、沙眼 …………………………………………………………… 186
八、眼疲劳 ………………………………………………………… 186
九、急性结膜炎 …………………………………………………… 187
十、慢性泪囊炎 …………………………………………………… 187
十一、球后视神经炎 ……………………………………………… 188
十二、视神经萎缩 ………………………………………………… 189
十三、眼睑痉挛 …………………………………………………… 189

第二十一章　隐形针灸经穴疗法治疗内分泌及代谢疾病 ……… 190
一、甲状腺疾病 …………………………………………………… 190
二、糖尿病 ………………………………………………………… 190

第二十二章　隐形针灸经穴疗法治疗肿瘤科疾病 ……………… 192
一、免疫力低下 …………………………………………………… 192
二、肿瘤放疗、化疗副反应 ……………………………………… 192

第二十三章　隐形针灸经穴疗法治疗外科及皮肤科疾病 ……… 194
一、慢性淋巴结炎 ………………………………………………… 194
二、丹毒 …………………………………………………………… 194
三、寻常痤疮 ……………………………………………………… 195
四、黄褐斑 ………………………………………………………… 196
五、神经性皮炎 …………………………………………………… 196
六、银屑病 ………………………………………………………… 197

七、湿疹 …… 198

八、斑秃 …… 198

九、带状疱疹 …… 199

十、白癜风 …… 199

十一、荨麻疹 …… 200

十二、酒渣鼻 …… 201

第二十四章　隐形针灸经穴疗法治疗血液系统疾病 …… 202

一、贫血 …… 202

二、白细胞减少症 …… 203

三、血小板减少性紫癜 …… 203

第二十五章　隐形针灸经穴疗法治疗其他疾病 …… 205

一、单纯性肥胖 …… 205

二、丰乳 …… 206

三、慢性疲劳综合征（亚健康） …… 206

四、戒烟 …… 207

五、戒毒 …… 207

附录：隐形针灸如何辨别真伪——杨孟君教授访谈录 …… 209

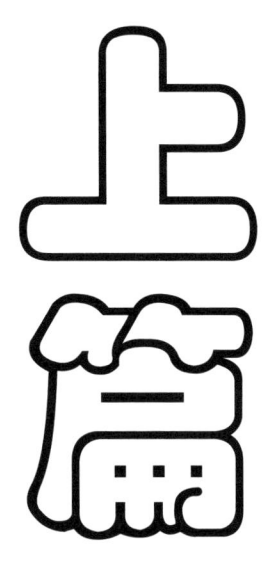

上篇

第一章 医学基本问题与针灸医学的机遇

"有什么都别有病,没什么都别没钱"。是现代人对现代社会最直观的体验,也是对现代生活最深刻的概括。

现代医疗从来没有像今天这样受到挑战,医院医生也从来没有像今天这样遭到怀疑和不信任,以至于医疗保健问题在世界各国都成了重大社会问题。对中国这个拥有近14亿人口的大国更是如此。

本章中,我们无须具体陈述现代医学存在着的太多不足,先从现代社会的医学基本问题入手,讨论现代医学面临的困境问题和针灸医学的机遇与如何迎接这种机遇的挑战。

医学基本问题是我们第一次提出和使用的概念,它是指一个社会阶段中,对全体社会成员影响最主要医学问题。笔者认为,现代社会中存在三个医学基本问题:

一、慢性病的高发与难治

慢性病,全称慢性非传染性疾病(NCD),是心脑血管疾病、肿瘤、糖尿病、慢性阻塞性肺疾病、慢性牙病、骨质疏松症、神经精神病、慢性肝肾疾病、慢性骨关节病、良性前列腺肥大和先天异常、慢性疲劳症等疾病的总称。

慢性病的高发与难治,我们每个成年人都有直接感受,细数一下你周围的人,有几个"真正"健康?谁身上没有一两种慢性病?医疗水平飞速发展,但疾病仍然如雨后春笋,有增无减!

2002年世界卫生报告在对全球疾病死亡、残疾及危险因素系统分析的基础上,描述当今世界上的疾病、残疾和死亡数量以及引起疾病死亡的某些对人类健康最重要的危险因素。2001年,全球总死亡人数5 560万,其中慢性病占60%,预测到2020年,慢性病的死亡将占总死亡数的75%。慢性病的患病人数在成年人中高达70%。2005年,世界卫生组织警告,到2015年,全球慢性病死亡人数将达到4亿人。

中国属于发展中国家,慢性病高发病率、高致残率和高死亡率也很突出,而且增幅加快。以高血压为例,我国分别于1959年、1979年和1991年开展了3次全国性高血压流行病学调查,结果显示15~74岁人群的高血压患病率1959年、1979年和1991年分别为5.11%、7.73%和11.88%。1959~1979年20年间,高血压患者平均每年增加100多万,1979~1991年的12年间,平均每年增加300多万。1991年以后增加数量更大。就发病总人数来说20世纪50年代大约是3 000万,20世纪70年代大约是5 000万,20世纪90年代初期大约是7 000万,20世纪90年代末期大约是9 000万,到2001年全国调查是1.1亿,2003年全国调查是1.28亿,2005年卫生部公布的高血压患病人数是1.6亿。其他慢性病增幅也是普遍上升,如从1981~1996年,糖尿病患者人数上升了4.8倍。现每年新发肿瘤160万以上,脑卒中150万以上,冠心病75万以上。有调查显示,全国关节炎患病人数超1亿。北京城区15~69岁人群四种慢性病调查(心脑血管疾病、恶性肿瘤、糖尿病),患病率35.9%~57.3%。据不完全估计,全国慢性病患病人数有6亿人。以死亡率来说,慢性病是全国城乡居民前4位死因。2001年在全国城市地区依次为恶性肿瘤135.59/10万,脑血管病111.01/10万,心脏病95.77/10万,呼吸系统疾病72.64/10万;全国农村地区依次为呼吸系统疾病133.42/10万,脑血管病112.60/10万,恶性肿瘤105.36/10万,心脏病77.72/10万。近年来,慢性病发病趋于年轻化,糖尿病、心脑血管病和癌症等病年轻化趋势明显。据估计,慢性病85%的患者是在14~64岁的青壮年劳动力人口。

更值得注意的是,慢性病患病的危险因素还在增加,导致慢性病危险趋势会进一步增加。近30年来,全球40%以上的成人肥胖和超重,与肥胖相关的糖尿病、高血压和部分恶性肿瘤会大幅上升,而高血压、糖尿病既是疾病,又是心脑血管疾病的危险因素,近30年来高血压和糖尿病增长速度加快,必然促使心脑血管疾病增加,形成一种恶性循环。

由此可见,慢性病的高发与难治已经成为广大群众因病致贫、因病返贫、加重疾病、累及家庭和社会的重要因素之一,所以我们将之列为一个医学基本问题。

二、药物灾害危害越来越大

药物治疗所使的药物(包括处方药和非处方药),以及给药装置均存在内在的、目前已知或未知的风险,这些风险所造成的事件或危害被定义为药物灾害(drug misadventure),包括药物不良反应(adverse drug reactions,ADRS)和药疗差错暨滥用药物(medication errors)。

例如,美国默沙东公司生产的关节炎镇痛药"万络",被美国得克萨斯州法院判决向一名因服用"万络"导致心脏病突发而死亡的使用者家庭赔偿2.53亿美元巨额款后,随着美国"万络第一案"在得州法院有所定论,更多的"万络致死人命案"不断浮出水面。这家世界著名药厂正面临诉讼浪潮。

据报道,1999年问世的"万络",每年销售25亿美元,全球处方量超过8 400万片。全球约2 000万人服用过"万络",在英国可能导致2 000名英国患者死亡,在全球,大约有6万人在不知情的情况下死于这种药物引起的各种疾病,这个死亡数量超过美国在越战中死亡数的总和。目前,美国已有4 200多起涉及与"万络"有关的诉讼案,而英国死者的家庭也在考虑向美国法院起诉,中国有律师召集20万国人告默沙东。欧洲、加拿大、巴西、澳大利亚和以色列也有类似案件。分析人士认为,默沙东公司面临的赔偿金额可能超过550亿美元。美国食品药品监督管理局(FDA)已于2004年9月迫使默沙东公司在全球停止销售此药。同时,美国FDA也发出21种非甾体类抗炎镇痛药物的风险警告。

"万络"事件只是最近的药物灾害之冰山一角。20世纪初,作为妇科良药的己烯雌酚,被广泛用于治疗闭经、子宫功能性出血、绝经综合征及老年性阴道炎等,但事隔30年后,在美国发现一些少女患阴道癌,因为其母亲在妊娠期均使用过己烯雌酚,明确了因果关系。患者将发明此药的科学家告上法庭。1956年一种新型的镇静催眠药沙利度胺在联邦德国问世,由于其治疗妊娠反应疗效显著而迅速风靡欧洲、拉丁美洲、日本及17个国家;但至1961年,上述国家突然出现许多新生儿畸形、形状像海豹,后经调查证实,这种被称为"海豹肢畸形"的发生,是由于婴儿母亲妊娠初期服用了安沙利度胺。在上述十多个国家中,共发生近1万例"海豹肢"婴儿。与此类似的事件还有很多。药物不良反应和不合理用药已经普遍存在,据专家分析,全世界50%以上的药品是以不恰当的方式处方、调配和出售的,同时有50%的患者未能正确使用。因此,药物灾害已成为全球的社会性灾难。

早在20世纪70年代,世界卫生组织就指出,全球死亡的患者中有1/3是死于不合理用药,而不是疾病本身。药物不合理使用和药物不良反应严重威胁人类健康,以致形成药源性疾病或致死亡。药源性疾病是医源性疾病主要组成部分,且难以发现,有继发性、无特异性、易忽略用药史、用药品种多样等特点,极易误诊。据美国统计,美国在住院病人中后果严重药物不合理使用与药物不良反应每年估计有220万,致死人数逾20万,列为心脏病、癌症、肺病、中风之后的第五大死因。因用药原因为主的医疗错误致死人数超过交通事故、艾滋病、乳腺癌死亡的总和。在中国,每年仅死于抗生素滥用的人就有8万人,每年有近3万儿童药物致聋,目前因药物原因致听觉残疾的人有300万以上。我国仅住院病人不合理用药比例在20%～25%,每年因用药不当住院人数高达250万,每年逾20万人死于不合理用药和药物不良反应,给患者和社会都造成了无法弥补的痛苦与损失,形成了严重的社会问题。

不合理用药不仅严重威胁人类的生命与健康,而且造成社会资源的严重浪费,不仅用药成本浪费,贻误治疗造成治疗成本和时间增加,还包括药害事件受害者的治疗康复成本,善后处理等社会间接成本,资源被双重浪费。不合理用药还会使医疗机构、医生声誉严重受损。更为严重的是,抗菌药物滥用导致耐药菌株增加,药物开发的速度赶不上耐药菌产生速度,出现难治性感染无药可治的局面,若有暴发性流行将危及整个人类的生存。

不仅是化学药物存在药物灾害问题,中草药也存在着不合理用药与药害问题,美国发生的马兜铃酸致肾功能衰竭致死人命就是一个典型案例。据中国中医研究院专家研究,中药药害分为5种类型:A型为超量用药引起急性毒性;B型为长期不合理用药的慢性毒性;C型为不合理用药后若干月、若干年出现如致癌致畸;D型为不合理用药后出现反跳等不良反应;E型为药物相互作用所致不良反应,这是一类很容易忽视的药物灾害。

由之可见,药物灾害对人类的危害已经很大了,有人用"药害猛于虎"来形容,说明药害危害增长之迅猛。随着药品种类爆炸性增加和慢性病高发与难治,用药时间长而且不易见效,药在今后对人类社会的危害将更加严重,所以,它是又一个医药基本问题。

三、医疗费用上涨超负荷

医疗费用增长是世界各国面临的普遍问题,是现代医学面临的又一个基本问题。据世界卫生组织透露,医疗费用使全球许多人陷入贫困。2005年12月5日世界卫生组织指出:每年1亿人因为支付医疗保健费用而陷入贫困,另有1.5亿人不得不将几乎一半的收入用于医疗支出。一位国际劳工局执行局长指出:医疗不仅要拯救生命,还必须能够避免人民陷入贫困。

现代医疗最发达的美国,是医疗费用上涨超负荷的典型。美国医疗已经怨声载道,保健最昂贵,民众满意度低。美国最近出台的一份调查报告显示,美国在医疗保健方面的支出全世界排名第一,增长幅度惊人,包括许多医生在内的大多数美国人对这个医疗保健系统质疑,认为这个复杂的现代医疗保健制度需要改革。1950年,美国全国的医疗费用12.7亿美元,占用国民生产总值比例的4.4%,人均费用82美元;1960年,美国全国医疗费用上升到26.9亿美元,占国民生产总值比例的5.3%,人均146美元;1970年,美国全国医疗费用75亿美元,占国民生产总值比例的7.6%,人均350美元;1980年美国全国医疗费用247.5亿美元,占国民生产总值比例的9.4%,人均1 047美元;1990年,美国全国医疗费用639.6亿美元,占国民生产总值比例的11.3%,人均2476美元;到2004年,美国全国医疗费用达到1.9万亿美元,占国民生产总值比例的16%,人均5 300美元。预计,美国医疗费用占国民生产总值的比例到2015年将达到20%,2025年飞升至25%。在里根政府时期,美国联邦政府的财政赤字,其中有一半以上是由于医疗保健费用的上涨而造成的。现在如果这种情形持续不变的话,美国的联邦预算要全部花在医疗保险的支出上,联邦财政将陷入困境。

中国医疗费用增长也给政府、社会和人民生活造成很大的压力,1990~2003年,全国卫生总费用由747.39亿元增加到6 584.1亿元,占GDP的比重由4.03%上升为5.62%。按可比价格计算,卫生总费用年平均增长速度12.55%,高于GDP平均增长速度(9.71%)。其中医疗费用占卫生总费用的比重1992年为80%,到2002年上升为90%。人均医疗费用由1992年的81.5元一路攀升为2002年的406.6元,增长了近4倍。而同期人均GDP增长为2.6倍。人均医疗费用大大快于人均GDP的增长。1990~2003年,中国城镇居民人可支配收入1 510.2元,增加到8 472.7元,增长4.6倍;但是,居民医疗费用支出由1990年的25.67元增长到2003年的475.98元,增长了17.5倍。同期,我国农村人均纯收入由686.3元增长到2 622.2元,增长了2.8倍;农民人均医疗费用支出由19.02元增长到115.75元。增长了5.1倍。由于中国医疗费用个人负担的比例比较大,"看病贵"已经成为一个社会突出问题,引起了政府和全社会的强烈反响。

这三大医学基本问题的存在,告诉我们现代医学必须重新思考它的发展方向。医学基本问题,是第二次卫生革命必须面对和解决的问题。世界卫生组织虽然早已提出将单纯生物医学模式转变为生物—心理—社会综合医学模式,但是这仍然只是建立在个体生物学基础之上具有过渡性质医学模式。这个医学模式提出已经40年了,三大医学基本问题并无改善。

其实,现在全世界都已经意识到,三大医学基本问题,可能主要是对抗医学带来的后果。对抗医学的方法使医疗与疾病对抗,人与环境对抗,付出的代价必然非常之大,其结果就是慢性病的高发与难治,药物灾害危害越来越大,医疗费用上涨超负荷。用和谐医学替代对抗医学,是新兴医学的趋势与主流。这种替代医学正在世界各国悄然兴起。

四、迎接针灸医学的机遇与挑战

全球迫切需要解决三大医学基本问题,为针灸医学的发展提供了巨大的机遇与空间。针灸医学作为和谐医学替代医学的主流技术,在调节治疗慢性病,杜绝药物灾害和降低医疗费用方面具有非常重要的地位和作用,针灸医学应抓住机遇,迎接三大医学基本问题的挑战,在以下几个方面下功夫:

1. 加强宣传

目前人们对西药的毒副作用已有了比较深的了解和认识，而中药因失于辨证用药所产生的诸多不良反应也在不断显现，而针灸是一种非药物疗法，具有非常明显的安全优势和应用广泛的优势，不像药物疗法那样有明确的适应证和禁忌证。同时，慢性病多为致病原因不明或多因素致病，对抗医学针对病因的对抗治疗往往难以奏效，而针灸医学针对整体调节的优势效果明显。而且，针灸治疗费用低廉。对此，针灸疗法应以其特有的优势大张旗鼓地向社会宣传，让人们了解针灸的作用机理、临床疗效、无副作用、安全可靠等，使之上升为一种传统的社会文化深入人心，成为主流医学技术。

2. 打造针灸优势品牌

创新针灸技术，瞄准疑难病症，发挥针灸优势，提高核心竞争能力。加快以针灸治疗某些病症的系统性、突破性研究，尤其是对针灸疗效高，具有不可替代性的疑难病症的研究，并对其科研成果给予权威性的认证。通过医疗信息积极通报推广，使不同学科医务工作者及广大患者基本达到共识，即对某些病症应首选针灸，或以针灸为主；或某些病尽可能配合针灸疗法，可确保更好的临床疗效。

3. 加快无创无痛穴位治疗的研究和成果推广

针灸医学的根本出路在于针灸工具的创新与革命，遵循针灸经络基本理论原则下，必须解决传统针灸创痛、交叉感染和不易学不易掌握的局限性，创造新型的针灸工具，让如隐形针灸、非针非灸、无创无痛的穴位特种疗法成为亚健康人群和慢性病的重要治疗手段，由此可满足更广泛患者的需要。目前，一些综合医院针灸科就诊人数下降的原因，除某些因素外，恐与"谈针色变"也有一定的关系。

4. 提高针灸队伍的整体素质

从事针灸临床一线的医生要自觉不懈地提高自我素质，对中医针灸理论要全面掌握并不断接受继续教育，更新知识，从而达到自我完善和提高的目的。

开展学术交流，加强和完善学术机构，并积极开展活动，活跃针灸学术气氛，可有效地推动针灸医学的发展，尤其是对针灸新技术，新理论和科研成果的转化推广，才是针灸生存发展的必由之路。

5. 健全规范与机制

在积极宣传和推广针灸疗法同时，还要加快建立起针灸诊疗规范，准入机制以及考核机制，使每一位真正从事针灸医疗执业者，都能安全、合理、有效地为患者进行治疗，从而提升针灸医疗领域的地位。

隐形针灸是针灸医学领域一个新生事物。隐形针灸的出现，为针灸医学的发展开阔了思路。针灸医学应该为新生事物的诞生高兴，应该用"仁者"精神包容新生事物,爱护新生事物。应该用科学的态度对待新生事物。通过隐形针灸基础与临床培训,掌握隐形针灸经穴疗法技术,推广隐形针灸经穴疗法成果,扩大隐形针灸经穴疗法成果应用,打造隐形针灸经穴疗法品牌,可以为解决三大医学基本问题作出贡献,为针灸医学的发展作出贡献。

第二章 隐形针灸器具的研发创新及其意义

隐形针灸是一种具有针灸功效，形状不同于传统的针或灸。它的特点是不用针、不用药、不用电、不用磁、无创无痛、不刺伤皮肤、不交叉感染，又能实现和超越针灸的治疗作用的一类新材料制成的新型针灸工具。这好比隐形眼镜贴在瞳孔上调节视力来替代以框架眼镜一样，隐形针灸也是这种新型针灸治疗器，它将对针灸工具产生革命性的影响。本章研讨隐形针灸器具的研发创新及其重大意义。

一、针灸器具材料开发的历史与现状

针灸医学是中国传统医学的重要组成部分，是祖先留下来的一项宝贵科学遗产，在中国乃至世界范围，源远流长，历经数千年而不衰，足以证明其强大的生命力。针灸器具是针灸医生治病保健的工具，材料是制造针灸器具的物质基础。每一次材料科学的技术创新，都有力地推进了针灸医学的发展。

在远古时代，人们学会利用自然界现成的材料，自然材料利用使古人发明了砭石、竹针、木针、骨针等自然材料技术针灸器具，针灸医学得以诞生。自从人类发明了"钻木取火"技术以后，开始利用火的高温对自然界的物质材料加工，有了陶瓷材料技术和冶金材料技术，人类从石器时代进入了青铜时代和铁器时代，材料技术进步使青铜针、铁针、金针、银针等金属针和陶瓷针灸器具陆续发明，大大提高了针灸临床疗效，使针灸医学成为最重要的医疗手段。1913年，英国科学家布雷尔利为第一次世界大战试验一种不易磨损、适于制造枪管的钢材料，用铬金属加在钢中，由于试验失败，抛进垃圾堆，清理垃圾时发现含铬的钢不像其他的钢材料都锈蚀了，依旧是亮晶晶的，结果是人类发明了不锈钢材料，布雷尔利也被誉为"不锈钢之父"。新中国成立后，我国引进不锈钢材料代替马嚼铁材料制作针灸针，由于不锈钢材料的优良特性，使针灸针更细、光洁度更高，在针刺病人时，减轻了病人的痛苦，并且一次多针，病人也能承受，提高了疗效，使针灸医学不仅在国内繁荣并且走出国门,引发世界"针灸热"。

现代医学技术的发展,使中国针灸与西医的物理治疗方法交叉、结合,研发出很多形式的治疗仪,包括电针疗仪、电灸疗仪、特种腧穴治疗仪等,主要技术是将传统的不用外加常规能源的针灸改造为外加物理电源,利用外加常规电能源或电激发光能源、磁能源等刺激腧穴。这些医疗器械主要是将针灸与物理疗法以各种不同方式结合,在针灸物质材料的开发上,尚缺乏重大的突破与进步。

随着现代物质生活水平的提高,人们对健康提出了更高的要求。医学进入了第二次卫生革命阶段后,慢性病越来越高发与难治,药物毒副作用危害越来越突出,而针灸因其特殊的治疗手段,在这方面具有特殊的优势。但是,现代针灸器具却难以适应当代社会的要求,面临的问题较多。一方面传统的无源针灸器具需要解决无损伤治疗问题,针灸刺入损伤皮肤并且使用强刺激创痛手法,患者畏痛恐惧。不是万般无奈,一般难以接受针灸治疗。并且在临床上破坏皮肤屏障,容易造成交叉污染,特别是肝炎病毒的传染和近年来艾滋病及其他恶性变异病毒疾病的蔓延,使人们对接受针灸治疗更存在着恐惧心理。另一方面已有的有源物理治疗器械,需要外加物理电等能源,一是用西医理疗方法,针灸的基本特点体现不充分,这类仪器缺乏特异性,一两个探头无法满足针灸辨证论治的要求,临床应用性极差;二是这些都是有源器械,它所产生的能量不仅是高中低频电流,包括能量场、电磁场、超声波、激光及放射线等对患者和医务人员的安全性都是一些新问题,除了操作不当,误输引起的直接或间接相关危险外,电磁波、强磁场、超声波、激光、放射线等原理治疗仪由于很强的异种能量的褶积作用也可产生危险。另外,这些治疗仪还存在仪器电子元器件的维修及器械安装,在临床上使用不方便,施治时因设备原因体位受限制等。这些问题,使针灸器具面临许多挑战,使针灸学的发展也面临挑战。

二、纳米材料与隐形针灸器具发明

针灸器具要解决无损伤治疗、特异性治疗、临床使用方便、施治不受体位限制和确保安全无异种能量褶积作用的危险,出路在于材料创新。纳米材料为针灸工具革命提供了新的机遇,纳米材料医学将为传统针灸医学注入新的生命力。

纳米材料是指平均粒径在100nm左右的粒子。纳米材料的颗粒尺度介于原子、分子和块状物体之间,属于微观粒子和宏观物体的过渡区域。这样的系统既非典型的微观系统亦非典型的宏观系统。纳米材料具有相当大的相界面面积,因此随之出现许多宏观物体所不具备的新异的物理、化学特性,它既是多组分物质的一种分散体系又是一种新型的物质材料。正如牛顿力学只适用于宏观物体,而高速运动只能用相对论解释,在纳米层次,许多原来在宏观尺度上使用的规律、定理、方式、方法，都将不再适用。物质材料在纳米层次上表现出许多新的和有大幅度提高的物理、化学和生物特性。因此，利用纳米技术可以制造各种各样特异功能的新材料。

针灸技术对针灸器具研制的基本要求，是在遵循针灸医学的基本理论体系、保证传统治疗方法特色的前提下，创新发展针灸器具，以适应当今针灸临床应用的需要。依据经络原理，辨证论治，循经取穴，随症加减，主、辅穴多穴位配合治疗，使用非常方便且施治时不受体位的限制，保证疗效的可靠性和医疗的安全性等系统要求，在针灸医学新材料上下功夫，经过多年反复摸索、试验，研制成功的隐形针灸器。这种针灸器具在现阶段市场上已开始用隐形针灸和康复芯片等不同名称推广使用。

隐形针灸发明创新的主要技术内容：首先是筛选特种激越功能材料，这种激越功能材料既是一种晶体，又是一种介质功能材料。根据上述针灸器具的特殊要求，隐形针灸制造时从2 000多种矿物中，筛选出几种具有特种激越功能的永久极性特种晶体材料，进行配伍复合设计，配成隐形针灸的基础材料；其次是通过纳米工艺加工，赋予这种复合功能材料以新异特性，采用机械粉碎法加固相反应法，即按配方混合，研磨后煅烧，使其发生固相反应，得到超微粉，再对粒子表面进行处理，即表面改性，制成隐形针灸的纳米粉体材料；第三是加入连接剂、包埋剂，混合，用特定工艺成型，再进行热处理，通过特定的升温，保温和冷却工艺，控制其密度、孔隙度、硬度和其他特别性能，制成具有新异性能的自源功能体，即隐形针灸合格成品。

隐形针灸硬固体片是隐形针灸器具的第一种形态，固体片形状可以根据针灸对人体的施治部位的需要或施治疾病的需要，制成不同形状和不同大小尺寸规格。不仅形状、大小可以调节，根据针灸治疗的需要，隐形针灸还可以通过特殊工艺，将反应强度制作成强弱不同的类型以适应临床需要。最近，隐形针灸又成功地研制出隐形针灸器具的第二种形态，即软固体隐形针灸器具。这种软固体隐形针灸器具，具有硬固体隐形针灸器具完全相同的新异功能，同时由于它是软固体，其形状可以根据针灸施治的需要随时随地塑型，满足更多的临床治疗需要。

三、隐形针灸器技术创新与进步

材料科学与针灸医学的结合，纳米工艺制造技术、材料特殊处理技术与针灸临床医疗技术的交叉，使隐形针灸器得以发明。隐形针灸器具无论是与传统的无源金属针灸器具比较，还是与已有的有源电针灸或各种物理治疗仪比较，有以下几个方面的技术创新与进步：

1. 材料与工艺的创新

隐形针灸器具使用最新发明的特种功能材料,是晶体复合组成的具有针灸新异特性的组合物新材料,为全球独创。同时,制备这种新材料采用的纳米工艺和新材料成型与后处理特殊工艺,都是一种意义重大的技术创新与进步。目前,此项新材料与工艺发明,已经在中国申请了发明专利,在美国、加拿大也申请了发明专利,并在国际专利局申请了PCT。经过中国专利局、加拿大专利局、美国专利局与国际专利局查新检索,此前还没有此类专利发明。

2. 性能与作用的进步

由于隐形针灸器具是在材料源头上创新,对于针灸工具来说,具有革命性的意义。其性能与作用有非常显著的进步。在临床性能方面,隐形针灸克服了无源针灸器具千百年来无法解决的损伤性治疗的问题,首次实现了在保证疗效的前提下,针灸无损伤治疗。不刺入不损伤皮肤,能够有效刺激体表经穴以防治疾病。这种无伤痛针灸治疗使患者能舒适地接受治疗,最大限度地减少了针灸治疗方法给病人带来的痛苦。同时,现有的非损伤性有源物理治疗仪由于缺乏针灸特色,缺乏特异性,缺乏临床应用性,无法替代传统的无源损伤性针灸器具治疗,隐形针灸的新异性能,有效地解决了这个问题。隐形针灸也是无源治疗器械,由于纳米材料的新异特性和新异技术原理,用隐形针灸治疗不仅不损伤皮肤,产生难以忍受的创痛,而且在可以保持传统针灸疗法特点,针对经络,辨证论治,循经取穴,主辅穴位配伍,随症加减且施治时不受体位限制,临床具有特异性疗效。

经国内外医院和家庭近万例患者应用,临床有效率在90%左右。大部分疾病临床治疗与传统有创针灸治疗临床效果同样显著,部分疾病的治疗效果优于传统有创痛针灸或药物治疗。在安全性能方面,与传统的无源创痛针灸比较,隐形针灸有效解决了交叉感染问题。与有源物理治疗仪器比较,由于隐形针灸是一种无源针灸器具,不用外加物理电源和很强的异种能量,没有有源物理治疗仪因误输而引起的直接安全危险和在使用电磁波、强磁场、超声波、激光、放射线等很强的异种能量的褶积作用产生的间接安全危险问题。另外,在寿命性能方面,传统的无源针灸器具虽然不易损坏但使用数十次后即需更新;有源电子物理治疗仪,其电子元件性能多不稳定,大多几个月就出问题,隐形针灸由于其纳米材料的新异特性,可有效使用万次以上,如材料出现疲劳,还可以进行材料疲劳恢复再继续使用,因此,其寿命性能显著优于已有的无源针灸器具和有源物理治疗仪器。

3. 社会与经济意义

隐形针灸器具的发明与创造,具有重要的社会意义与经济意义。就社会意义来说,在人类的第二次卫生革命中,慢性病越来越高发与难治(发病人数最多、死亡比例最高、医疗费用最大),药物治疗毒副作用危害越来越大,隐形针灸治疗作为一种无创痛、非药物且具有临床有效的和谐医学替代医学新技术,将会给全人类带来新的福音。而且中国针灸作为中国传统文化的重要组成部分,隐形针灸器具给中国传统针灸技术赋予了新的生命力,也将使针灸医学文化更加广泛地在世界不同文化领域尽显它神奇的魅力和价值,让中国传统医学对人类有更大的贡献。

就经济意义来说,隐形针灸的发明将创造两大奇迹:

第一是创造临床治疗低成本的奇迹　隐形针灸由于其优越的性能,按使用1万次来计算,每次临床治疗的成本只有人民币几分钱(折合美元不到1美分),可以创造临床有效治疗的超低成本纪录。就中国而言,如果有20%左右的疾病采用隐形针灸的低成本治疗替代医院习惯的药物治疗,全国可以为群众节省医疗费用上千亿人民币。如果在全球推广,可极大幅度降低医疗费用的社会负担。同时,用有效的非药物治疗代替药物治疗,减少药物毒副作用危害和制药工业对环境的危害,意义更加重大。

第二是创造针灸学产业的奇迹　针灸是最具中国传统文化特色的技术,针灸技术是中国在古代的一大技术发明,而且是唯一没有被发达国家超越的技术发明。但是,由于针灸工具落后,技术不易复制,治疗有创痛等局限,针灸产业在国内也是一个弱小产业。隐形针灸无论是在国内还是在国际上,都将为针灸医学带来一次发展机遇,它使针灸技术变得易懂,易接受、易操作、易复制,无论是这种隐形针灸器具的生产,还是隐形针灸治疗技术服务都将创造重大经济价值,不仅可以创造工业增加值逾千亿,而且可以带动世界针灸医学技术与产业的发展,形成一个针灸学产业价值链,创造一个国际性的针灸学大产业群。

第三章 隐形针灸经穴疗法的取效机理探讨

隐形针灸经穴疗法治疗疾病之所以取得疗效,是它刺激经穴,产生分子信息连锁反应,从而使腧穴组织细胞连锁效应,产生腧穴经络效应,经络通过调节整体对人体生命功能状态进行有效调节,纠正各种疾病原因所致的细胞自稳调紊乱,恢复人体细胞的稳态,达到康复治疗的效果。隐形针灸为什么能够刺激经穴?隐形针灸刺激经穴为什么能够取得治疗效果?隐形针灸经穴疗法与现阶段主流疗法的取效机理有何异同?这些机时问题涉及很多前沿的基础研究、交叉研究和边缘研究,涉及一个非常复杂的因果网,医学对此相关原因和机制与相互关系还不可能有非常明确的解释。本章就此做一些初步的讨论。

一、隐形针灸经穴疗法刺激经穴的机理

刺激的词意解释是光声热等引起生物体活动或变化的一种作用,可以引申为一切使事物起变化的作用。因此,经穴刺激就是引起经络腧穴活动或变化的一种作用。隐形针灸为什么会产生这种作用?传统的针灸刺激经穴非常直观,用人们生活常识就可以理解。这种刺激就是直接用尖锐的针刀刺破皮肤与肌肉,或者用火加温直接烧灼穴位皮肤,当然产生刺激。这是一种由损伤引起的感觉,神经生物学上称为痛觉。

传统针灸的经穴刺激,既有物质的因素,也有能量的因素,还有信息的因素。就物质因素来说,针、刀、灸都是物质实体,是高密度的显物质,看得见,摸得着,用尖锐的针刀扎你,用艾条点火烧你,物质因素显而易见。就能量因素来说,扎针刀要用力,是能;燃烧艾条有热,也是能;损伤经穴皮肤肌肉细胞产生痛觉神经递质,又是一种化学能,能量因素毋庸置疑。就信息因素来说,物质能量作用本身就包含信息因素,针灸医生的手法,施术者受术者的注意力,穴位刺激的时间次序和空间部位都富含特有的信息因素。所以,有人认为针灸疗法就是一种信息疗法。

隐形针灸经穴疗法之所以冠名"隐形"二字,不是因为隐形针灸没有形状,而是相对于传统针灸而言,隐形针灸刺激经穴不是那么直观,全部看得见,摸得着,而且相对比较隐秘一些,隐藏在一些现象的后面,让人只有隐约的感觉。所以我们使用隐形针灸治疗,不用使用尖锐的针刀或燃烧的艾条伤害皮肤组织,不用使用电磁等外加常规的能量和直接的手法信息,只要将隐形针灸的小硅芯片贴覆在腧穴上,就会产生有效的经穴刺激。实际上,隐形针灸刺激经穴机理既神秘又不神秘。说它神秘是因为它的工艺原理并未完全公开,常识不易直观理解;说它不神秘是因为它本质仍然是物质、能量和信息因素起作用,是物质、能量、信息作用集合成为一种相互作用的激越式刺激,产生腧穴经络效应而取得治疗效果。

所以,隐形针灸经穴疗法对经穴的刺激是一种物质、能量、信息作用集合的激越式刺激。隐形针灸经穴疗法的物质材料是由多种功能材料复配设计而成,这种特殊的组合物,经过纳米工艺加工成型后,将物质、能量、信息作用集合为一种高通量的特殊功能激越作用,产生这种激越作用的因素包括但不限于以下四个方面:

1. 微电流

隐形针灸的无源性是指它不使用外加常规能源,并不是它没有能量,隐形针灸是一种自源功能体,它具有永久极性物质,永久自发产生超微电流这种永久电极流出来的超微电流,起因于结晶体具有的电位差,与人体生物电的电流一样。人体生物电起因也是细膜内外两侧的电势差。一个活细胞,不论是兴奋状态,还是安静状态,都不断地产生电荷变化。细胞处于未受刺激时所具有的电势称为"静息电位",细胞受刺激时所产生电位称为"动作电位",电位的形成是由于细胞膜外侧带正电,而细胞膜内侧带负电。生命现象最基本的过程是电荷运动。人的代谢作用及各种生理现象,处处都有电流和电势的变化产生。人的所有生命信息的传递都涉及电化学过程的作用。隐形针灸功能体起源于晶体电势差产生的超微电流与起源于人体皮肤细胞膜电位电势差产生的超微电流结合时,一方面晶体在有温度和压力变化情况下(即使很微小的变化),即能引起成分晶体之间的电势差,这种静电可能很高;另一方面皮肤细胞受到刺激,就产生动作电位,每个细胞就像一个小电池,经神经细胞串联,产生连锁效应,细胞产生的生物电反作用于隐形针灸成分晶体,产生新的电位与电流。这种成分晶体电位与细胞膜电位差相互作用于经穴,是产生隐形针灸经穴的刺激重要因素之一。

2. 光子流

隐形针灸贴片富集有看不到的远红外光。通过特种仪器检测,可测到隐形针灸富集的 5.6~15μm 的远红外光。这种远红外光对人体是非常有益的。生命科学研究证实,人体本身是一个远经外辐射源,人体皮肤可以吸收及发射远红外光。所以,当隐形针灸特定波长的远红外光子作用人体腧穴时,其频率与人体腧穴中的细胞分子、原子间的水分子运动频率相一致时,引起共振效应,其能量最高且能被人体腧穴所吸收,使皮肤及皮下组织深层部门的温度升高,产生热效应使腧穴水分子活化,处于高能状态,激发加速生物酶的活性,同时活化蛋白质等生物分子,产生腧穴分子连锁效应。隐形针灸治疗器的远红外不是外加电源等能源产生的,而是一种自源的功能体。这种成分晶体的远红外光子流发射与人体经穴皮肤远红外光子流发射与接收相互作用时,可出现多种刺激。这是产生隐形针灸经穴刺激的又一个重要因素。

3. 离子流

隐形针灸成分晶体有很强的负离子发射功能。由于成分晶体的热电性和压电性,在温度与压力变化下成分晶体之间的电势差,产生的静电可高达100万 eV,从而使空气发生负离子电流,被击中的电子附着于邻近的水和氧分子并使它成为空气中的负离子,即负氧离子。负离子的作用广泛,对人体健康非常有益。一般负离子是经口吸入肺部进入人体。常常被忽视的是负离子另一吸收途径是皮肤进入。以往认为空气负离子不能穿透皮肤与刺激皮肤的感受器,因而不能在皮肤上引起显著的生理效应,亦不能通过皮肤感受器引起神经反射作用。俄国科学家通过动物实验证实了空气负离子能穿过家兔皮肤引起深部组织生理反应;并通过对人体的试验证明,空气负离子能刺激皮肤的神经感受器而引起温度与血管的反应。但如事先用奴夫卡因麻醉皮肤,再进行空气负离子疗法则该部位不出现上述的温度与血管反应。故可以认为空气负离子是皮肤的刺激物,并能过神经反射途径引起机体局部和全身的生理变化。隐形针灸功能体在经穴治疗时,发射负离子刺激经穴部位皮肤,并可穿透皮下组织,产生腧穴细胞连锁效应。可见负离子也是产生隐形针灸经穴刺激的重要因素。

4. 互动能

隐形针灸是多种功能材料复配设计的组合物。据中国核工业地质分析测试中心检测,含有47种元素,包括 Li、Be、Sc、Ti、V、Cr、Mn、Co、Ni、Cu、Zn、Ga、As、Se、Rb、Sr、Y、Zr、Nb、Mo、Cd、Sn、Sb、Cs、Ba、La、Ce、Pr、Nd、Sm、Eu、Gd、Tb、Dy、Ho、Er、Tm、Yb、Lu、Hf、Ta、W、Ti、Pb、Bi、Th、U;在48种微量元素中,只有 Re 未检出。隐形针灸矿物原料是天然化合物,富含多种复杂的化学成分。隐形针灸是采用纳米工艺加工的。经检测,其原料粉体粒径小的约20nm,平均粒径约100nm。现在已经清楚,粒径在纳米尺度的物质状态,具有奇特的物理、化学性质,具有特殊效应。这是普通科学常识无法解释的。而且,隐形针灸原材料不仅超细粒度,还使用了表面修饰与改性工艺。纳米粒子表面厚约为2nm,对其进行表面修饰可以控制颗粒大小和稳定性能并进一步得到不同的产物。在表面修饰时加入偶联剂及特种材料进行包覆,极大地提高粒子性能,并使之产生新的特性或产物。新的功能材料加新的工艺加工从而使隐形针灸能产生增效作用。更为重要的是,隐形针灸可以与人体产生能量互动。隐形针灸将微电流、光子流、离子流等超效强化,这些超微能量与人体生物能可以对流,因为隐形针灸的微电流与人体生物电相同,隐形针灸的远红外光子流与人体发射的远红外光子流相同。隐形针灸治疗时,人体腧穴可同时向隐形针灸功能体输入互动能量。这种互动能使隐形针灸具有一种混合效力互动刺激经穴,引发腧穴经络连锁效应。

所以,隐形针灸是由包括纳米工艺在内的综合创新技术制成的,是由新材料复合技术、纳米技术、成型技术、热处理技术、超微孔材料技术等多项创新技术集成制造的,它对经穴的刺激作用是多种新材料、多项新技术集成作用的结果。

二、隐形针灸经穴治疗取效机理

隐形针灸经穴治疗与传统针灸经穴治疗都是刺激经穴的治疗效果。针灸刺激经穴为什么能够取得良好治疗效果,其机理一直是科学研究的热门话题,虽然大量的研究充分证实了经穴疗法对人的各个系统均有调节作用(在本书第四章有系统介绍),但是经穴治疗取效的机理,仍然是"千年未解之谜"。现代人体科学研究的成果可以为我们理解隐形针灸经穴治疗机理提供有益帮助。以下对根据现代科学与人体科学研究资料,对隐形针灸经穴治疗原理做几点探讨。

1. 天人合一图

人是自然的一部分。人体是由物质组成,组成人体的物质和组成世界的其他物质没有什么不同。科学的一个基本原则就是相信一个不依赖于人的意识而客观存在的物质世界。而这样的一个世界里,大自然规律决定着一切变化。人作为自然的一部分,是遵循自然规律的,局部的人是服从于整体的自然的。物质世界是一个普遍联系的整体系统。系统论告诉我们,自然界是由系统组成,这些系统都遵循着同一个原理——每一个系统都是在和外在世界相互作用中存在,自然界的一切现象都是由物质的相互作用形成。这种连续物质的相互作用,形成宇宙万事万物的普遍联系。人体是一个开放的巨大复杂系统,人体与外在世界之间不仅存在着物交换,而且存在着能量与信息交换,这种交换建立了与宇宙的普遍联系,中医"天人合一"的认识,就是对人与宇宙相互作用、相互联系的概括。人与宇宙环境依存是服从宇宙系统性质的。

宇宙中一个相对稳定的系统是以体现环境意志为基础的。在混沌状态下,每一个要素都是在与周围诸多要素的竞争中存在的。由于个体的力量是极为渺小的,因此,诸要素的生命一般都是极为短暂的,不断有一些要素在竞争中灭亡,并释放它内聚的能量。而这些能量又促使了周围混沌的物质不断组织成新的要素。正是这连续物质的这种不断的周期组织与离散之中,能量无序地在物质中间游动。然而,混沌状态都只是暂时的,当其中一个要素得到了周围环境的支持,就会迅速从众多要素中优先竞争出来,成为众多要素的统治者。当这个要素通过各要素之间竞争将自身意志,同时也是环境的意志强加在其他要素身上之时,系统的秩序就出现了。所以,系统和外在环境之间的关系决定系统性质。自然界不是根据一个要素的大小强弱才给予它生存和发展机会的,而是依据它是否顺应了环境的变化。即使它一时强大,如果它与环境意志相违背,那么很快它就会在竞争中走向衰退灭亡;相反,不管这个要素多么弱小,只要它能够不断与发展的环境相和谐,那么它就会由弱变强。人也是如此,从一个细胞系统的稳定,到一个组织系统稳定,乃至整体系统稳定,都必须是建立在不断与发展的环境相和谐的基础上。

因此,人的疾病或健康是取决于人体是否从细胞到躯体、到意识与社会圈、生物圈、土石圈、水圈、大气圈等整体宇宙相和谐。细胞是基本生命系统,细胞圈是在细胞层次上个体细胞系统与周围环境系统的相互关系圈。人体圈是在个体人体层次上,人体内部细胞、组织与外部周围环境系统的相互关系圈。意识圈是在有意识的群体人的层次上,人体、意识系统与外部周围环境系统的相互关系圈。意识是人体对所有外在世界变化的信息进行选择的结果,不同的人决定不同的选择结果,同时也决定了不同反应。意识是整体意志的一种体现,是人体与外在世界之间对立统一的产物。意识在人体的重要作用,对人体疾病与健康的影响现在已经比较清楚了。社会圈是在人类社会的层次上,人类社会内部系统与外部周围系统的相互关系圈。社会关系的变化对人体疾病与健康的影响也是显而易见了。生物圈是在整体生物层次上,人类、生物系统与外部周围环境系统的相互关系圈。土石圈是人、生物、固态物质层次上内部系统与外部周围系统的相互关系圈。水圈是人、生物、固态物质、液态物质层次上同内部系统与外部周围环境系统的相互关系圈。大气圈是气态物质层次上人、生物、固态、液态、气态物质层次上内部与外部环境的相互关系圈(参见文后彩页天人合一图)。

天人合一系统的理论让我们从宏观上认识人是自然的一部分,人必须遵循自然规律。人与宇宙是一个整体系统,与人的各部分与宇宙环境建立普遍联系,天人必须合一,天人不可分离。人的疾病与健康是以人与人的各部分与其周围环境是否相和谐为基础的,健康的基础是人体内外系统必须与周围环境系统和谐稳定。人的系统与环境系统和谐与稳定实现的路径是生命互联网络——经络。

2. 生命互联网

生命是开放系统普遍存在的一种整体现象。生命之区别于无生命,是在于其自组织整体性。有生命的活体的各个部分之间具有相互协调、相互配合的自组织特性，保证生命作为一个整体的活动。而开放系统则被定义为与环境变换物质（能量、信息）的系统，表现为输入与输出，物质组分的组建与破坏。物理学家薛定谔在《生命是什么》的演讲中提出生命的特征在于生命系统能不断增加负熵（信息）。生命依赖于生命系统结构的完整性，这一观点直接启发了20世纪50年代克里克和沃森提出DNA的"双螺旋模型"，促进了1961年雅各布和莫诺提出的基因调控的操纵等学说，奠定了分子生物学的理论基础。

在巨大的宇宙系统中，联络各星系、星体的是引力波动，它依赖连续在宇宙空间中的物质周期性的组织与离散把宇宙和组成它的每一个原子联系起来。在绝大多数非生物系统中，电磁波又是另一种特殊的非线性联系方式。与引力波动不同的是，由于引力促动，电磁能量是通过连续物质特有的涡漩形式与混沌物质交替转换传递的，这使它对外表现出了电磁特有的粒子性。在生物体中，其非线性联系方式是与众不同的。它主要是通过游离在连续水环境中的自由氢质子周期组织与离散包络着大量有序排列的水分子，使这个离子体积较大，很难穿透细胞膜，但是当有能量激发时，大量自由氢质子的产生就会迅速破坏连接水分子的氢键，从而使离子周围的有序水层离散。此时，无机离子就会快速穿过细胞膜。神经冲动就是由于无机离子周围有序水层周期组织与离散产生的。所以，自然界尽管有各种各样的生命系统，但它们的运动原理都是统一的，每一种力也都和一种特殊的非线性联系方式对应，如万有引力、电磁力、强力、弱力以及所谓生物中的"生命力"。

人体是一个高度复杂的生命巨系统，又是一个高度统一的整体性系统。人体基本的普遍联系是通过连续的水环境进行的。之后出现了组织间隙，接着在组织间隙的基础上分化出半通透管路系统如淋巴系统、维束管道系统如神经管道血液管道。组织间隙没有明显的管路，但又有明显循行的路线。人体众多层次的联系方式都是在组织间隙的基础上发展起来的，而且这些层次是从组织间隙获得各组织信息，并把各种信息从组织间隙中输送到各个组织。正是人体有这些不同层次的联系方式，才能使生物整体性的信息传递普遍而有秩序性。

现代分形理论提示我们，任何形式的组织结构都不可能全部占据三维空间，总有一个分数维空间作为间隙维存在。人体结构亦不能例外。它的间隙宏观上无疑应以有序流动着的体液来填充。那么，人的体液绝不仅仅是间隙中流动的填充物。人体作为复杂的自组织系统，可以想象，有什么样程度的复杂的组织结构，便存在着一个相对应的同样复杂的间隙结构，二者所不同的是组织结构在发育过程越趋向复杂、精细，则其结构就趋向分立。研究它的便是分科而学之的西方生物医学。而人体间隙隙结构则是在发育复杂化的过程永远保持结构的完整统一性,中医整体医学理论才是最古老的最相互的系统科学,因为它是研究人体间隙和组织结构完整统一的理论。人体间隙系统从生命活动一开始,便自然形成一套无形的互相连通的网络,这个统一的、不可分割的网络就是经络系统的实质。

事实上,越来越多的实验已经逐渐证明了这一点,如 1995 年第一期《中国针灸》刊登了徐宇瑾等人对大鼠经脉循行线表皮结构特征的文章,他们发现,经络线上的每个表皮细胞膜上的缝隙中连接面积为邻近对照表皮细胞的 12 倍以上。1991 年,王仲涛、祝总骧等人对循经低阻线皮肤的冷冻复型的定型现象也证明,低阻线处表皮的缝隙连接明显多于对照点。这就是说经络和穴位的表层是由丰富的缝隙连接起来的。据国外学者进行的大量解剖试验表明:经络处神经、血管显得丰富并肥大,而且角质层很薄,细胞集中,缝隙连接紧密。特别是挪威生理学家对自由组织液通道的研究已经无可置疑地证明了人体确实存在更深层次的微循环,这些微循环通道以疏松的结缔组织为基础,孔隙相通,自成网络。由此可见,中医所论的运行于"分肉之间"的"气",应该是以人体连续水环境为基础进行的能量和信息传递,古人描述十四经脉也只是经络的一部分,经络在中医学中是涵盖众多层次的能量和信息通道,它不仅包括神经、血管、淋巴,而且包括它们之间和众多组织器官进行沟通的组织间隙,以及它们联系的节点——穴位。在这所有的经络层次中,微观层次的组织间隙——十四经脉是更重要的。

现代经络研究大约始于 20 世纪 50 年代,当时朝鲜医生金凤汉宣称发现了"凤汉管"和"凤汉小体",为此人们纷纷进行各种实验研究和有针对性的临床观察。结果是:明显的循经结构"凤汉管"没发现,但却发现穴位上的组织某些成分特别丰富,如结缔组织、特殊感受器、神经末梢、微血管,淋巴丛等,这些发现对深入研究经络及探索针灸原理提供了有用的素材。

20 世纪 70 年代,由于没能从解剖学解决经络问题,我国掀起了一场全国性的可感知经络现象的研究。全国二十几个省、自治区、直辖市,成千上万的科学工作者参加了这项科学实验。他们用统一的方法和标准,进行了 17 万人次的人体观测。通过这些观测发现,循经感传现象是客观存在的,但出现率较低,仅为 4‰ ~ 13‰,但这已极大地鼓舞了中国的科学家们,他们继续努力,终于在 1976 年取得了较大突破。我国的生物物理学家祝总骧等首次发现人类存在的隐性感传线,这一发现是人类第一次揭示人体体表普遍存在十四条和古典经脉线相吻合的、连续而均一的、能够重复而确切定位的、高度敏感的线,其宽度仅为 1 ~ 3mm,其位置稳定不变。令人惊奇的是,不仅这条隐性经络感传线几乎人人都有,而且几乎人人的位置都一样,并且是常年不变的。尤其令人兴奋的是十四条隐性经络感传线几乎和古典的经络描述完全重合。

经络虽然是中国古代中医的精华,但首先使用电阻测量的物理学方法进行经络研究并发现"良导络"的是日本的中谷一雄(1950年),现在世界各国的学者都将用现代科学方法研究经络获得的首次突破的荣誉归功于日本人;第一个使用同位素示踪及 γ 照相机显像进行经络研究的是法国的 De Veme joul P(1985年);第一个使用红外热像方法进行经络研究的是法国的 J Borsarello(1970年);第一个用二氧化碳测定仪研究经络的是匈牙利的 Eory(1984年);第一个提出系统经络假说(1952年)并发表专著(1980年)的是日本的藤田六郎。在国外科学界的促进下,我国经络研究也取得了一定的进展,到"八五"时期,经络的研究开始从各个角度广泛铺开,并采用了很多先进的手段,从神经的逆行性标记、生物弱磁测量用的超导量子干涉仪到能够直接探测体内某种化学物质浓度的PEX,研究取得了一大批成果。

(1)同位素示踪显示　利用法国学者建立同位素(^{99}Tc)空位注射法,用 γ 照相机显像了十四经脉的同位素优势扩散线与古典经脉走行基本一致。而且进一步证明了它既非神经干,亦非淋巴或动静脉血管。

(2)声检测显示　发现沿经脉线皮下的低声阻传导通道,经线上检测到与之同步的微波脉搏波。

(3)电特性检测显示　经络循行线与经穴表面呈低阻抗特性,其本质属非线性低电击穿阈值特性的沿经分布。

(4)红外热像仪检测显示　针刺经穴"得气"后,红外热像图呈现沿经脉方向增温,且同时伴有两则扩散,形成沿经升温带。用毫米波辅照经穴,沿经穴位可同步升温。

(5)光检测显示　沿经线呈串珠样冷光放射和高压高频电磁场下辉光放电。

过去科学的主流观点是从根本否定经络的存在,一些人认为它是中国古代哲学与医学相结合产物,是运用人天观的哲学观点在人体上虚拟的产物;是客观上不存在的,是科学实验永远无法证实的;还有一些人认为它不过是复杂的神经反射而已,根本不值得研究。然而事情并不像普通人想象得那么简单,通过20世纪80年代以来众多的生物物理检测,我们已经清楚地看到,过去解剖学看不见、摸不着的经络,终于成了一个可用科学方法观测的客观事实,尽管这些经络以隐性的方式存在,但却在人类身上普遍存在,即使在脱离了中枢神经、被截下的肢体上仍然可用客观的生物物理方法毫不含糊地显示出这些奇妙的线。

这些研究表明经络的存在勿用怀疑。如前所述,经络的实质是人体既与神经系统、血液系统和淋巴系统等有形结构有明显区别同时又有密切联系的一套无形的互相连接的生命互联网络,这个生命互联网络是人体内部普遍联系和人体与外部环境普遍联系重要路径,它的实质是人体组织间隙系统。这个网络如果出现互联障碍，人体会出现自紊调节紊乱，产生疾病，解除了生命互联网络互联障碍，人体会恢复稳态，得以康复。隐形针灸经穴治疗就是通过刺激生命互联网络——经络，清除生命互联网络互联障碍，排除人体细胞自稳调节紊乱，使疾病康复，这其中最重要的又是信息处理中心。

3. 经络"中心脑"

作为生命互联网络的经络，有狭义和广义之分，狭义的经络包括神经系统、血液系统、淋巴系统和一些重要的组织间隙；广义的经络可以认为"全身无处不经络"，因为人体的每个细胞都是生存在连续的体液环境中，这个环境不仅提供了运输生物大分子的作用，更重要的是它还不断传递着来自全身各处的信息。正是有了这个贯穿全身的信息传递渠道，每一个细胞才和整体的发展紧密联系起来。需要指出的是，通常中医书上描述的经络仅仅是指没有维束管道的肌肉间隙或半通透性质的淋巴系统的混合体。因为只有在这里，能量才能通过氢质子的渗透大量向周围组织扩散，从而出现经络感传现象，而神经和血管则不然，由于氢质子很难穿透这些管道，因此，它也不可能产生所谓的经络传感。不过从经络的本质来说，许多根据外感所定义的经络路线是不完备的，这是因为神经、血管、淋巴以及各种体液循环通道是一个不可分割的整体，它们通过聚集在穴位处的微细神经网、血管网以及各种体液循环通道普遍联系着。从这种意义上来说，神经、血管和淋巴是经络不可分割的一部分。

许多科学家习惯于用分而析之的还原论方法来研究经络，当他们想当然地把神经、血管、淋巴排除外以后，就不可能真正发现经络的实质，因为科学观察水平还不足以观察到氢质子的运动。所以，我们不仅要通过实验来认识生物，更重要的还是对各种实验现象的思辨。人体的体液循环是自成网络的，尽管一部分在管道中，部分在组织间隙中，但它们的联系都是相当紧密。解剖学的观察可以证实，"经络"和神经、血管、淋巴有许多交汇点，它们通过各自的渗透网络平衡各系统中的能量。在中医学中，这些交汇点就是腧穴，它们是各条经脉、气血、聚合、出入、流注的处所。或者说，人体中的能量平衡都是通过这些交汇处丰富多样的神经末梢、神经丛、神经束以及丰富多样的血管网和淋巴网相渗透进行的，每一个局部的反应信息都在这里快速地通过多种形式传遍全身各处。

这些不同层次的系统相互联系的渠道节点是腧穴。现代科学研究已经证实，穴位是众多层次的交汇点。如 Niboyet 在人体和家兔身上观察到穴位处表皮薄，80%的穴位下可见螺旋血管网和胶原纤维被胆碱能无髓神经纤维缠绕，有髓神经纤维和淋巴管贯穿其中。如此构成一个复合体结构。他认为在针刺中可能有重要意义。渡仲三在大鼠的合谷、太冲、耳穴等处观察到总是存在着有髓和无髓神经纤维，大量的毛细血管，细小静脉，淋巴管，它们与结缔组织纤维形成网目状,而非穴位处几乎没有。由此可见,神经系统、血液系统、淋巴系统、十四经脉和人体的众多组织器官就是通过穴位这个物质和能量信息的聚散地进行交换的。由于经络系统是一个网状的,互相沟通的整体,因此对体内外、表里、左右等各方面都起着联系作用,把人体内部脏腑与外部五官九窍、四肢百骸都贯通来,沟通了内脏与内脏之间、内脏与体表之间、体表与体表之间以及体表与外界的联系,使人体成为一个内外一致的统一整体。

所以,中医经络理论认为,经络有"决死生,处百病,调虚实"的重要作用,经络作为生命互联网络,它的这些重要作用是通过信息实现的,人体经络互联网络也就是人体信息互联网络。人体内外环境系统信息接收、传递与处理、反馈,是人体经络互联网络的功能。在这个生命互联网络信息系统中,经络神经系统所起作用最为关键。经络神经系统是人体的一条快速信息渠道,负责快速传递信息的是神经元。从生命整体系统的角度来说,人体经络神经系统不再仅是个体形态生物学意义上的孤立系统,而是人体整体的系统信息处理中心,它通过对生命互联网络的信息处理机制,主宰着人体整体及与环境秩序的协同和统一。

过去传统的个体生物学只将人的大脑看成是脑,按照人体整体系统特征,从经络神经系统来说,人体脑至少包括颅脑(头脑)、内脑(植脑)、外脑(皮脑)等重要的系统信息中心。颅脑(头脑)是人体的信息系统枢中心,内脑(植脑)是人体信息系统周围中心,外脑(皮脑)是人体信息系统边缘中心。在人体整体大系统中,人体经络神经系统是人体整体大系统的信息处理中心。

隐形针灸经穴疗法,通过刺激皮肤腧穴取得康复治疗疾病作用。从人体整体经络神经系统角度认识,是一种外脑激越效应。这是因为皮肤(即外脑)神经系统与中枢神经系统、自主神经系统一样,是人体整体大系统信息中心之一。颅脑即头脑是中枢是核心,内脑即植脑是在中枢周围是中间;外脑(皮脑)处于人体与环境的边缘。头脑(颅脑)、内脑(植脑)、外脑(皮脑)三个经络神经信息中心系统共同才是整体的人脑。或者称为经络"中心脑"。其中内脑(植脑)是人体对内环境信息处理中心,外脑(皮脑)是人体对外环境信息处理中心。人体出现病变,出现细胞自紊调节,经颅脑(头脑)中枢信息处理,通过复杂的经络反射到外脑(皮脑)系统,外脑(皮脑)在皮肤上表现出特异信息,相应出现痛敏区点(痛敏穴位),通过检查这些经络的痛敏区点(痛敏穴位)痛敏信息可以帮助诊断相关脏腑疾病。通过给予这些经络的痛敏区点(痛敏穴位)痛敏信息刺激,产生外脑激越效应,可以治疗相关的疾病。所以,内病可通过经穴刺激外治。

第四章 隐形针灸经穴疗法对各系统的调整作用

隐形针灸经穴疗法对经络的调整作用是双向性调整，能使低者调高、高者调低，快者调慢、慢者调快，总目标是向正常范围靠近。任何一个生命自身都是一刻不停地进行新陈代谢，每个组织，甚至每个构成生命的物质，都要不停地分解与合成。所以正常的机体或组织器官，都在不停地运动着，都会不停地在失衡和平衡中变化着。在经穴刺激条件下，正常机体会出现三种变化，即部分调高、部分调低、部分不变，经一定时间（一般在24小时之内）调回到正常，其变化是动态的。在经穴刺激条件下，经络对病态或失衡的机体，既有能调整失衡的功能，又有能改变病理组织形态，使机体逐步转化为正常状态和功能，既有即刻的调整作用，又有稳定的后效应。

经络的联系和调整的范围甚广，概括为"三无"，既无所不在，无所不通，无所不调。为了增强大家对隐形经穴疗法的了解，以下结合实验经穴疗法学研究成果，将经穴疗法的科学验证内容加以介绍。

一、经穴疗法对神经系统的调整作用

1. 对高级神经中枢功能的调整作用

首先，经穴疗法对大脑皮支的兴奋——抑制过程有调节作用，应用咖啡因使狗的食物性条件反射唾液分泌增加时，刺激"环跳穴"能使唾液分泌减少，使皮层从兴奋状态转为抑制状态。与此相反，采用溴化物使食物性条件反射唾液分泌减少时，同样刺激"环跳穴"又能使之增加，可使皮层抑制过程解除。用兴奋与抑制过程相"冲突"的方法，造成狗的实验性神经官能症。当刺激双"翳风"后，狗的食物性条件反射定型恢复正常。说明经穴疗法在动物身上也能看到双向调整作用。

刺激与进食，音响等各种动因结合形成各种条件反射，刺激同经其他未与条件刺激结合过的穴位，也能引起相同的效应，说明条件反射有循经泛化现象。但刺激异经穴位则未引起泛化效应。进一步证明经穴对高级神经中枢功能具有调整作用。

临床经穴治疗神经官能症、癔病、躁狂症、神经分裂症、智力发育不全、癫痫等无论属大脑皮层兴奋过程失常还是抑制过程失常，或是两者间的紊乱，都能产生一定的调整作用，取得一定疗效。

在经穴疗法治疗过程中，人们不仅能见到中枢神经的电学活动，也能见到中枢神经递质产生相应变化。

2. 对低级神经中枢功能的调整作用

脊髓损伤可以再生，并且可以恢复功能，这是人们已经用实验证实过的。刺激可以兴奋脊髓前角的运动神经元，也可以兴奋后角的感觉神经元。刺激经穴可使小儿麻痹后遗症、外伤性截瘫病人恢复活动。大量临床实践证明，经穴疗法对脊髓的感觉神经元和运动神经元均有调整作用。同时能促进神经组织的血液循环，促进其再生。

3. 对外周神经的调整作用

外周神经指颅神经、脊神经及自主神经三个部分。外周神经受到病理性损伤，会表现出运动神经、感觉神经和自主神经功能障碍。

刺激治疗面神经麻痹病人，通过肌电图可以判断外周神经功能恢复的状况，可见失去神经支配的肌纤维重新收缩。

经穴疗法还能治疗面神经痉挛、三叉神经痛、末梢神经麻痹、视神经萎缩、耳聋、耳鸣及眩晕。表明它有改善血管通透性，改善耳蜗毛细胞的营养供应，促进神经组织再生等功能。

二、经穴疗法对神经—内分泌系统的调整作用

神经—内分泌系统是调节机体各内脏器官功能活动的枢纽，各种内分泌腺（包括垂体、甲状腺、肾上腺、胰岛、性腺等）分泌的激素通过血液输送周身、作用于相应的器官，实现其对内脏的调整作用，内分泌腺又受神经—体液的控制，相互间存在着微妙的调节和制约作用。

1. 对垂体—肾上腺皮质功能的调整作用

肾上腺皮质激素均系类固醇物质，按其生理功能分为调节水电解质代谢及调节糖、蛋白质代谢两类，并能提高机体对有害刺激的耐受能力，减少机体的损伤。垂体前叶分泌促肾上腺皮质激素，能增强肾上腺皮质激素的功能。实验证明，经穴疗法对垂体—肾上腺皮质功能的调整作用是通过经络穴位作用于中枢神经系统影响垂体前叶分泌促肾上腺皮质激素（ACTH），以调动肾上腺皮质功能，从而产生良性调整作用。

刺激足三里、合谷等穴，观测到17-羟皮质类固醇含量明显增高，使原水平提高2～3倍。而且产生双向良性调整作用，即原水平低者，治疗后调高，原水平高者，刺激后调低，而且临床症状也随之好转或消退。

经穴疗法对垂体—肾上腺皮质功能的调整作用也可以因个体差异、环境条件、手法、刺激量、刺激时值等而有所不同。

2. 对交感神经—肾上腺髓质功能的调整作用

肾上腺髓质与交感神经细胞关系十分密切，均来源于外胚层。肾上腺髓质受交感神经节前纤维—内脏大神经支配。它分泌的激素为肾上腺激素和去甲肾上腺素，在机体的应激反应中，特别是抗休克中起重要作用。

实验证明：经穴疗法对交感神经—肾上腺髓质功能的调整作用，是在交感神经与肾上腺髓质保持联系的条件下产生。说明经络的调整需要组织的完整和连贯。无论以临床观察，还是从失血性休克动物观察，经穴治疗对血糖的作用也是高者调低，低者调高。显示了经络的双向良性调整作用。

据观察，刺激合谷、足三里、内关，或曲池，对肾上腺髓质分泌功能均能增强。用组织化学方法显示，经穴刺激可使肾上腺髓质内的"肾上腺素细胞"和"去甲肾上腺素细胞"明显增多，胞体增大，胞浆反应加深，均显示肾上腺髓质功能明显增强。

3. 对垂体—甲状腺功能的调整作用

甲状腺分泌的激素主要为甲状腺素，具调节机体能量代谢和物质代谢的作用。甲状腺的分泌功能受下丘脑—垂体的控制，调控过程：①下丘脑分泌促甲状腺激素释放因子，②刺激垂体前叶分泌促甲状腺激素，③再促使甲状腺分泌甲状腺素。如果血中甲状腺素浓度过高时，则反馈抑制垂体，减少促甲状腺激素分泌。

实验证明：经穴疗法对甲状腺功能具有双向性效应。

临床观察，经穴疗法对垂体—甲状腺功能调整的作用为双向良性调整。甲状腺的机能亢进，刺激使之降低，甲状腺的机能低下者，刺激使之升高。刺激天突、廉泉、合谷等穴，可使甲状腺功能亢进的腺体缩小，症状消退，基础代谢率明显下降。地方性甲状腺肿表现为甲状腺吸收和利用碘的能力低下，尿中排碘量增多。经穴刺激后甲状腺机能提高，颈围缩小，症状好转者占 86.9% 实验证明由于选穴不同，疗法不同，其调整作用亦有所差异。

4. 对迷走神经—胰岛功能的调整作用

胰岛的 β 细胞分泌胰岛素，有促进血糖合成糖原、脂肪的作用，有加速葡萄糖的利用和抑制肝糖原的分解和异生作用，从而降低血糖。实验表明，血糖浓度的变化，一方面直接刺激胰岛素，另一方面作用于神经中枢，通过迷走神经控制和调节胰岛素的分泌功能。

事实证明，经穴疗法对胰岛素的分泌功能有调整作用。通过病人的血糖及耐糖曲线可以观察到,原水平高者,疗后降低;原水平低者,疗后上升,均属双向良性调整作用,仅少数人有波动。

临床刺激休克病人的素髎穴 20 分钟,血糖升高 42%,刺激糖尿病患者足三里,测其血糖,则明显下降。

5. 对垂体—性腺功能的调整作用

垂体前叶分泌三种影响性腺功能的激素,即卵泡刺激素,黄体生成素和升乳素。第一种有刺激女性卵泡发育的作用,也有促使雄性曲精管的增生和精子成熟的作用。第二种有促使黄体生成,卵泡内泡细胞产生雌激素,协助卵泡刺激素促进卵泡成熟与排卵的作用,也有刺激睾丸的间质细胞发育和分泌雄性激素的作用,也叫间质细胞刺激素。第三种有促使黄体产生孕激素的作用。

通过经穴疗法调整上述几种影响性腺功能的激素的作用,从临床中均可见到。刺激无排卵性子宫出血者,于月经后 18 天取穴关元、中极、三阴交或刺激肝经、脾经、肾经及带脉等经穴,连治数月,可使排卵过程与月经周期恢复正常。

治疗缺乳,采用刺激合谷、外关、少泽,配合膻中、乳根,并以鸽素囊验定对生乳素的分泌影响。将经穴刺激后缺乳妇女血液注入鸽素囊。结果,比对照侧鸽素囊增厚 44%～169%,并与临床效果大致平衡。

上述结果可见经穴疗法对垂体—性腺系统有调整作用。此外应用经穴疗法催产,避孕或治男性遗精、阳痿等症均有一定疗效。

6. 对下丘脑—垂体功能的调整作用

下丘脑是中枢神经系统和垂体间的突触连接点,并与大脑边缘系统、苍白球和前脑有广泛联系。冲动到达下丘脑,脑干网状结构也起重要作用。

脑垂体分前后两叶,前叶叫腺垂体,后叶叫神经垂体。腺垂体分泌各种促激素,下丘脑腹侧部的促垂体激素区内所释放的神经激素(释放因子或抑制因子)作用于垂体前叶,释放促激素,促激素再作用外周靶腺产生各种激素。随激素在血中浓度变化又可反作用于下丘脑及垂体。

经穴疗法对下丘脑—垂体前叶的作用已在前面结合其他内分泌腺功能介绍过了。

经穴刺激对垂体后叶的抗利尿激素(血管加压素)和催产素的分泌有调整作用。在正常人的水利尿实验,刺激肾经照海穴有促进水利尿作用,而刺激肾俞穴则有显著抑制作用。实践说明经穴刺激对垂体后叶分泌抗利尿激素有双向调节作用。经穴刺激对血压也是双向调节作用。经穴刺激三阴交等穴尚有加强孕妇子宫收缩的作用。

三、经穴疗法对循环系统的调整作用

1. 对心脏功能的调整作用

心脏是循环系统的枢纽,心脏在病理状态下,其兴奋性、传导性和收缩性均可发生改变,从而导致心脏跳动的频率、节律和收缩力的异常。影响心脏的射血功能。经穴疗法对心脏的功能可以起到调整作用。

(1)对心率的调整作用 经穴疗法对心率的调整同样是双向良性调整。据实验经穴疗法学报道,对风湿性心脏病患者102人,观察416次,发现经穴刺激前后心率有改变者占94%,其中78.17%从快变慢,15.7%从慢变快。无变化者占5.6%。一般来说,心率越快,减慢越明显。刺激感出现,心率随之下降,刺激后30分钟效应最强。两小时后又开始回升,持续治疗可以趋于稳定。刺激内关,3~5分钟后,窦性心动过速患者心率可以从150~200次/min,减至70~80次/min。发作持续过久者收效较迟,可延迟至30分钟以上。窦性心动过缓患者,中等强度快刺激,刺激后心率可以从40~60次/min增至70~80次/min。经穴刺激治疗心率失常100例,临床症状改善的有效率为:胸闷91.7%,心悸90.40%,心绞痛81.3%,心电图有效率为46.8%,其中显效占27.9%。从病因分析,100例中属冠心病者有效率占44%,属功能性者有效率为53.8%,属心肌损害者疗效较差。

(2)对心律的调整 器质性心脏病合并室性早搏二联率等患者112例进行经穴治疗,早搏消减的有效率为72.6%,频繁房性早搏二联率者48例,有效为73.8%,早期或阵发性心房颤动32例,共刺激48次,有效率达60.4%,最快者可见一次恢复窦性心律。但慢性心房颤动效果不大。

纠正心律失常较难,必须根据患者的具体情况选择有效穴位、恰当的刺激方法,才能取得肯定效果。

(3)对心功能及营养状态的调整作用 实验观察证明,经穴疗法对正常人心功能及营养状态影响不大。然而,心脏病人经穴疗法,通过心磁图,可见明显变化。对各种心脏病、第一期心功能不全者刺激内关,每日1次,一周之内可获良好效果。第二期心功能不全者,每日两次,8~10天为1疗程,1~2疗程后,心悸平稳,气急平息,肝肿缩小,下肢浮肿消退,心脏代偿机能显著好转。第三期心功能不全者,需要配合药物治疗。

通过21例风湿性心脏病的刺激观察,每周3次,共4周,结果有97%的病例心脏收缩间期缩短,超声心动图显示57%的病例左室舒张期内径缩小,73.96%的病例二尖瓣前叶下降速度改善,上述变化提示心肌收缩力有改善,血cAMP在第一次治疗后及疗程中均有增高,也提示心肌收缩力增强,血中皮质醇水平有趋向正常现象。停止治疗两个月后随访,21例中15例保持治疗时疗效。

有人对39例刺激后症状明显好转或消失而自停治疗的冠心病患者随访3～9年,有80%疗效巩固,仅20%复发。

总之,经穴疗法对减缓心率、改善冠状动脉循环,提高心肌收缩力,使左心功能好转,改善心肌缺血缺氧状态均起到良性调整作用。说明经络穴位在调整中起到重要影响。

此外,经穴治疗还可使血脂增高的冠心病人β-脂蛋白胆显降低,对家兔实验性冠状动脉粥样斑块的形成有抑制作用。说明经穴疗法对冠心病形成有调控作用。

2. 对血管运动功能的调整作用

经穴疗法对血管的舒张与收缩运动、毛细血管的通透性均有良性调整作用。实验资料表明,刺激同一经穴,发现不同部位的血管出现不同反应。如刺激合谷穴,手足大部分皮肤血管出现收缩反应,而额部皮肤血管大多扩张。刺激足三里,手部血管收缩,但足部皮肤血管有舒缩两种反应。

临床应用经穴疗法调整血管的运动功能,有较好的效果。有人用经穴疗法治疗100例由于颈动脉剧烈扩张所致的血管性头疼,治愈率达72%,总有效率达97%。治疗血栓闭塞性脉管炎186例,显效率为80.66%,总效率达97.78%。

经穴疗法对微循环也有调整作用,经穴疗法对变态反应,毒素反应以及各种原因所致的毛细血管通透性升高均有抑制作用,经络疗法还有改善淋巴循环的作用。

3. 对血压的调整作用

经穴疗法对血压偏低、偏高均有调整作用,也就是对高血压病人有降压作用,对休克病人有升压抗休克作用。

(1)经穴疗法的降压作用 经穴疗法对原发性高血压有一定疗效,对继发性高血压效果不显著。

有人用经穴疗法治疗原发性高血压179例,治愈率达56.4%,总有效率达72.6%。第一期效果明显,有效率可达81.5%,第二、第三期较差。大部分可在1～6次起效。其降压作用随病情加重而递减。

(2)经穴疗法的抗休克作用 创伤性休克家兔,当血压降至100～40mmHg,并伴有呼吸抑制时,刺激"水沟",8例中6例血压回升70mmHg以上,呼吸同时改善。另两例无效。而对照8例全部死亡。

四、经穴疗法对血液成分的调整作用

血液成分包括有形成分及血液化学成分两部分,其功能有输送营养物质及代谢产物,保证代谢活动正常运营,传递激素和生物活性物质,实现体液调节,吞噬和破坏入侵之微生物及抗原物质，完成防卫、免疫机能。经穴疗法对各项功能均有调整作用。

1. 对白细胞数量的影响

经穴疗法对白细胞总数及分类均有影响，其调整作用同样是双向的。原水平偏高的调低，原水平偏低的调高。对正常人或健康动物影响一致，一般以升高为主，也有降低或不变者。变化以治疗后 3 小时最明显，24 小时有变化者又恢复原水平。例如化疗引起白细胞减少的病人，刺激合谷、大椎、足三里等穴，可使 80% ~ 97.4% 的病人白细胞上升。用苯引起白细胞减少的动物，刺激"足三里"，白细胞在 1 ~ 2 日内迅速上升，可达对照组的 2 倍。

2. 对红细胞、血红蛋白数量的影响

经穴疗法对红细胞、血红蛋白的数量均有一定影响，同样也是良性双向调整。偏低者调高，偏高者调低。对健康人或非血液方面疾病患者也有一定影响。急性阑尾炎病人治疗后网织红细胞逐渐升高，治疗后 5 天逐渐恢复正常。说明经穴疗法增强了造血功能。

恶性贫血病人刺激膏肓，5 天后红细胞由 100 万 /mm^3 上升至 337 万 /mm^3，血红蛋白从 30% 上升至 109%。

缺血性贫血病人刺激后，可使网织红细胞剧增，使异染红细胞复活。红细胞过多症患者治疗后红细胞减少，血红蛋白含量下降。

3. 对红细胞沉降速度的影响

红细胞沉降速度代表红细胞悬浮稳定性，刺激正常人足三里等穴，多数血沉加快，少数减慢。机体伴有炎症时，多数血沉加快，应用经穴疗法，可使其减慢或恢复。

4. 对血小板数量的影响

经穴疗法对血小板数量的调整也是双向反应，偏低者调高，偏高者调低。刺激合谷、内关可使多数正常受试者的血小板增加。

刺激足三里、合谷、肝俞、脾俞可使血小板减少性紫癜和脾性全血细胞减少症病人症状好转，血小板均有上升。刺激大椎、足三里、曲池、内关等穴，能使脾脏切除后导致的血小板过多症患者的血小板数量下降。

5. 对凝血过程的影响

经穴疗法对血浆纤维蛋白降解产物（FDP）也有调整作用。

正常生理状态下，血浆中有少量纤维蛋白形成，保持血管正常的通透性，在不断降解与形成的动态平衡中，血中 FDP 保持一定水平。病理初期，纤维蛋白生成增加，裂解也增加，仍保持平衡；当病情继续发展，平衡逐渐被破坏，出现血栓，阻塞血流。

经穴疗法对凝血过程也是良性调整作用。所用穴位有一定的特异性。据报道膏肓、膈俞为血液病常用穴。伏兔穴对血尿、对毛细血管出血有调整效应。太渊对咯血及脑出血有显效。

6. 对血液化学成分的影响

经穴疗法对血液化学成分影响的也表现为双向良性调整作用。

刺激产妇合谷(双)、三阴交(双)、关元、曲骨、血中非蛋白氮原水平高者,治疗后下降。原水平低者,治疗后升高。对正常人多数略升高。

对血中胆固醇的影响：13人中有10人减低,3人上升。治疗冠心病伴有胆固醇血症者,血中胆固醇明显降低,而且与症状好转相伴行。

经穴治疗对血糖的影响：糖尿病患者治疗后,则血糖明显下降。取足三里、曲池、合谷、太白、内关、气街等穴,对血糖均可产生明显的影响。

经穴刺激对血中乳酸、丙酮酸和柠檬酸等有一定影响。刺激足三里,20分钟后即恢复正常水平。

经穴刺激对血中电解质的影响：治疗佝偻病患者,可使血中钙、磷含量增加。

7. 对血液中酶系统影响

经穴疗法对酶系统的影响,也呈双向良性调整作用。

刺激穴位可使血中交感素和真性胆碱酯酶分别增高20.5%和43%,而非穴仅增高11.3%和15%。

五、经穴疗法对呼吸系统的调整作用

呼吸系统有呼吸运动、通气和肺内气体交换等功能。经穴疗法对病源性呼吸道狭窄和阻塞,呼吸运动障碍和肺泡通透性的改变均有一定的调整作用。

1. 对呼吸运动的影响

动物实验证明,由于各种原因(窒息或药物作用)造成呼吸暂停时,经穴刺激可使呼吸运动恢复。

刺激郄门、鱼际、太溪,可改善开胸引起的纵隔摆动；刺激膈俞,可矫正单侧病变造成的呼吸运动失衡,例如矫正膈肌痉挛、肺炎、胸膜炎等所致呼吸运动失衡。

2. 对肺通气、换气的影响

经穴疗法对肺通气量及肺功能均可增强。有人给40名健康青年刺激足三里,刺激时,可使静态肺通气量增加24.9%,耗氧量增加22.8%,治疗10分钟后,安静通气量较针前增加6.6%,耗氧量增加11.7%,最大通气量增加20%,进气时间延长23%。刺激"大椎""神门""肺俞"等穴,连续一周,可收到持续稳定效应。

哮喘患者呼吸道的阻力加大,经穴治疗10分钟后,阻力下降24.1%,治疗后1小时下降29.9%,治疗后两小时下降27.4%,能部分缓解由乙酰甲基胆碱引起的支气管痉挛。经穴疗法对治疗和预防支气管哮喘、慢性支气管炎、感冒等,不但有近期效果,还有远期效应。有人对经常感冒的病人,在"迎香""肺俞"交替注射胶性钙0.5mL,与中药对比,结果穴位注射组50人,有76%的病人5个月未复发,而中药组50人,仅8%的病人未复发。说明经穴疗法增强抗病机能更强些。

六、经穴疗法对消化系统的调整作用

经穴疗法对全消化道(包括从口腔至肛门)的运动、消化腺的分泌、营养的吸收等均有调整作用。

1. 对食道、胃、肠、阑尾运动功能的调整作用

(1)对食道运动功能的调整作用　据报道,35例有吞咽困难的食道癌患者,经穴治疗1~3次,症状改进者达72%,总有效率达82.9%,钡餐透视的影像证实,治疗后食道增宽,在瘤体上下的食道蠕动均有增强。

(2)对胃运动功能的调整作用　经穴疗法对胃的运动机能也起调整作用。以胃电为指标,刺激胃炎、胃溃疡病和胃癌患者足三里、下巨虚穴,均可见胃电波幅增加,并使胃癌不规则波形变为规则。

在临床上,经穴治疗胃痉挛和胃下垂都有明显疗效,都显示双向调整作用。以注射依色林的狗为对象,刺激"足三里""胃俞",可见狗胃的紧张度与收缩波均明显降低。以五肽胃泌素造成胃幽门部电活动亢进的狗为对象,刺激"足三里",可见其胃电节律减慢。

(3)对肠道运动机能的影响　经穴疗法对肠道运动机能也是双向调整。对张力高、运动亢进的肠道产生抑制作用,并能缓解肠痉挛;而对张力低、运动能力差的肠管产生兴奋作用。

刺激急性阑尾炎的患者双侧足三里和阑尾穴,81.8%的患者肠鸣音增强,结束后仍有63.6%例次增强。对比观察54例次胃、十二指肠溃疡患者和54例健康人,刺激足三里,两者肠鸣音均以减弱为主,并使肠鸣音频率密度分别降低44.38%和34.38%。对便秘患者刺激足三里,使80%以上患者排便顺利。研究证实刺激使直肠蠕动增加,幅度增大,强烈时产生便意。刺激痉挛性结肠炎患者的外陵、少海、气冲、幽门等穴,可使痉挛缓解。

大量动物实验证实,经穴刺激后肠管运动增加,波幅增加。

2. 对唾液、胃液、胰液及小肠分泌及吸收功能的影响

(1)对唾液分泌的影响　经穴疗法对唾液分泌的影响是双向的。以脾胃虚

寒型与虚实夹杂型溃疡病患者为对象,刺激其人中穴等,可使其唾液淀粉酶活性明显升高,但以肝气犯胃型为对象,经穴刺激则无变化。

（2）对胃液分泌的影响　胃液包括胃酸、胃蛋白酶和黏蛋白等成分,是胃内各种分泌腺的产物,受迷走神经和胃泌素等调节。经穴刺激对胃液也是良性双向调整作用。能使胃酸过高者降低,使过低者升高。刺激足三里等穴,可使胃液趋于正常。经穴疗法能调节慢性胃炎、胃、十二指肠溃疡患者的胃液分泌失调,而且能促使胃黏膜的炎症消退或溃疡面的缩小。消化不良患儿刺激足三里、合谷、三阴交等穴,可使原来偏低的胃总酸度,游离酸度、胃蛋白酶等很快恢复正常。

血清胃泌素是对胃黏膜作用最强的营养激素。它可使胃黏膜血流增加,使黏膜上皮细胞 DNA 的合成加速,使细胞分裂增快,使泌酸、泌酶功能增强,并能够促进胃肠道的运动,松弛括约肌(食道下括约肌除外)。刺激足三里,以正常人(33 例)或萎缩性胃窦炎患者(4 例)为对象,以血清胃泌素为指标,观察足三里的经穴刺激效应,发现治疗后 15～30 分钟,30～60 分钟为反应的高峰。正常人组胃泌素分泌量为空腹对照组的 2.08 倍,萎缩性胃窦炎组胃泌素分泌量为空腹对照组的 1.65 倍,两组与治疗前比较有统计学意义,而且持续时间达两小时以上。并观察了穴位的特异性,刺激胃经足三里比膀胱经合阳穴作用强。刺激胃病患者的足三里、中脘等穴,对胃酸分泌有促进作用。刺激公孙、内关、梁丘对胃酸分泌有抑制作用。手法轻重对胃液分泌的影响也有不同。也是双向调整作用。

（3）对胰腺及小肠分泌的影响　经穴疗法对胰液及小肠分泌有影响。

3. 对肝脏功能、胆汁分泌及胆囊运动的影响

（1）对肝脏功能的影响　肝脏不仅是胆汁分泌器官,也是物质代谢、过滤血液、储存糖原和解毒的重要器官。

经穴疗法治疗急性黄疸型病毒性肝炎,治愈率80%以上。黄疸指数、谷丙转氨酶恢复时间症状的改善均优于药物组,近期效果显著,远期效果也很稳定。刺激膈俞、肝俞、脾俞、期门等能改善慢性肝炎的自觉症状。

以四氯化碳中毒性肝损害动物模型为对象,刺激"足三里""太冲",可减轻其药物损伤,起着保护肝脏的作用。用电子显微镜观察,经穴刺激对药源性肝损害确有预防及治疗作用。

（2）对胆汁分泌及胆囊运动的影响　经穴疗法有促进胆汁分泌和排泄的功能。以胆囊及胆管造瘘患者为对象,对其胆汁流量进行观察,经穴刺激后大多在15分钟明显增加,30分钟达高峰。应用X线观察或超声波探测,均证实经穴刺激有促进胆囊运动和排空作用。刺激丘墟、阳陵泉、日月等穴,30分钟后可见

胆总管有明显的规律性收缩,使造影剂阵阵通过奥狄氏括约肌,进入十二指肠。注射吗啡,使胆总管压力升高后,刺激太冲可使压力迅速下降。

4. 对粪便成分及肠内菌群的影响

经穴疗法既有整体的调整作用,又能针对各脏器起调整作用。由于对消化系统运动功能的调整,对分泌和吸收功能影响,必然带来粪便成分及菌群的改变。例如经穴刺激对肠内水分调节,同时也改变了粪便的水分,既能治疗便秘,又能治疗腹泻。经穴刺激也能减少粪便中恶臭成分(如吲哚、粪臭素、氨、二甲基胺、三甲基胺、组胺、尸胺、硫化氢、甲基硫醇、二甲基硫醇等)。经穴刺激能增加正常糖酵解产物(醋酸、丙酸、乳酸等)。经穴刺激对肠内菌群也有影响,能使粪便中的大肠杆菌、产气杆菌、产气夹膜杆菌、粪产碱杆菌等减少,能使粪便pH值降低,使碱性有毒物减少。说明经穴疗法有防止肠内细菌引起腐败发酵的作用。

七、经穴疗法对泌尿系统的调整作用

经穴疗法对肾脏的泌尿及膀胱的储尿、排尿功能均有调整作用,对泌尿系统疾病也有一定疗效。

1. 对肾脏泌尿功能的影响

肾脏的泌尿作用必须在肾脏组织的正常、肾小球的滤过功能、肾小管的重吸收及分泌功能存在的情况下来实现,而且受神经体液的调节。通过尿量、尿的成分和比重等变化情况,测定肾脏功能及损害情况。经穴疗法对肾脏功能变化有调整作用。刺激肾俞、气海或照海等穴,可使患者肾脏泌尿功能明显增强。观察到酚红排出量较针前增多,尿蛋白减少,高血压有所下降,浮肿减轻或消失。

实验证明:

经穴疗法对泌尿功能有调整作用　例如:给健康人饮水 1 500 毫升,刺激照海穴,空腹饮水后 3 小时内平均排尿量,治疗组比对照组增加 19%。

经穴刺激后伴随尿量变化,尿的成分也产生变化　刺激正常人复溜、志室穴后,多数人的尿量、尿中肌酐、环磷酸腺甙都显著升高。有人观察 6~12 岁儿童 25 名,循经感传明显者 11 人,不明显者 14 名,治疗后 1~2 小时,有感传者的尿量、尿中钠离子、钾离子、环磷酸腺苷皆升高。无感传者升高较少。24 小时后感传显著者比无感传者尿中除环磷酸腺苷以外成分皆升高 20% 以上,cAMP 含量下降。

2. 对膀胱的潴尿、排尿功能的影响

膀胱壁的平滑肌有一定的松弛能力,但充盈到一定程度时,压力感受的兴奋,冲动传入脊髓及大脑皮层,引起逼尿肌反射性收缩,内外括约肌舒张,排放尿液。由于有大脑皮层的调节作用，虽然膀胱充盈，也可控制括约肌的舒缩，暂不排尿。由于调节功能障碍，造成尿潴留，尿失禁或尿频时，经穴疗法对此有明显的调节作用。

盆腔脏器的炎症、创伤、疼痛刺激引起的膀胱括约肌痉挛而造成的反射性尿潴留，往往在经穴治疗当即或治疗后几十分钟之内即可排尿。有人用经穴疗法治疗硬膜外麻醉术后尿潴留患者 100 例，有效率为 95%，对腰麻术后尿潴留有效率达 89.1%。如脊髓损伤较轻，平面较高，功能处于恢复阶段者，经穴疗法疗效较好。

尿失禁患者 240 例，按温补脾肾的经穴刺激疗法，刺激关元、三阴交等穴，有效率达 97.5%。

经穴治疗神经性尿频症 72 例，痊愈率为 90.3%，好转率为 9.7%，全部有效。

经穴疗法对输尿管及尿道的机能也有调整作用。输尿管结石梗阻导致痉挛性疼痛，经穴刺激有解痉止痛作用。

总之，经穴疗法对膀胱、输尿管及尿道的机能均有调节作用，而且也是双向调整。

八、经穴疗法对经穴内外化学离子的调整作用

1. 经穴刺激对钙离子浓度的影响

大量资料证明：钙离子在一切细胞的运动、分泌、代谢、分化等基本过程，都起着偶联和第二信使的作用。目前认为：钙离子在激活细胞机能方面与各环核苷酸都具有同等重要性。它和细胞内的 cAMP、cGMP 等第二信使共同调节着细胞的机能。

研究证实：经线上具有高钙离子特征。刺激胃经上的穴位，足三里处钙离子明显增加。同时在足三里外 1cm 处钙离子浓度则下降。刺激前后具有显著性差异。这一事实提示人们考虑，钙离子可能参与了经络感传及经络的双向调整作用。

2. 刺激对钾、钠、氯等多种离子的代谢产生的影响

经穴疗法伴随经气流注、气至病所产生的效应，与各种化学离子循经调整，使失衡的电热与化学势趋于平衡。这种电化学变化可能就是经络调整的物质基础。

九、经穴疗法对体温的调整作用

经穴疗法对体温变化也是双向调整作用。发烧是机体对致热原的反应，发烧程度与调节效果，要看热原的性质、机体反应能力和病理演变过程，也要看选

用的穴位、手法、时机是否恰当。总之,此种疗法可使机体发烧反应调整适度,避免太过或不及。

临床实践及动物实验均证明,经穴疗法对感染性发烧和非感染性发烧均有一定的退烧作用。如急性细菌性痢疾,应用经穴疗法退烧平均为1.86天,应用药物退烧平均为1.37天,颇为相似。

家兔注射牛奶后可以引起发烧,刺激"百会",刺激5分钟,间隔10～15分钟,连续1～3小时,对开始发烧者可抑制发烧,对高烧者可使之降温。家兔静脉注入二硝基酚引起发烧,刺激"大椎",能迅速退烧。

十、经穴疗法的抗炎作用

经穴疗法对炎症的渗出、变性及增生的整个病理过程均有调整作用,起到控制炎症反应,缩短炎症过程,调节和控制炎性病灶的肉芽组织增生,减少粘连等作用。

十一、经穴疗法对免疫反应的影响

免疫是机体识别和清除抗原物质和变性物质,借以维持机体内外环境相对恒定条件所发生的一系列保护性反应,包括细胞免疫和体液免疫,起着防御、自身稳定和免疫监视的作用。这种免疫反就接受神经—体液及经络的调节。免疫功能失调会产生多种疾病。经穴疗法对免疫功能可以产生调整作用。

1. 对细胞免疫的影响

(1)经穴疗法对白细胞吞噬作用的影响　正常人经穴刺激后使细胞吞噬机能增强,如刺激足三里、合谷,可使正常人白细胞对金黄色葡萄球菌吞噬指数明显增加,有的增加1～2倍,增加的曲线一般为:治疗后30分钟开始升,24小时达高峰,48小时回降,72小时恢复,吞噬能力亦呈平行变化。

菌痢和阑尾炎病人应用经穴刺激,可使白细胞吞噬能力明显增强,一般3小时显著增加,14小时达最高峰。也可使菌痢病人吞噬指数半数高于对照组,吞噬能力增加0.25～2.5倍。

实验表明,经穴疗法对机体的免疫机能也是双向调整。白细胞吞噬机能低下者,经穴刺激产生促进吞噬作用,同时可见血中调理素含量增加。白细胞吞噬机能活跃者,经穴刺激可使白细胞吞噬指数下降。

(2)经穴疗法对巨噬细胞吞噬机能的影响　经穴刺激家兔"上巨虚""天枢",每日一次,每次30分钟,连续3次后停止刺激,停止刺激后1、6、10、15和20日用墨汁定量比色法测定,出现肝脏内巨噬细胞吞噬机能逐渐增强,停止刺激1周左右达高峰。然后开始下降,两周左右降至对照组水平以上,表现为抑制相,治疗后 20 天左右再回到正常水平。用不同的动物,不同的方法刺激一定穴位,均可使巨噬细胞吞噬机能有不同程度的增强。

(3)经穴疗法对免疫活性细胞功能的影响　经穴疗法对 T 淋巴细胞有调整作用。

2. 对体液免疫的影响

体液免疫包括非特异性免疫和特异性免疫,前者指体液中的杀菌素、补体、溶菌酶等,后者指浆细胞形成的各类免疫球蛋白。

(1)对非特异性免疫的影响　经穴疗法对血浆杀菌活力增强者达 83.8%。治疗前菌落活数平均为 437±76,治疗后下降为 235±40,明显增强。动物实验,应用经穴刺激,对血液的杀菌能力均有明显提高。

刺激人或家兔,均可使血液中调理素生成增加,治疗后 12 小时达高峰。刺激可使调理素及各种球蛋白增加。

刺激健康人上巨虚穴,菌痢病人上巨虚和天枢穴,家兔的"大椎"等,均可使血清补体效价增高。

经穴治疗急性菌痢病人,其血清溶菌酶含量明显增高,经 3 天后,病情好转,白细胞计数近正常,而血清溶菌酶仍比经穴治疗前高出 3 倍多。治疗后 7 天,病人痊愈,血清溶菌酶仍比经穴治疗前高出两倍。

(2)对特异性免疫的影响　血清中特异性抗体主要为 γ 球蛋白。刺激合谷、内关,正常人血清中球蛋白含量上升。刺激上巨虚 12 天(每日一次),正常人血清 IgG、IgA 均较经穴治疗前略升,但 IgM 基本不变。

经穴治疗可使血中凝集素、间接血球凝集素、沉淀素及溶血素含量增高。在人体足三里、合谷注射伤寒三联疫苗后,可使凝集素显著升高,其效价比皮下肌内注射为高。并且认为,穴位的免疫效应与菌苗接种的数量、次数有关。

经穴刺激对肿瘤的免疫反应也有一定的作用,有人对 500 余例各种晚期癌症患者,采用经穴刺激配合中药治疗,80% 以上病例症状明显缓解。4 例单纯经穴刺激也有定效果。

(3)影响抗体生成的因素　机体机能状态的影响,经穴刺激可使正常人血清球蛋白升高。在病理状态下刺激,使抗体增高效应更明显。受试者的精神状态、营养状况及神经类型的不同,经穴刺激对免疫机能的影响也有差异。

十二、经穴疗法的抗过敏作用

IgE 是形成变态反应的主要抗体,而且 IgE 的产生是一个高度的 T 细胞依赖过程。有人采用形态学方法,检测淋巴细胞转化率,ERFT 和 ARFT 方法做玫瑰花环形实验(Ea),同时用单向扩散法检测 IgA、IgM、IgG,通过经穴治疗支气管哮喘病人，观测其免疫学变化。结果显示：治疗前后淋巴细胞转化率具非常显著意义。Ea、IgA、IgM、IgG 则无明显变化。说明细胞免疫功能有明显提高。

在体液免疫功能方面，治疗后均有一定程度调整。例如：5 例 IgG 治疗前与治疗后相比，$P < 0.05$。4 例 IgA 治疗前与治疗后相比，$P < 0.01$。25 例 IgM 治疗前与治疗后相比，$P < 0.02$。23 例补体 C3 治疗前与治疗后相比，$P < 0.01$。结果表明经穴治疗有双向调整作用。

从临床疗效来看，经穴疗法对过敏性皮肤病，有十分明显的效果，作者单纯应用经穴刺激治疗药疹和接触性皮炎 21 例，均在 1 周内治愈。1～3 天治愈者占 71.4%。刺激经穴治疗急性荨麻疹 23 例，治愈率为 92%。一两次治愈者占 80%。经穴治疗盘形湿疹 33 例，有效率为 75.8%。经穴治疗湿疹 22 例，1～15 次治愈者占 90.9%。

十三、经穴疗法的止痒作用

瘙痒是皮肤黏膜的一种感觉。一般认为它是表皮内/真皮浅层的游离神经末梢受到刺激而引起的。痒感区呈点滴状分布，而且不同部位对痒的敏感程度也不同。外耳道、鼻黏膜、外阴部对痒较敏感。

机械性、物理性刺激可引起瘙痒。变态反应或炎症反应时产生组织胺、激肽和蛋白酶等也可引起瘙痒。也有人认为痛阈以下的刺激或痛觉得不完全传导，均可以产生痒感。

经穴疗法既有调节神经的作用，又有控制炎症及变态反应的作用。因此，也就具备了止痒的作用。

从临床实践中可以证实，经穴疗法无论对神经性皮肤病如神经性皮炎、皮肤瘙痒症，还是对过敏性皮肤病如荨麻疹、药疹、湿疹和接触性皮炎等，都有明显的止痒作用。而且在较大的比例上，出现立竿见影的效果。有些疾病不能治愈，但应用经穴疗法确能取得一定程度止痒作用。

大量的临床实践中看到，经穴疗法除对个别病种达不到止痒作用外，绝大多数病人的瘙痒都可得到不同程度缓解。一般来说，急性病多在一两次经穴疗法中止痒；慢性病多在治疗当时痒感减轻，维持 1～2 小时，随治疗次数增加而止痒时间延长。多数病人可获痊愈。

十四、经穴疗法的止痛作用

痛觉是一种感知觉，伴有不愉快的情感活动和防卫反应。是机体逃避伤害性刺激一种保护性机制。习惯上分为：

（1）刺痛　也叫快痛，感觉清楚，定位明确，刺激后立即发生，消失迅速。皮肤及体腔壁层均可产生此类疼痛。刺激、刀割等可产生此种痛觉。

（2）灼痛　也叫慢痛,有烧灼感,定位性差。刺激后0.5~1秒以后察觉,消退慢,常伴循环及呼吸系统反应。

（3）内脏及深部组织痛　呈胀痛和绞痛等感觉,定位性很差,伴有程度不同的情感反应内脏躯体反应。经穴疗法止痛指通过经穴刺激,疏通经络,并与神经—体液系统建立联系而取得镇痛的效果。

经穴疗法对上述各种疼痛都有疗效。

（4）外周神经引起疼痛　有人用经穴疗法治疗三叉神经痛380例,总有效率达97.9%,完全止痛者占52.9%,多数疗效巩固。经穴疗法治疗肋间神经痛44例,总有效率达91.0%,痊愈者占75%,经穴疗法治疗坐骨神经痛1 471例,总有效率达97.5%,痊愈者占51.1%。经穴疗法治疗牙痛,一次止痛者占85%。耳鼻咽喉部炎症或术后疼痛,治疗后立即止痛者占61.3%。扁桃体炎多数治疗后立即止痛。血管性偏头痛应用经穴治疗等方法有良好效果。

（5）内脏或深部组织痛　例如冠心病心绞痛,采用经穴治疗有良好效果。1 810例总有效率为66%~96.4%,其中显效率为21%~75%,硝酸甘油停减率为82.7%~96.3%,心电图显示有效率为52%~64.1%,急性胃痛总有效率为91.1%,急性胃肠炎经穴治疗两次止痛者占80%。其他急腹症如急性阑尾炎、急性肠梗阻、胆石症、胆管蛔虫、输尿管结石等,经穴疗法均有止痛或缓解的作用。

（6）肌肉、关节痛　经穴疗法有较好的止痛效果。急性风湿性关节炎有效率为89%；创伤性关节炎有效率为77%；类风湿性关节炎较差。此外经穴疗法治疗痛经或用于无痛分娩,都有良好效果。

经穴疗法止痛是以经络学说和辨证施治的原则下进行。为了提高疗效必须注意调整和激发循经感传,使之气至病所,打通经络环,产生整体调整作用,可以明显提高疗效。根据中医理论,辨证取穴。经穴疗法镇痛主要是依据经络间的制约规律,以循经镇痛为主要特征。而且循经感传对镇痛作用有明显的影响。

第五章 隐形针灸经穴疗法治疗的原则方法

隐形针灸作为一种体表经穴刺激的治疗手段,有着多方面的调整效应,具有广泛的使用范围。可以表现在消除或减轻主要症状,调整机能失常,改善病例状态,提高生存质量,增加美容效果和预防疾病产生等诸多方面。应用隐形针灸经穴疗法治疗的原则方法要重点把握以下内容。

一、隐形针灸经穴疗法的应用原则

1. 首选治疗与辅助治疗

隐形针灸经穴疗法治疗应用,要按照不同疾病发生、发展规律与隐形针灸自身的特点,正确辨证,(症状的轻重程度、症状性质特性、症状主次关系),辨病和经络辨证,科学选择适症病症应用隐形针灸经穴疗法治疗,方可收到理想治疗效果。许多常见病、多发病的早期阶段,是脏腑器官的功能失调,隐形针灸经穴疗法治疗可获得比较好的治疗效果,所以,对于这些疾病的治疗,应首选隐形针灸治疗,这样一方面隐形针灸治疗效果在某方面胜过药物和其他疗法,另一方面减少和防止药物滥用和药害蔓延,还可以节省医疗费用,减轻患者的负担。有一些疾病病情特殊,不能使用药物治疗或手术治疗但又必须治疗者,也应首选隐形针灸治疗,如糖尿病患者,患感冒后,不能用解热镇痛的西药和中药发汗治疗,解除感冒症状,首选隐形针灸治疗即可有效控制感冒症状,又避免解热镇痛药物治疗给糖尿病带来的负面影响。再就是一些疑难病康复治疗,如中风偏瘫等,需要首选隐形针灸治疗。对于一些器质性疾病或者必须通过手术、药物治疗的疾病,隐形针灸能够减少其后遗症、副作用或协同提高疗效,隐形针灸应作为辅助治疗措施应用。如隐形针灸配合抗菌药物,能够提高抗菌效力;隐形针灸对于恶性肿瘤等多种疑难病辅助治疗,能够改善患者体质,促进整体功能恢复,减轻毒副反应和提高生存质量等。

2. 及时治疗与坚持治疗

应用隐形针灸经穴疗法治疗,治疗时间和治疗量与治疗效果有着直接关系。隐形针灸属于调节治疗,治疗时间越早越好。个人家庭应用隐形针灸自我治疗,只要身体功能稍有失调,就应用隐形针灸及时治疗,这样可以很快阻断疾病发展,在疾病早期阶段或萌芽阶段达到治愈。只要有病及时用隐形针灸治疗,个人家庭完全可以不用药物,就能够有效防止常见病、多发病。隐形针灸完全可以替家庭常备小药箱。医疗机构应用隐形针灸医治病人,对适应病症更要及时用隐形针灸治疗,不要耽误治疗时机。同时,隐形针灸治疗效果还取决于是否能够按疗程安排坚持治疗。作为隐形针灸治疗医生,掌握总的治疗时间具有重要意义,根据病情设置治疗目标,预计全程或阶段的疗效。一个病人大约需要多少时间治疗,是开始设置治疗方案时应当考虑的内容。急性病一般治疗时间较短,需3～5天或3～4周。慢性病,一般治疗时间较长,有的需要数月或数年治疗。如难以做出准确预测,可试用隐形针灸治疗5～10次,观察后再作出判断。连续的每次治疗构成治疗时间总量,适宜疗效观察的阶段就形成了"疗程"的概念。隐形针灸临床对于"疗程"的确定,可以从两个方面考虑:一是隐形针灸产生效果所需的治疗时段或次数,二是隐形针灸效应积累后产生不应期出现的时间。确定完成首次疗程的时段或次数,并确定停止治疗的时间,观察其疗效再决定续治计划。目前临床上对多数慢性病,一般以隐形针灸治疗7～10天为1疗程,每疗程间隔3～5天再进行下一疗程;急性病一般5～7次为1疗程,疗程间隔2～3天。疗程间隔有利于患者的经气恢复,改善躯体疲乏,避免兴奋性降低而影响疗效。临床上许多神经系统病变,如面瘫等常常在疗程间隔时间内出现明显好转。疾病经隐形针灸治疗后,症状消失或减轻,但改善病理状况往往需要治疗量的积累,只有病理改善,疾病才能痊愈,达到防止复发,也是"治病求本"和以求根治的目的。急性病治疗,在症状消除后,需要继续治疗1～2疗程,以巩固疗效。对于哮喘、慢性肝炎、肿瘤等顽固性疾病,还可以设置每年定期治疗的方案。

3. 单独治疗与配套治疗

如前所述隐形针灸的应用,许多常见病、多发病的早期阶段,脏腑器官的功能失调,慢性疾病的康复治疗等可以单独应用隐形针灸经穴疗法而取得治疗效果。同时,根据疾病的不同情况,应用隐形针灸治疗需要与其他治疗措施配套治疗,以获得更佳的治疗效果。单独应用隐形针灸治疗效果不理想时,配套隐形针灸食疗技术、隐形针灸水疗技术、隐形针灸气疗技术辅助治疗,可以收到理想的协同治疗效果。如应用隐形针灸治疗单独性肥胖症,在隐形针灸治疗的同时,配合隐形针灸食疗、隐形针灸水疗、隐形针灸气疗,减肥效果明显增强,与单独治疗或药物治疗效果更为理想。对于一些复杂难治的器质性疾病,或者必须通过手术、药物治疗的疾病,还需要配合手术与药物治疗,以保证其治疗效果。

二、隐形针灸经穴疗法的治疗组方

隐形针灸经穴疗法治疗选穴组方首先要注意选穴依据,选穴,是在审查病症后实施治疗的第一步,强调准确、有效和精巧。准确,临症的针对性要强;有效,依据经络、脏腑学说和现代医学理论,选择效果明显的腧穴;精巧,选穴要求少而精,合乎治疗原则和要求。

1. 组方依据

（1）经络学说　十二经脉各有所主病症,即指经络穴位的主治症而言。经络是指人体内各种联系的通路,经络的联系通路,主要是把穴位的远近治疗作用为依据,包括外而浅的方面,是穴位与穴位相联系;内而深的方面,是穴位与内脏相联系,以及内脏与内脏相联系。经络学说将四肢部的穴位称作"根""本",头面、躯干部的穴位称作"结""标"。十二经脉"根"于四肢,"结"于头、胸、腹,称为"四根三结"。经脉加上经别和络脉,其联系面很广,再加上各经脉之间的交会关系,就更显得错综复杂。这些联系,一般可用以解释穴位治疗作用的多样性。主要是说明穴位不但有局部作用、邻近作用,还有深达内脏的远道作用,其中有规律可循。因此,经络主要是说明穴位作用的联系,是概括取穴规律的理论。穴位各有其主治症,同类(经)的穴位其主治症相似;在归纳主治症的基础上,各经都有其所属的病候,这是经络与疾病的联系。传统经络理论对临床选穴的指导,是从经络系统归纳腧穴的治疗作用,隐形针灸通过这些穴位的治疗,发挥穴位的治疗作用,除了能治局部和邻近部位的病症之外,还能治远隔部位的病症。如病位在上的取下部腧穴,病位在下的取高处腧穴;病在头的取足部穴,病在腰的取膝以下等。这种远近范围内治疗作用的联系,也是确定经络路线的一种依据。

（2）腧穴主治　腧穴主治及其特定穴,是临床选穴依据的又一重要方面。腧穴主治内容的来源,主要依据于《黄帝明堂经》《铜人腧穴针灸图经》等书籍的记载,其中一部分内容是历代医家的经验积累,具有较高的应用价值。经络学说的形成与穴位的治疗联系有关。这种联系主要是指四肢肘、膝以下的一些穴位与头面、躯干和脏腑之间的治疗联系。全身穴位对于局部和邻近区域的治疗联系,一般都容易理解,即接近什么脏器就能治疗什么脏器的病症。在头面和躯干部的穴位多数是这样。古代医家所提出的一些特定穴,在体现这种治疗联系方面具有重要的意义。下面即就四肢和躯干部的特定穴的具体运用做一说明。

【五腧穴】　五腧穴主治病症各有特点,如井穴可用于神志昏迷、精神错乱的五脏邪实病症;荥穴可用于实热病症;腧穴可用于肢体沉重、关节痛或时轻时重的病症;经穴可用于咽喉、咳喘、寒热的病症;合穴可用于饮食不节的胃肠病症等。《灵枢·邪气脏腑病形》将五腧穴的运用范围概括为荥、输治疗外部的经络病症,合穴治疗内部的脏腑病症。《难经》还将五腧穴配合五行,在此基础上进行子母补泻。五腧穴中的井穴又是十二经脉的根穴,位于四肢末端。合穴位于肘、膝关节附近,六腑在足三阳经上各有一个合穴,总称为下合穴。治疗六腑病以下合穴为主。六腑下合穴的运用,临床上主要治疗胃肠和膀胱病证。

【十二原穴】 十二经脉在四肢部各有一个原穴。原穴的意义与脏腑的元气相关,在一定意义上扩大了足三阴井输(原)穴的治疗范围。原穴主要用于五脏病证的治疗。

【十五络穴】 络穴运用可根据络脉辨证的虚与实取穴,还可以依据经络表里关系进行配穴。

【十六郄穴】 指气血汇聚的空隙。临床多用于急性病痛,亦是压痛检查的要穴。

【脏腑背俞穴】 背部的脏腑背俞穴,能反映各脏腑的病症,常用于治疗内脏病。十二经脉"本"在四肢,其"标"主要即在背俞穴。

【脏腑募穴】 背俞穴和募穴同用于内脏病的诊察和治疗,如思虑过度、不能决断,导致胆经气上逆见口苦,治疗取胆募日月、胆俞。背俞和募穴,主要是根据接近某脏腑的部位来确定位置和实施治疗。

【交会穴】 经脉交会,说明了经脉之间的功能联系,结合穴位来看,则可用来解释穴位治疗作用的共同性。如下腹部的关元、中极,是任脉与足三阴经的交会穴,主治男女生殖、泌尿方面病症;下肢足三阴经穴,也能共同主治这方面的病症,就是由于存在与任脉的交会关系。从经脉在躯干部的不同走向和交会,又可分析各经脉功能和穴位治疗作用的不同特点。如足太阴经脉交会于下脘、日月、期门、中府,其所属穴位能主治脾胃、小腹及胸胁部病症;足少阴经脉交会于长强,上达廉泉,其所属穴位能主治肾、膀胱、腰、脊、肺、喉病症;足厥阴经脉交会于曲骨、冲门、府舍,上达头顶,其所属穴位能主治肝胆、阴部、胁肋及头部病症。

【八会穴】 八会穴为脏会章门、腑会中脘、气会膻中、血会膈俞、筋会阳陵泉、脉会太渊、骨会大杼、髓会绝骨。可以看作古代早期疾病的分类,配合了相应的穴位。临床可以从腧穴的主治范围选择使用。

(3)反应点 针灸临床常常采用"对症选穴",是减轻病痛的必要手段。对症选穴的一个重要方面就是运用反应点。反应点不仅有助于诊察疾病,还是刺激的有效点,其中也蕴含着许多经验成分。例如:胃痛或腹泻时触及梁丘压痛,刺激止痛;前臂神经痛或麻木,按四渎时手背方向又感应,刺激有效;胆绞痛时,取阳陵泉到胆囊穴的压痛点;下肢神经痛时,压痛常在关元俞附近/髂嵴中点、排骨小头后下方,以及环跳、秩边、承扶、殷门、委中、承山和悬钟附近等,治疗选择压痛点具有明显镇痛效果。

（4）神经生理等其他理论　隐形针灸临场选穴引入了腧穴现代研究成果，从现代解剖和生理、病理中归纳腧穴的运用规律。

【结合解剖部位选穴】　在病变的脏器或器官附近选穴，如颅内病变、头痛、眩晕等，可选百会、太阳、风府、风池等头部穴位；眼病，可选睛明、承泣、瞳子髎等眼周穴位；舌强或语言不利，可选金津、玉液、廉泉等口腔附近穴位。内脏病变，一般可以在胸腹部或背部的脏器表面投影区内选穴，如咳嗽、哮喘，可选天突、膻中、肺俞、定喘等；胃病，可选中脘、梁门、建里、胃俞等；肾病，可选三焦俞、肾俞、天枢等；膀胱病，可选中极、水道、横骨、膀胱俞等。

【按神经节段选穴】　临床根据病变内脏与相联系的神经节段关系，刺激相应神经节段的神经根部，一般以脊穴的主治范围为选穴依据，从疼痛和感觉障碍的部位及其节段分布的关系选夹脊穴的位置。如上肢桡侧疼痛、麻木，可选5～7夹脊穴；上肢尺侧疼痛、麻木，可选颈6～胸2夹脊穴；下肢神经痛，可选腰2～骶2夹脊穴等。

【按神经干分布选穴】　解剖观察道，经穴刺激点正当神经干的152穴，刺激点旁又神经干的共157穴，在同一穴位发现与浅层皮神经和深部神经有关者149穴。这显示了穴位与神经的密切关系。临床经常运用对神经干的刺激取得疗效，尤其是神经系统疾病，如神经痛、麻痹、瘫痪等。

【结合现代研究选穴】　临床和实验的研究成果中，有关腧穴作用的效应对我们临床治疗实践具有指导作用，在病理机制方面更具有针对性，有利于提高治疗效果。例如：刺激素髎、水沟可引起呼吸即时性增强，并有短时间升高血压作用，水沟还能使心率增快，均可用于急救；内关可调整心率，患者心率快时可减慢，慢时可加快，配间使、心俞减慢明显，配素髎、通里增快明显，并引起血管收缩反应而有升压作用，配足三里用弱刺激具有降压作用；刺激合谷、外关引起血管扩张反应；合谷可调整胃酸和解除食道痉挛，配公孙更为明显；太冲有缓解括约肌的作用，配阳陵泉可用于胆囊病变；肾俞、照海可增强肾的泌尿功能；足三里对免疫系统功能有明显的调节作用，配大椎可增强白细胞的吞噬能力和网状内皮系统机能，有助于抗体形成和增强机体抗病能力。

2. 选穴配方

选穴配法，是在选穴原则的指导下，根据不同病症的治疗需要，选择具有协调作用的两个以上的穴位加以配伍应用的方法。配穴是否恰当，直接影响治疗效果，所以临床配穴时需要从整体出发，根据患者的具体情况，全面考虑以法统方，做到处方严谨，腧穴主次分明。切忌单纯从局部着眼，孤立地看待病症，避免"头痛治头，脚痛治脚"的缺乏整体性的治疗处方。配穴方法历来很多，现将常用的五种配穴方法介绍如下：

（1）远近配穴　远近配穴法，是近部选穴和远端选穴相配合使用的一种配穴法，为临床医生所常用。使用这种配穴方法，是根据腧穴的局部作用和远部作用。配穴的原则是根据病性、病位的循经取穴或辨证取穴。远近配穴法，实际上包括了近部取穴、远部取穴和辨证取穴三部分，只有把三者有机地配合成方，才能获得良好效果。这种配穴方法，局部选穴多位于头胸腹背的躯干部，远端取穴多位于四肢肘膝以下部位，是《内经》中标本、根结理论的具体应用。如《灵枢》中治疗"大肠胀气"，因气上冲胸而见气喘，取穴气海、上巨虚、足三里等。气海穴，是调气消胀的要穴，为局部取穴；上巨虚是大肠的下合穴，足三里是胃的下合穴，均属于足阳明经，是循经远端取穴。这种配穴方法在后世的成方中更是屡见不鲜，如治头痛，取强间、丰隆；治眼病，取睛明、合谷、光明；治牙龈肿痛，取颊车、合谷、足临泣等，都是局部腧穴、远端腧穴相互配合的有效处方。

（2）前后配穴　前后配穴法，前指胸腹，后指腰背，即选取前后部位腧穴配伍成方的配穴方法。《灵枢·官针》所指的"偶刺"法及俞募配穴法等均属于此法范畴。凡脏腑有病均可采用前后配穴法治疗。临床通常采用俞募配穴法，即取胸腹部的募穴和腰背部的俞穴相配合应用。俞募配穴法的基本原则是"从阳引阴，从阴引阳"。所以在临床上应用时，不一定局限于俞穴、募穴，其他经穴亦可采用。如胃痛，背部取胃仓，腹部取梁门。

（3）表里配穴　表里配穴法，是以脏腑、经脉的阴阳表里关系为配穴依据，即阴经病变，可同时在其相表里的阳经取穴；阳经的病变，可同时在其相表里的阴经取穴。如寒邪客于阳明胃经，经气上逆，可见嗳气、胸闷，取足太阴的太白和阳明的足三里，就是根据脏腑、经脉的表里关系进行配穴的。这种配穴方法可用于原络配穴，一般常见病症可采用。

（4）上下配穴　上下配穴法，是泛指人身上部腧穴与下部腧穴配合应用。上指上肢和腰部以上；下，指下肢和腰部以下。上下配穴法在临床上应用最广。例如胃痛，上肢取内关，下肢取足三里；咽喉痛、牙痛，上肢取合谷，下肢取内庭；脱肛、子宫脱垂，取百会；头痛项强取昆仑等。

（5）同名经配穴　左右配穴法，是根据病邪所犯经络的不同部位，以经络循行交叉特点为取穴依据，在《内经》"缪刺"的原则下配穴组方的方法。它既可左右双穴同取，也可左病取右，右病取左；既可取经穴，又可取络穴，随病而取。例如：左侧面瘫取右侧合谷，右侧面瘫选左侧合谷；左侧头角痛取右侧阳陵泉、侠溪，右侧头角痛取左侧阳陵泉、侠溪。又因经络的分布是对称的，所以临床对于内脏病的取穴，一般均可左右同用，以加强其协调作用。例如胃病取两侧的胃俞、足三里。

三、隐形针灸经穴疗法疗效影响因素

1. 机体的机能状态

隐形针灸调节效应，是针对不同的机能状态而产生相应的效果。一般认为，对亢进的机能状态治疗呈现抑制性效应而对低下的机能状态治疗呈现兴奋效应。机能状态是形成不同的治疗效应的重要条件。因此，机体原有的生理、病理基础是影响隐形针灸效应的首要因素。从患者的个体特点来看，主要有个体差异和心理因素，个体差异是指在一般条件基本相同的情况下，性别、年龄和遗传等因素使得接受隐形针灸治疗的效果出现差异；心理因素也与隐形针灸效应有密切关系，主要表现在情绪、暗示或"分心"等，患者情绪稳定时，刺激感应程度显著提高，如情绪紧张时，各种刺激均降低，使得隐形针灸效应减弱。观察发现，治疗时给予暗示可以使患者不感觉疼痛，顺利接受治疗。可见，暗示对隐形针灸镇痛具有明显影响。此外，"分心"对隐形针灸效应也有一定的影响。因此，正确地认识心理因素对隐形针灸效应的影响，并适当地加以控制，消除患者的顾虑而加强合作，有利于提高临床疗效。机体的状态可以归纳为，从生理方面来说，包括体质特点和心理素质，是接受隐形针灸治疗时产生效果的基础因素；病理状态的虚实程度是产生隐形针灸调节的效应基础。

2. 穴位因素

腧穴的使用，一般需要考虑所属的经脉、所联络的脏腑和特定的治疗范围。在生理方面，腧穴是脏腑、经络之气输注于体表的部位；在病理方面，腧穴是脏腑疾病反映于体表的部位；在治疗方面，穴位更是实施隐形针灸操作的具体部位。因此，为了取得临床疗效，就需要更好地选择和使用穴位。

隐形针灸临床配穴处方时，必须熟练地掌握穴位的主治和功能特点，充分利用相同主治以及体表的病理"反应点"，并顾及不同穴位的相互协同或拮抗作用，通过合理的配伍用穴，提高临床疗效，克服或减少副作用。

穴位与非穴位的结构不同，因而功能就有差异。每个穴位都有自己的敏感"靶"器官系统。刺激某一穴位在一定条件下只对它的"靶"器官系统发生影响。如刺激内关对冠心病人的心脏功能有明显的调整作用。因此，在临床上要提高隐形针灸疗效，必须做到"先得其道"，取穴必须准确。如取穴不准确，不仅影响疗效，还会造成伤害。

十二经脉以人体的中轴左右对称分布，腧穴也左右对称，临床就存在单侧、双侧和交叉选穴，一侧病症多是以单侧选穴，全身病症采用双侧穴位，为了避免穴位的"疲惫"和提高疗效，也常用交叉选穴方法，"巨刺""缪刺"就是典型的例证。

3. 治疗时机

隐形针灸治病，选择恰当的治疗时机，也与疗效有密切关系。治疗时机，应包

含疾病适宜隐形针灸的最佳时段和就有积极预防意义的治疗措施。就大多数隐形针灸的适应证而言，不失时机地及早进行隐形针灸治疗，可以达到事半功倍的效果，也就是说，治疗越早见效越快，效果也会越好。如急性腰扭伤即刻治疗，能够迅速缓解疼痛甚至完全消失，若数日后才进行隐形针灸虽也能见效，但往往在短期内不能消除症状。脑血管疾病引起的中风，宜在急性期及时地介入隐形针灸治疗，其疗效预后都远远好于在恢复期、后遗症期才开始针刺治疗的病人。因而，抓住时机及早治疗是尽快康复的关键。及时治疗可以说是针灸时机的普遍原则，耽误了隐形针灸治疗的最佳时机，往往难以取得理想的治疗效果。

隐形针灸治疗需要注意选择适当的时机，除了对一般的病症采取及时治疗之外，对某些规律性发生作用的病症还可以在其发作之前进行隐形针灸治疗。如古代就指出，治疗疟疾宜提早在发作前约一顿饭的时间进行。能防止其发作。隐形针灸治哮喘，多数在夏季伏天进行，可减轻或防止冬季哮喘的发作。如治疗失眠，在上午施术就不如在下午或晚间施术效果好。妇科病中的月经不调、痛经等，以经前 5~7 天开始治疗，连续治疗 7~10 天效果较好。

附：隐形针灸疗效的指标

症状观察指标

单一症状的减轻和消失，只能作为现象观察指标，可以通过定量评分方法进行一步确定症状与疾病病理转变的相关性，其中记录有关辅助症状、体征等，应注意舌诊、脉象指标和循经阳性反应物的治疗前后的对比，必要时还可以结合实验室检查。

生存质量指标

针灸治疗的效果不仅表现在症状的改善，还有生存质量的提高，隐形针灸治疗后患者反映的轻松、欣悦感、食欲增加、精神好转、疲劳感消失等表现，也属于针灸疗效的客观标准，可以经定量、定级计算进行评价。如"中风"病人的肢体运动能力和生活自理能力，设定项目观察标准和评分方法，从而能够较为准确地评定治疗效果。

疾病疗效标准

针灸临床研究的规范化尤其重要，按 WHO 提出的《针灸临床研究规范》，严格设计研究方法和观察方法，确定疾病的疗效标准，经过分组、随机、盲法等的研究过程，获得针灸治疗疾病的可靠结果，隐形针灸治疗也是如此。

第六章 隐形针灸产品构造与使用说明

隐形针灸作为一种无源、无创、无痛、无害及临床疗效肯定的经穴疗法工具，其产品开发是一个很大的创新工程。根据隐形针灸的特点，目前已经研究开发成功的产品有用于慢性病康复治疗的康复芯片系列产品和用于美容美体的加美隐形针灸系列产品，还有一些新的隐形针灸产品将陆续问世。

一、现有隐形针灸产品的构造

现有隐形针灸产品一般由硅芯片、表面液、岫玉锥以及固定用材，包括医用胶带、松紧带和增效膜等。

1. 硅芯片

硅芯片由富含二氧化硅的多种极性矿物功能材料组成，这些功能材料既是一种晶体又是一种介质功能材料。它们经过配伍复合设计后，通过纳米工艺加工，赋予这种复合功能材料以新异特性，再用特定工艺成型后制成的具有新异性能的自源功能体。为了达到治疗效果，硅芯片的构造应该有相应的比表面积。一般硅芯片的比表面积要求为：$15mm \leq 直径 \leq 32mm$ 和 $2.5mm \leq 厚度 \leq 6mm$，硅芯片是隐形针灸经穴治疗器，是隐形针灸主体构件。

2. 岫玉锥

岫玉锥是用中国辽宁岫玉县所产的岫玉石磨制而成。岫玉为四大名玉之一，制作成岫玉锥以后，作为隐形针灸经穴治疗的辅配工具。一是作为取穴工具，用其比例同身寸量取十分方便；二是作为经穴激发工具，在经穴贴硅芯片前，先用岫玉锥点刺治疗经穴，对经穴予以激发后，硅芯片的经穴激发效果更好。岫玉锥制作要用纯天然岫玉，要求有 $70mm \leq 长度 \leq 90mm$，$8mm \leq 底部直径 \leq 10mm$。

3. 表面液及医用棉签

表面液是用特种工艺制作的纯化水。这种水是一种负离子含量高的工艺水，又可称为细胞等渗水。表面液在隐形针灸经穴疗法治疗前使用，将其涂于硅芯片贴面表面或者所选治疗经穴皮肤表面，在液体未干时将硅芯片贴覆于治疗经穴上。表面液不含任何药物成分,它的作用是一种耦合剂,或者导入剂,对硅芯片的激越效应耦合剂导入经穴皮肤,使之产生表面效应,达到治疗效果。不使用表面液,治疗效果会减慢减弱。为方便表面液沾涂,有的产品配有医用棉签,用来沾涂表面液。还有配备医用棉签的产品可将表面液直接滴在硅芯片表面或所选经穴皮肤上。

4. 固定胶带、松紧绷带及增效膜

隐形针灸是将硅芯片直接贴在经穴皮肤上的简单治疗方法,隐形针灸产品均配有固定硅芯片的透气纸胶带,或者松紧绷带等。隐形针灸采用的医用胶带,是用无纺布无敏胶制成的特定宽幅透气纸胶带,对皮肤无过敏性,符合医用材料标准。特制的松紧绷带,是为了满足不同消费者对不同经穴部位的固定要求而设计,采用魔扣和钩毛自粘连接,使用非常方便。有的产品还赠送有增效膜,是用食品级 PE 材料所制的超薄透明薄膜,用其固定硅芯片时,能够明显增强硅芯片的表面效应效果。一般在皮肤角质层较厚部位的经穴进行治疗时,可采用增效膜固定。

二、目前已获中国医疗器械批准注册的隐形针灸产品

【康复芯片】

医疗器械注册号:湘(常)食药监械(准)字 2009 第 1270037 号

产品适用范围:适用于慢性病的治疗康复

【头痛康复芯片】

医疗器械注册号:湘(常)食药监械(准)字 2010 第 1270055 号

产品适用范围:各种原因引起的急慢性头痛

【维童康复芯片】

医疗器械注册号:湘(常)食药监械(准)字 2010 第 1270056 号

产品适用范围:儿童消化不良、厌食、慢性肠炎、肠易激综合征、焦虑症、多动症

【胃肠康复芯片】

医疗器械注册号:湘(常)食药监械(准)字 2010 第 1270057 号

产品适用范围:急慢性胃炎、肠炎、消化性溃疡、肠易激综合征、便秘

【抑郁症康复芯片】

医疗器械注册号:湘(常)食药监械(准)字 2010 第 1270058 号

产品适用范围:抑郁及抑郁症

【维男康复芯片】

医疗器械注册号:湘(常)食药监械(准)字 2010 第 1270059 号

产品适用范围:男性肾虚引起虚弱、性功能障碍、慢性前列腺炎、前列腺增生症

【维女康复芯片】

医疗器械注册号:湘(常)食药监械(准)字 2010 第 1270060 号

产品适用范围:女性痛经、乳腺增生、更年期综合征、卵巢综合征

【疲劳症康复芯片】

医疗器械注册号:湘(常)食药监械(准)字 2010 第 1270061 号

产品适用范围:压力引起的慢性疲劳综合征(亚健康)

【关节病康复芯片】

医疗器械注册号:湘(常)食药监械(准)字 2010 第 1270062 号

产品适用范围:风湿性关节炎、类风湿性关节炎、骨关节炎、颈椎病、肩周炎

【冠心病康复芯片】

医疗器械注册号:湘(常)食药监械(准)字 2010 第 1270063 号

产品适用范围:冠心病

【睡眠障碍康复芯片】

医疗器械注册号:湘(常)食药监械(准)字 2010 第 1270064 号

产品适用范围:适用于睡眠障碍

【醒脑芯片】

医疗器械注册号:湘(常)食药监械(准)字 2010 第 1270006 号

产品适用范围:适用于脑疲劳、睡眠障碍、注意力不集中、记忆力减退

【视力康复眼罩】

医疗器械注册号:湘(常)食药监械(准)字 2010 第 1270052 号

产品适用范围:适用于视力障碍

【超微隐形针灸康复芯片】

医疗器械注册号:湘(常)食药监械(准)字 2010 第 1270065 号

产品适用范围:适用于慢性疾病的康复治疗

【隐形针灸片】

医疗器械注册号:吉长食药监械(准)字 2010 第 1270023 号

产品适用范围:用于针灸疗法适用病症的康复调理

【脑康复头罩】

医疗器械注册号:湘(常)食药监械(准)字 2011 第 1270070 号

产品适用范围:脑部慢性疾病的康复

三、隐形针灸经穴疗法治疗方法

1. 参照穴位图,选择穴位。
2. 用岫玉锥点、按、刺、捻所选穴道,激发穴位感应。
3. 打开表面液瓶盖,将硅芯片有标志图案的一面顶住瓶头滴液孔,然后将表面液瓶倒向硅芯片,使硅芯片湿润。或者直接用表面液瓶滴液孔将表面液滴芯片或皮肤上。
4. 将沾湿表面液的硅芯片贴在所选穴位上。
5. 用医用胶带将硅芯片粘贴在穴位皮肤上。
6. 保持硅芯片在所选穴位上感应40～50分钟,一般勿超过1小时。
7. 使用完毕后,将医用胶带扯掉,取下硅芯片即可。

四、隐形针灸经穴疗法治疗注意事项

1. 一般用硅芯片贴到穴位上5～20分钟,可产生穴位感应效应,皮肤有刺激感,产生灼热、针刺感、皮肤发红、穴位周围红晕,此种反应强度因人而异,属于正常反应,不会对皮肤有伤害,取下硅芯片后可逐渐恢复如常。偶有使用过程中产生不适感觉的,停用后自动消失,其后仍可继续使用。
2. 敏感者使用时可能感觉穴位刺激强烈,可缩短使用时间,效果不受影响。
3. 使用本产品与医院治疗不冲突。
4. 本产品为外用器械,请勿入口;请置于儿童不能触及的地方;请勿用触摸过硅芯片的手直接揉眼睛。如不小心揉眼,有眼睛不适感,亦勿紧张,用清水冲洗一下,即可缓解恢复。
5. 硅芯片质地较脆,勿用重力锤打、敲击或摔在地下,以防碎裂。
6. 置于阴凉干燥处密封保存,勿受潮湿,硅芯片勿用水洗或用其他有机溶液擦洗。
7. 表面液如用完,可拿原包装到各地经销商处换取。
8. 如在连续使用3～5个疗程后仍无效或在使用时出现不良反应,可与当地经销商联系或与厂家直接联系。
9. 如使用者对图中穴位有疑问,可与厂家联系或向有关专家咨询。

五、隐形针灸经穴治疗禁忌证

急性重症疾病、传染性疾病传染期不宜使用;选穴处皮肤有破损或炎症时请勿使用。

中篇

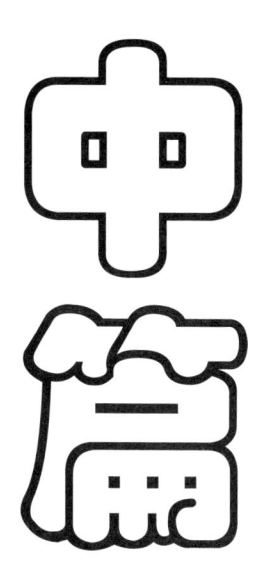

第七章 隐形针灸技术基础：中医藏象学说

中医藏象的含义，是人体内脏功能活动反映在体表的各种现象，根据这些现象可以推断内在脏腑的情况。《类经·藏象类》曰："象，象形也。脏活于内，形见于外，故曰藏象。"因此，藏象是内在脏腑的生理活动及病理变化反映于外的征象。

中医藏象学说又通俗称为中医脏腑学说。在长期的医疗实践中，古人观察到某些不同的生理现象和病理反应，与某些脏腑的正常或异常的活动有密切关系；相反某些脏腑的正常或异常变化，又常常在体表的某些部位有特殊的反应。古人正是通过这些外在的现象，来了解脏腑的功能活动的。古代脏腑学说的形成有一定解剖基础。但脏腑在中医学里不全是一个解剖学概念，而更重要的是一个生理病理概念。因此它与西医中的脏腑概念完全不相同。隐形针灸是一门内病外治的技术，掌握藏象学说对隐形针灸经穴治疗十分重要。

一、五脏

1. 心

心位于胸中，有心包裹护于外，它的主要功能是主血脉和藏神。

（1）主血脉　"其华在面"脉为血之府，是血液通行的隧道。心主血脉，是指心脏有推动血液在脉管内运行的作用。心脏之所以能够推动血液的运行，全赖于心气的作用。心气旺盛，使血液在脉管中运行不息，从而供应全身的需要。由于血液在脉管中运行，而面部的血脉又较为丰富，所以心气的盛衰，可以从脉搏的变化和面部色泽的改变反映出来。如心气旺盛，血脉充盈，则脉搏和缓有力，面色显得红润而有光泽，即所谓"其华在面"；心气不足，心血亏少，则脉虚或细弱，面色亦会变得白而无华。若心血暴脱，则面部色泽的改变更为明显。至于各种原因引起的心血淤阻，又常见到面色青紫，脉涩结代等变化。因此，血的盛衰及其功能的协调与否，是影响心脏生理病理的关键。

（2）藏神　神是人体生命活动的总称。广义的神，是指整个人体生命活动的外在表现；狭义的神，是指心所主的神志，即人的精神、思维活动。中医学脏腑理论认为人的思维活动与五脏有关，而主要是属于心的生理功能。

血液是神志活动的主要物质基础，心的气血充盈，则神志清晰，思考敏捷，精力充沛。如果心血不足，常可导致心神的病变，而出现失眠、多梦、健忘、神志不宁等症。如果血热扰心，还可见到谵妄、昏迷、不省人事等症状。

（3）开窍于舌 心位于胸中，心经的别络上行于舌，因而心的气血上通于舌，如果心有了病变，亦易于从舌体上反映出来。例如，心血不足则舌质淡白，心火上炙则舌尖红或舌体糜烂，心血瘀阻则舌质紫暗或出现瘀点、瘀斑，热入心包或痰迷心窍，则见舌强语謇。因为心的生理功能、病理变化能影响到舌，故有"心开窍于舌"与"舌为心之苗"的说法。

2. 心包

心包又称心包络，是心脏的外围，有保护心脏的作用。心包既是心的外围，故邪气犯心，常先侵犯心包。实际上，心包受邪所出现的病证与心是一致的，如温邪内陷，出现神昏、谵语等心神的症状，称为"热入心包"。

3. 肺

肺亦位于胸中，主要功能是主气、司呼吸，主宣发，主肃降，通调水道等。

（1）主气、司呼吸 肺主气，包括两个方面，即主呼吸之气和主一身之气。

肺主呼吸之气，是说肺有司呼吸的作用，是体内外气体交换的场所。人体通过肺，吸入自然界的清气，呼出体内的浊气，吐故纳新，使体内外的气体不断得到交换。

肺主一身之气，是由于肺与宗气的生成密切相关。因宗气是水谷之精气与肺所吸入之气相结合而成，积于胸中。上出喉咙以司呼吸，又通过心脉而布散全身，以温煦四肢百骸和维持它们的正常生理功能活动，故肺起到了主持一身之气的作用。

肺主气的功能正常，则气道通畅，呼吸均匀和调。如果肺气不足，不仅会引起肺呼吸功能的减弱，而且也会影响宗气的生成，因而呼吸无力，或少气不足以息，语音低微，身倦无力等气虚不足的症状，势必相继出现。若一旦肺失去了呼吸功能，清气不能吸入，浊气不能呼出，宗气不能生成，肺也就失去了主持一身之气的作用，随着呼吸停止，人的生命也就会停止。所以说肺主一身之气，主要取决于肺的呼吸功能。

（2）主宣发，外合皮毛 宣发即布散的意思。所谓肺主宣发，主要是指通过肺的宣发使卫气和津液输布全身，以温润肌腠皮肤的作用。皮毛位于体表，是人体抗御外邪的屏障。皮毛是由肺输布的卫气与津液所温养。由于在生理上肺与皮毛紧密关联,所以在病理上也常互相影响,如外邪侵袭,常由皮毛而犯肺,从而出现恶寒、发热、鼻塞、咳嗽甚则气喘等肺气不宣的症候。肺气虚弱,不能宣发卫气津液于皮毛,不仅可使皮毛憔悴枯槁,而且可以引起卫外功能的不足而易患感冒。又由于卫气与肺气的宣发有关,卫气司汗孔的开合,所以肺卫气虚,肌表不固,则常自汗出,而肺卫闭实,毛窍郁闭,又常见无汗的症状。

（3）主肃降,通调水道　肃降,即清肃下降的意思。肺居胸中,位于上焦,其气以清肃下降为顺。若肺失清肃,气不得降,即可出现胸闷、咳嗽、喘息等肺气上逆的病变。同时,肺的肃降功能,还对水液代谢产生一定的影响,也就是肺气的不断肃降,可以使上焦的水液不断下输于膀胱,从而保持着小便的通利。正因为肺气的肃降,有促使水液的运行并下输膀胱的作用,所以有"肺主行水""肺为水之上源"的说法。如果肺失肃降,不能通调水道使水液下输膀胱,则会发生痰饮、小便不利、尿少、水肿等水液输布障碍的病变。宣发和肃降,是肺脏生理功能相辅相成的两个方面。这两个方面在生理上是相互协调的,在病理上也是相互影响的。宣降正常,则肺气出入通畅,呼吸调匀。如果这种功能失去协调,就会发生"肺气不宣"或"肺失肃降"的病变,而出现咳嗽、喘息、胸闷胁胀等症。

（4）开窍于鼻　鼻是呼吸之气出入的通道,所以称"鼻为肺窍"。鼻的通气和嗅觉的功能,主要依靠于肺气的作用。肺气和,呼吸利,嗅觉才能灵敏。正因为鼻为肺窍,所以鼻又成为邪气侵犯肺脏的道路,故温热邪气之侵犯肺卫,多由口鼻而入,鼻与肺的关系,在病理表现上也是很明显的。如外邪袭肺,肺气不宣,便常见鼻塞流涕,嗅觉不灵等症状,肺热壅盛,则常见喘促而鼻翼翕动等症。

喉咙是呼吸之气出入的门户和发音的器官,又是肺的经脉通过的地方,故喉的通气与发音,直接受到肺气的影响。所以肺有病变时,往往可以引起声音嘶哑及喉痹等喉咙部位的病变。

4. 脾

脾位于中焦。它的主要功能是主运化、升清,统摄血液等。

（1）主运化、升清　脾主运化,是指脾有主管消化饮食和运输水谷精微的功能。饮食入胃,经过胃与脾的共同消化作用,其中的水谷精微,还须通过脾的运输布散而输送到全身,以营养五脏六腑、四肢百骸以及皮毛、筋肉等组织器官。因此,所谓"脾主运化",实际上就是指对营养物质的消化、吸收与运输的功能。由于饮食水谷,是人出生之后所需营养物质的主要来源,也是生成气、血的主要物质基础,而饮食水谷的运化则是由脾所主管,所以前人认为脾是"后天之本"和"气血生化之源。"

脾的运化功能强健,习惯上称为"脾气健运"。只有脾气健运,也就是脾主运化的功能正常,则饮食水谷精微的消化,吸收与运输的功能才能旺盛;反之,若脾不健运,消化吸收运输饮食水谷精微的功能失职,则会引起腹胀、便溏、食欲不振、倦怠消瘦以至气血生化不足等病症的发生。由于脾主运化还关系到水液的代谢与输布,所以脾不健运,还常引起水湿潴留的各种病变,或凝聚而为痰饮,或溢于肌肤而为水肿,或流注肠道而为泄泻。

脾主运化的功能,主要是依赖于脾气的作用。而脾气的功能特点,是以上升为主,所谓"脾气主升"即指此言。脾之所以能将水谷精微上输于肺,再通过心肺作用而化生气血以营养全身,就是因为脾有升清的功能。所谓"升清"是指精微物质的上升与输布。如果脾气不升,甚或下陷,则可引起头目眩晕,久泄脱肛或内脏下垂等病症。

（2）主统血　统,是统摄、控制的意思。血液运行于经脉之中,不致溢出于经脉之外,这全有赖于脾气的统摄。气属阳,这里的脾阳,即指脾气。脾气充盛则能统摄血液,使之循行于经脉之内而不致外溢。

如果脾气虚衰,失去统摄的功能,血液将失其正轨,而出现种种出血病证,如便血、崩漏、肌衄、紫斑等。

（3）主肌肉、四肢　由于脾具有运化的功能,将水谷精微输送到全身肌肉中去,为之营养,使其发达丰满,臻于健壮。所以脾脏运化功能的健壮与否,往往关系肌肉的壮实和衰痿。

人体的四肢,同样需要脾气的辅送营养,才能维持其功能活动。输送营养充足,则四肢肌肉丰满,轻劲有力。脾失健运,则清阳不布,营养不足,以致肌肉痿软,四肢倦怠无力。

（4）开窍于口、"其华在唇"　脾主运化饮食水谷,而在对饮食水谷的受纳与运化方面,口与脾的功能是统一协调的。所谓"和",即指脾的运化功能协调,协调则气通于口,而食欲正常;不和,则如《图书编·脾脏说》所说:"食不消,脾不转也;不欲食者,脾中有不化之食也;食不下者,脾寒也;好食甘味者,脾不足也。"凡此种种,都足以说明"口为脾之官""脾开窍于口"是有一定道理的。

精气之所以能够反映于口唇这个部位,是和它的主肌肉、气通于口分不开的。故脾能健运,则气血充足,口唇红润光泽;脾不健运,则血气虚少,口唇淡白不泽,甚至萎黄。

5. 肝

肝位于胁部,它的主要生理功能是主疏泄、藏血等。

（1）主疏泄　疏泄,即疏通畅达的意思。肝主疏泄,是指肝具有疏散宣泄的功能。古人以木气生发的冲和条达之象,来形容肝疏泄功能的正常。因此,疏泄即代表肝的柔和舒适的生理状态,既非抑郁,也不亢奋,而是经常保持一种活活泼泼的生机。肝的疏泄功能,主要关系着人体气机的调畅。所谓"气机"泛指气的运行变化,可以说是对人体脏腑功能活动基本形式的概括。疏泄功能的具体表现,主要有以下两个方面。

情志方面:情志活动,是神的表现之一,而神是精气的外在表现。肝之疏泄,对气机的调畅有重要作用,因此,人的精神情志活动除了由心所主之外,与肝的关系也很密切。只有在肝气疏泄功能正常,气机调畅的情况下,人才能气血和平,心情舒畅。如果肝失疏泄,气机不调,就可引起情志异常变化,表现为抑郁或亢奋两个方面。肝气抑郁,则见胸胁胀满,郁郁不乐,多疑善虑,甚则闷闷欲哭;肝气亢奋,则见急躁易怒,失眠多梦,头胀头痛,目眩头晕等症。肝病,疏泄失职,常表现有精神情志的异常。反过来,外界的精神刺激、特别是郁怒,又常可引起肝的疏泄功能失常,而出现肝气郁结,气机不调等病变,所以又有"肝喜条达而恶抑郁"及"暴怒伤肝"的理论。

消化方面:肝的疏泄功能,不仅可以调畅气机,协助脾胃之气的升降,而且还与胆汁的分泌有关。因为胆汁是受肝之余气所成,因此,肝之疏泄实为保持脾胃正常消化功能的重要条件。如果肝失疏泄,可影响到脾胃的消化和胆汁的分泌与排泄,从而出现消化功能不良的病变。临床上经常可以见到肝失疏泄的患者,除了出现胸胁胀痛、急躁易怒等肝气抑郁的症状外,常兼见胃气不降的嗳气呕恶和脾气不升的腹胀腹泻等症状。前者称为"肝气犯胃",后者叫作"肝脾不和"。

肝主疏泄,调畅气机,还有通利三焦、疏通水道的作用若肝失疏泄则气机不畅,淤血阻滞,经脉不利以致水液不行,常可引起水肿、腹水等病症。

(2)主藏血　肝藏血,是指肝脏具有贮藏血液和调节血量的功能。人体内务部分的血液,常随着不同的生理情况而改变其血流量。当人在休息和睡眠时,机体的血液需要量就减少大量的血液则归藏于肝。当劳动或工作时,机体的血液需要量增加,肝脏就排出其储藏的血液,以供应机体活动的需要。

由于肝脏对血液具有调节的作用,所以人体脏腑组织各方面的活动,都与肝脏有密切关系。如果肝脏有病,藏血的功能失常,就会影响人体正常活动,同时也容易出现血液方面的病变。例如:肝血不足,常可见到两目昏花,筋肉拘挛,屈伸不利,以及妇女出现月经量少,甚至经闭等病症。若肝气横逆,气机紊乱,还可出现吐血、衄血及妇女血崩等病变。

肝主藏血,又主疏泄。因血液的运行,有赖于气的推动:而疏泄功能正常,则气机条达舒畅,血亦因之而流通无阻,所以肝的疏泄与藏血功能之间有着密切的联系。血的运行,不仅需要心、肺之气的推动和脾气的统摄,而且还需要肝疏泄功能的协助,才能保持气机的调畅而使血行不致瘀滞。若肝的疏泄功能失常,肝郁气滞、气机不畅,则血也随之而瘀,可见胸胁刺痛,经行不畅有血块,甚或经闭、症瘕等症。若大怒伤肝,肝气上逼,血随气涌,还可发生面红、目赤、呕血、衄血等病症。

（3）主筋、"其华在爪"　筋膜是一种联络关节、肌肉,专司运动的组织。肝之所以能主筋膜,主要由于筋膜有赖于肝血的滋养。只有肝血充盈,才能使筋膜得到濡养而维持正常的运动。若肝血不足,血不养筋,即可出现手足震颤,肢体麻木,屈伸不利等症。若热邪劫伤津血,血不营筋,而见四肢抽搐,甚则牙关紧闭,角弓反张等症,称为"肝风内动"。

肝血的盛衰,能影响筋的运动,"爪为筋之余",所以亦可以影响到爪甲的枯荣。肝血足,筋强力壮,爪甲坚韧;肝血虚,筋弱无力,爪甲多软而薄,枯而色夭,甚至变形或脆裂。

（4）开窍于目　五脏六腑的精气,通过血脉运注于目,因此,目与五脏六腑都有内在联系,但主要的是肝。因肝主藏血,其经脉又上联于目系。就说明了目之所以能发挥视觉功能,主要依赖于肝之阴血的濡养。因而肝的功能是否正常,往往可以反映于目,如肝血不足,则夜盲或视物不明,肝阴不足,则两目干涩;肝经风热,可见目赤痒痛;肝阳上亢,则头目眩晕;肝风内动,可见目斜上吊等。

6. 肾

肾位于腰部,左右各一。腰为肾之府,肾在脏腑系统中,是一个极为重要的脏器,由于肾藏有"先天之精",为脏腑阴阳之本,生命之源,故称为"先天之本"。其主要生理功能是藏精,主水,主骨生髓,又主纳气,与人体的生长发育与生殖机能有关。由于足少阴肾经与足太阳膀胱经相互络属于肾和膀胱,且肾与膀胱在水液代谢方面亦直接相关,故肾与膀胱相为表里。

（1）肾藏精　主生长、发育与生殖之精,有精华之意。精是人体最宝贵的物质之一。藏精,是肾的主要生理功能。所谓"藏",即是说肾对精气具有封藏作用。肾对于精气的封藏,主要是为精气在体内能充分发挥其应有的生理效应,创造了良好的条件,从而使精气不至于无故流失,影响机体的生长、发育和生殖。

精气是构成人体的基本物质,也是人体生长发育及各种功能活动的物质基础。肾所藏的精气包括"先天之精"和"后天之精"。所谓"先天之精",是指禀受于父母的生殖之精,它与生俱来,是构成胚胎发育的原始物质,并具有生殖、繁衍后代的基本功能。所谓"后天之精",则是指维持人体生命活动的营养物质。即是出生之后,来源于摄入的饮食物,通过脾胃运化功能而生成的水谷之精气。主要分布于五脏六腑而成为脏腑之精气,以发挥其滋养濡润作用,而脏腑之精气经过代谢平衡后所剩余的部分,则亦被输注于肾脏成为肾精的组成部分。

"先天之精"与"后天之精"的来源虽然不同,但均同存于肾中,二者是相互依存、相互为用的关系。"先天之精"有赖于"后天之精"的不断培育和充养，才能充分发挥其生理效应；"后天之精"的化生，则又必须依赖于"先天之精"的活力以为资助。因此，二者相辅相成，在肾中密切结合而组成肾中精气。肾中精气的主要生理效应，是促进机体的生长、发育和逐步具备生殖能力。现分述如下：

主生长、发育：人体的生、长、壮、老、已的生命过程，与肾中精气的盛衰密切相关。人从幼年开始，肾中精气开始充盛，人体生长发育迅速，生机旺盛活泼，在七八岁时，即出现脱掉乳牙，生出新牙，头发亦逐渐茂盛等生理变化；发育到十四五岁时，青春期开始，则随着"天癸"物质达到一定的水平，生殖机能成熟，从而开始具备生殖能力；在整个青壮年时期，由于肾中精气旺盛，故身体健壮，筋骨坚强，精神饱满，肌肉强壮，牙齿坚固，头发黑亮；待到老年，随着肾中精气的逐渐衰减，则人的形体也逐渐衰老，不但生殖机能衰退，而且头发斑白，牙齿动摇，弓腰驼背，耳聋失聪，面憔无华。如上所述，突出地反映了肾中精气在人体生长、发育方面所起的重要作用。反之，肾藏精的功能失常，则人体的生长发育过程也必然受到影响。如肾精不足，则可见小儿发育迟缓，或见成年人早衰等病症。

主生殖：人的生殖机能，包括两方面，即性功能和生殖能力，它是繁衍后代，种族延续的根本保证。中医学认为，人体的生殖机能主要与肾有关。一方面肾能藏精，肾精是人体胚胎发育的基本物质，是生命起源的物质基础；另一方面，肾精能化生"天癸"，能够促进生殖器官的发育和生殖机能的成熟，并能维持生殖机能的旺盛不衰。所谓"天癸"，乃是一种能够促使生殖机能成熟的物质，它来源于肾精，主要由先天之精所化，又不断得到后天之精的滋养而成熟。当"天癸"发展到一定的水平时，则人体即可发生某些重要的生理变化，即男子出现排精现象，女子则月经按时而下，男女性机能初步成熟，并具备一定的生殖能力。此后，随着年龄的变化，从中年到老年，肾精由充盛而逐渐衰减，"天癸"这种物质亦逐渐衰竭，则生殖能力随之丧失。由此可知，肾中精气的盛衰之所以直接影响着人体的生殖机能主要是通过"天癸"这种物质而发挥作用的。

（2）肾主水液　肾主水液，主要是指肾中精气的气化功能，对于体内津液的输布和排泄维持体内津液代谢的平衡，起着极为重要的调节作用。

在正常生理情况下，津液的代谢，是通过胃的受纳摄入、脾的运化和转输、肺的宣发肃降、肾的蒸腾气化，以三焦为通道，将津液输布于全身；经过代谢后的津液，则化为汗液、尿液和气排出体外，从而使体内津液代谢维持着相对的平衡。可以看出，肾中精气的蒸腾化，实际上主宰着整个的津液代谢，肺、脾等内脏对津液的气化，均依赖于肾中精气的蒸腾气化；特别是尿液的生成与排泄，更是与肾中精气的蒸腾气化直接相关，而尿液的生成和排泄的平衡中又起着极其关键的作用,故说肾主水液。

人体的津液代谢,在体内有清浊的升降过程。清者上升,浊者下降,是水液在体内升腾气化的基本规律。清者上升,是指含有营养物质的津液,在肾的蒸腾作用下,经三焦水道而上升复归于肺,再次被布散利用;浊者下降,则指经过代谢后多余的水液,在肾的气化作用下,注于膀胱而为尿。

肾的气化作用还表现在司膀胱之开合方面。膀胱为六腑之一,是贮尿和排尿的器官,其排尿功能也要靠肾的气化作用才能完成。

另外,肾的气化作用,对于肺、脾、肝、三焦等脏腑的功活动也有重要的促进作用。肾阳为一身阳气的根本,是各脏腑生理活动的动力。只有在肾中阳气的温煦推动下,脾的运化水湿,肺的通调水道,肝的疏通水液,以及三焦水道之决渎,方能并行不悖,协调一致,共同维持着津液代谢平衡。

如果肾中精气的蒸腾气化失常,则既可以引起关门不利,津液代谢障碍,从而发生尿少,小便不利,水肿等病症;又可引起气不化水,从而发生小便清长,或多尿失禁等病症。

(3) 肾主纳气　纳即收纳、摄纳的意思。肾主纳气,是指肾有摄纳肺所吸入的清气,防止呼吸表浅的作用,从而能保证体内外气体的正常交换。人体的呼吸功能,虽为肺所主,但必须依赖于肾的纳气作用。肺主气,司呼吸,但吸入之气必须由肾摄纳,才能使人体的呼保持一定的深度,实际上肾的纳气功能即是肾的封藏作用在呼吸运动中的具体体现。因此,肾主纳气,对人体的呼吸具有重要意义,只有肾的精气充沛,摄纳正常,才能保证呼吸均匀而调。若肾的精气虚损,纳气功能减退,摄纳无权,呼吸则表浅,即可出现动辄气喘,呼多吸少等病理表现。

(4) 肾在体为骨,主骨生髓,其华在发　骨骼为人体的支架,对人体有支持保护作用。而骨骼的营养来源于骨髓,骨髓对全身各种骨骼都具有滋养作用。骨髓藏于骨腔之中,其生与肾有关。中医学认为,肾能藏精,精能生髓,髓能养骨。因此,肾与骨和髓具有内在联系实际上肾主骨生髓的生理功能,即是肾中精气所具有的促进机体生成发育的一个重要组成部分。如果肾中精气充足,则骨髓的生化有源,骨得髓养则坚固有力。如果肾中精气亏少,骨髓化源不足,骨失髓养,在小儿则可见囟门迟闭,骨软无力;在老年则可致骨质脆弱而易于骨折。若肾为邪气所伤,以致肾精不足而骨髓空虚,便会出现腰膝酸软,甚则足痿不能行动等症。

髓有骨髓、脊髓、脑髓之分,这三者均由肾中精气所化生。因此,肾中精气的盛衰,不仅直接影响着骨的生长和发育,而且也影响着脊髓和脑髓的充盈和发育。脊髓上通于脑,髓聚而成脑,故称脑为"髓海"。肾中精气充盈,则髓海得养,脑的发育就健全,就能充分发挥其"精明之府"的生理功能。反之,肾中精气不足,则髓海失养,即可形成髓海不足的病理变化。如在小儿,则可表现为大脑发育不全,智力低下;在成年,则多表现为记忆力衰退,精神委顿,懈怠安卧。严重者则可发展成为健忘病症。

牙齿属骨骼的一部分,称为"骨之余"。既然齿与骨同出一源,所以牙齿也由肾中精气所充养,故牙齿的生长与脱落,与肾中精气的盛衰密切相关。肾中精气充沛,则牙齿坚固而不易动摇或脱落;若肾中精气不足,则牙齿松动,甚则早期脱落。

发,指头发。肾其华在发,是指肾的精气充盛,可以显露于头发上,故发为肾之外候。发的生长与脱落、润泽与枯槁,不仅依赖于肾中精气以充养,而且亦有赖于血液的濡养。所以又有"发为血之余"的说法。但发的生机,根本则在于肾。这是因为肾能藏精,精能化血养发之故。所以,头发的黑白和荣枯变化,常随着肾中精气的盛衰而变化。青壮年时期,由于精血亢盛,故发和而光泽;老年时期,由于精血衰少,故毛发变白而脱落。一般说来,这是正常的规律。但临床所见某些未老先衰,头发枯萎,早脱早白者,则多与肾中精气不足和血虚有关。

(5)肾窍为耳及二阴　肾窍有上窍与下窍之分,在上则开窍于耳,在下则开窍于二阴。耳是听觉器官,听觉灵敏与否,与肾中精气的盈亏有密切关系,肾中精气充盈,髓海得养,则听觉灵敏,分辨能力较强。若肾中精气虚衰,则髓海失养,耳的听力减退,可见耳鸣、耳聋,甚或听力丧失。至于老年人的耳聋失聪,则系肾中精气生理性衰减所致。

二阴,即前阴和后阴。前阴是排尿和生殖的器官,后阴是排泄粪便的通道。尿液的排泄虽在膀胱,但须依于肾的气化才能完成。因此,尿频、遗尿、尿失禁、尿少或尿闭,均与肾的气化功能失常有关。至于人的生殖机能,亦为肾所主,已见前述,不再重复。粪便的排泄,本是大肠的转化糟粕功能,但亦与肾的气化有关。如肾阴不足,则可致肠液枯涸而便秘;若肾的阳气虚损时,则气化无权,可导致阳虚便秘或阳虚泄泻;若肾虚封藏失司时,则又可见遗精、滑泄或久泄、滑脱之症。故说肾开窍于二阴。

二、六腑

1. 胆

胆即胆囊,为囊性器官。胆局六腑之首,又属于奇恒之腑。胆与肝直接相连,附于肝之短叶间。胆与肝又有经脉相互络属,故互为表里。

胆的生理功能是贮藏和排泄胆汁,以助饮食物的正常消化。

胆汁味苦,其色黄绿,由肝之精气所化生,汇集于胆,泄于小肠,以助水谷之纳化,故是脾胃运化功能得以正常进行的重要条件。

胆汁的化生和排泄,由肝的疏泄功能所控制与调节。若肝的疏泄功能正常,则胆汁生化正常,排泄畅达,脾胃的运化功能也就健旺。反之,若肝失疏泄,则可导致胆汁生成和排泄异常,影响脾胃的运化功能,可出现多种消化不良症状,如胁下胀满疼痛,食欲减退,腹胀,便溏等。若胆汁上逆,则可见口苦,呕吐黄绿苦水等症。若胆汁外溢,逆流入血脉,熏染肌肤,则可发作黄疸,可见一身面目发黄等病症。

总之,胆的主要生理功能是贮存和排泄胆汁,胆汁直接有助于饮食物的消化,故胆为六腑之一。但是,由于胆本身并无传化饮食物的生理功能,且贮藏精汁,与胃、肠等有别,故又属奇恒之腑。

2. 胃

胃,又称胃脘,分上、中、下三部。胃的上部称上脘,包括贲门;胃的中部称中脘,即胃体部位;胃的下部称下脘,包括幽门。胃的主要生理功能是受纳与腐熟水谷,胃以降为和。胃与脾又有经脉相互络属,故为表里。

(1) 主受纳,腐熟水谷　受纳是接受和容纳的意思。腐熟,是饮食物经过胃的初步消化,形成食糜的意思。饮食入口,经过食管,容纳于胃,故称胃为"太仓""水谷之海"。

容纳于胃中的饮食水谷,经过胃的腐熟后,下传于小肠,其精微部分经脾之运化而营养全身,所以,胃虽有受纳与腐熟水谷的功能,但必须和脾的运化功能相配合,方能使水谷化为精微,以化生气血津液,供养全身。可以看出,脾胃对饮食水谷的运化功能,对于维持机体的生命活动至关重要。胃功能的盛衰有无,直接关系到人体的生命活动及其存亡。

脾胃对饮食水谷的消化功能,又常概括称为"胃气"。正是由于脾胃具有消化饮食物,摄取水谷精微,以营养全身的重要作用,为气血生化之源,故又称脾胃为"后天之本"。所以,中医临床诊治疾病,都十分重视"胃气"的盛衰。一般而言,胃气不衰,预后较好;胃气衰竭,则预后多为不良。所以又有"人以胃气为本""有胃气则生,无胃气则死"的说法,并把"保胃气"作为重要的治疗原则。

(2) 主通降,以降为和　胃为"水谷之海",饮食物入胃后,经过胃的腐熟,必须下行而入小肠,以便进一步消化吸收。所以说,胃主通降,以降为和。由于在藏象学说中,主要以脾升胃降来概括机体整个消化系统的生理功能。因此,胃的通降作用,还概括了小肠将食物残渣下输于大肠,以及大肠传化糟粕的功能在内。

胃的通降作用即是降浊,而浊降则是受纳得以正常的时提条件。所以,若胃失和降,不仅可以影响食欲,而且由于浊气在上还可发生口臭、脘腹胀满疼痛,以及大便秘结不通等病症。若胃气不仅失于和降,进而形成胃气上逆,则可出现嗳气酸腐、恶心、呕吐、呃逆等症。

3. 小肠

小肠是一个相当长的管道器官,位居腹中,其上口在幽门处与胃之下口相接,其下口在阑门处与大肠之上口相连。小肠的主要功能是受盛、化物和泌别清浊。小肠与心有经脉相互络属,故小肠与心相为表里。

(1)主受盛和化物　受盛即接受或以器盛物的意思。化物,具有变化、消化、化生的意思。小肠的受盛功能主要体现在两个方面:一是说明小肠为接受经胃初步消化的饮食之盛器;二是指经过胃初步消化的饮食物,在小肠内必须有相当时间的停留,以利于进一步消化和吸收。

小肠有化物功能,则体现于将经过胃初步消化的饮食物,进一步消化,从而将饮食水谷转化为精微物质,以利于彻底吸收。

(2)泌别清浊　泌即分泌;别,即分别。小肠的泌别清浊功能,主要体现于三个方面:一是将经过小肠消化后的饮食物,分别为水谷精微和食物残渣两个部分;二是将水谷精微吸收,并将食物残渣向大肠输送;三是小肠在吸收水谷精微的同时,也吸收了大量的水液,故又称"小肠主液"。而无用的水液则渗入膀胱。这就进一步指出,小肠的泌别清浊功能,还和大便、小便的质与量有关。如小肠的泌别清浊功能正常,则二便正常;如小肠的泌别清浊功能异常,则大便稀薄而小便短少,也就是说小肠内的水液量之多寡与尿量有关。

总之,小肠受盛、化物和泌别清浊的功能,在水谷化为精微的过程中是十分重要的,实际上亦是脾胃升清降浊功能的具体表现。因此,小肠的功能失调,既可引起浊气在上的腹胀、腹痛、呕吐、便秘等症,又可引起清气在下之便溏、泄泻等症。

4. 大肠

大肠居于下腹中,其上口在阑门处与小肠相接,其下端紧接肛门。大肠的主要生理功能是转化糟粕,并吸收部分水液。大肠与肺有经脉相互络属,故相为表里。

大肠接受经过小肠泌别清浊后所剩下的食物残渣,再吸收其中多余的水液,形成粪便,经肛门而排出体外。可以看出,大肠的传导变化作用,亦是胃的降浊功能的延伸,同时亦与肺的肃降有关。正是由于大肠具有吸收部分水液的作用,因而又有"大肠主津"的说法。

5. 膀胱

膀胱位于小腹中央,为贮尿的揣官。在人体脏腑之中,膀胱是人体多余水液汇聚之处。膀胱的主要生理功能是贮尿和排尿。膀胱和肾直接相通,二者又有经脉相互络属,故膀胱与肾相为表里。

膀胱是参与津液代谢的脏腑之一,人体饮入的水液,在肺、脾、肾等脏腑的综合作用下,化为津液分布于全身。而经过津液代谢后多余的水液,经三焦通调之道而下达于肾和膀胱,并由膀胱暂时贮存之。故尿液为津液所化,是在肾的气化作用下生成尿液,下输于膀胱,尿液在膀胱内潴留至一定程度时,在膀胱气化作用下,以排出体外。

膀胱的贮尿和排尿功能,全赖于肾的气化功能。所谓膀胱气化,实际上隶属肾的蒸腾气化。膀胱的病变,主要表现为尿频、尿急、尿痛;或为小便不利,尿有余沥,甚至尿闭;或是遗尿,甚则小便失禁。应当指出,膀胱的这些病变,归根结底,亦多与肾的气化功能有关。

6. 三焦

三焦亦为六腑之一。因为在人体十二脏腑中,唯它最大,故又有"孤府"之称。正如《类经》所指出的,三焦是"藏府之外,躯体之内,包罗诸藏,一腔之大府也。"三焦的生理功能,可以从整体和局部两个角度来理解。

在整体方面,可概括为主持诸气,总司人体的气机和气化,为通行元气、疏通水道,水液运行之通路。

(1) 主持诸气,总司人体的气机和气化　三焦是气的升降出入之通道,又是气化的场所,故有主持诸气,总司全身气机和气化的功能。元气,是人体最根本的气。元气根于肾,通过三焦而充沛布达于周身,以激发、推动各个腑脏组织器官的功能活动,从而起到主持诸气的作用。

(2) 疏通水道,运行水液　三焦有疏通水道,运行水液的功能,是人体水液升降出入的通路。全身的津液代谢,是由肺、脾胃和肠、肾、膀胱等许多脏腑的协同作用而完成的,但必须以三焦为水道,才能正常地升降出入。因此,三焦的功能正常,则水道通调,津液代谢方能维持正常。若三焦不利,气机阻塞,则津液代谢障碍,而肺、脾、肾等脏输布调节水液的功能也难以实现其应有的生理效应,因而常可致水湿之邪泛滥,可形成小便不利,水肿等病症。

应当指出,三焦的上述两个方面的功能,是相互关联的。这是由于水液的运行全赖于气的升降出入;人体的气是依附于血和津液而存在的。因此,气的升降出入的通道,必然是血或津液的通道;津液升降出入的通道,亦必然是气的通道。

在局部方面三焦划分为上焦、中焦和下焦,各部位又有其各自的生理功能特点。

上焦是指横膈以上的胸部,即包括了心、肺两脏。其主要生理功能是主气司呼吸,主血脉,将饮食所化生的水谷精气敷布周身。故上焦的生理功能特点,以"开发""宣化"和"若雾露之溉"为主。也就是说,上焦是主气的升发和宣散,如雾露一样可以滋养全身脏腑组织。

中焦是指横膈以下,脐以上的腹部。包括了脾胃在内。其主要生理功能是腐熟水谷,运化水谷精微,为气血生化之源。其生理功能特点,以"泌糟粕,蒸津液"为主,为升降之枢。枢,即指枢纽。

下焦的部位是指胃以下的部位和脏器,如小肠、大肠、肾和膀胱等,均属于下焦。下焦的生理功能,是指排泄糟粕和尿液。故其功能特点,以向外排出糟粕和水液为主。

传统经络学说是研究人体经络系统的循行分布、生理功能、病理变化及其与脏腑相互关系的一种理论学说。它是中医学理论体系的重要组成部分。

经络是经脉和络脉的总称。经，有路径的含义，经脉贯通上下，沟通内外，是经络系统中的主干；络，有网络的含义，络脉是经脉别出的分支，较经脉细小，纵横交错，遍布全身。

经络内属于脏腑，外络于肢节，沟通于脏腑与体表之间，将人体脏腑组织器官联系成为一个有机的整体；并借以行气血，营阴阳，使人体各部的功能活动得以保持协调和相对的平衡。传统经络学说是针灸学的理论核心，毫无疑问是隐形针灸的技术基础。

一、传统经络系统的组成

经络系统是由经脉和络脉组成的。其中经脉包括十二经脉和奇经八脉，以及附属于十二经脉的十二经别、十二经筋、十二皮部。络脉有十五络、浮络、孙络等。其基本内容列表如下（表1）：

1. 十二经脉

十二经脉即手三阴经（肺、心包、心）、手三阳经（大肠、三焦、小肠）、足三阳经（胃、胆、膀胱）、足三阴经（脾、肝、肾）的总称。它们是经络系统的主体，故又称为"正经"。

十二经脉的名称是根据脏腑、手足、阴阳而定的。它们分别隶属十二脏腑，各经都用其所属脏腑的名称，结合循行于手足、内外、前中后的不同部位，根据阴阳学说而给予不同名称，如将其中隶属六腑，循行于四肢外侧的经脉称为阳经，隶属五脏，循行于四肢内侧的经脉称为阴经。并根据阴阳衍化的道理分为三阴三阳，这样就订出了手太阴肺经、手阳明大肠经等十二经脉名称。

十二经脉在体表的分布规律：它们左右对称地分布于头面、躯干和四肢，纵贯全身。六条阴经分布于四肢的内侧和胸腹，其中上肢的内侧是手三阴经，下肢的

表 1　经络系统表

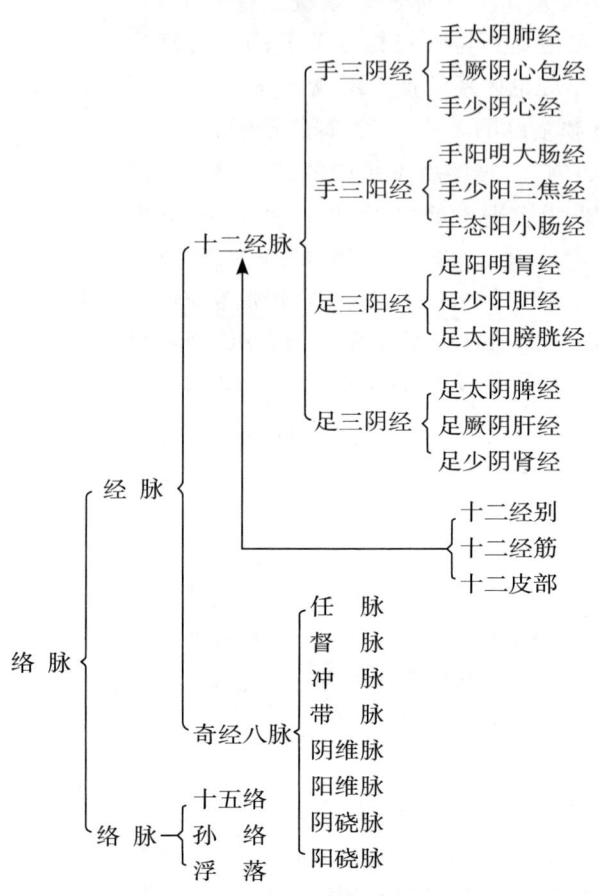

```
                                       ┌ 手太阴肺经
                            ┌ 手三阴经 ┤ 手厥阴心包经
                            │         └ 手少阴心经
                            │
                            │         ┌ 手阳明大肠经
                            │ 手三阳经 ┤ 手少阳三焦经
                            │         └ 手太阳小肠经
                  ┌ 十二经脉┤
                  │         │         ┌ 足阳明胃经
                  │         │ 足三阳经 ┤ 足少阳胆经
                  │         │         └ 足太阳膀胱经
                  │         │
                  │         │         ┌ 足太阴脾经
                  │         └ 足三阴经 ┤ 足厥阴肝经
          ┌ 经脉 ┤                    └ 足少阴肾经
          │      │
          │      │         ┌ 十二经别
          │      │         ┤ 十二经筋
          │      │         └ 十二皮部
          │      │
          │      │         ┌ 任　脉
          │      │         │ 督　脉
          │      │         │ 冲　脉
  络脉  ┤      │         │ 带　脉
          │      └ 奇经八脉┤ 阴维脉
          │                │ 阳维脉
          │                │ 阴跷脉
          │                └ 阳跷脉
          │
          │         ┌ 十五络
          └ 络脉  ┤ 孙　络
                    └ 浮　络
```

内侧是足三阴经；六条阳经分布于四肢的外侧和头面、躯干，其中上肢的外侧是手三阳经，下肢的外侧是足三阳经。手、足三阳经在四肢的排列是阳明在前，少阳在中，太阳在后。手三阴经在上肢的排列是太阴在前、厥阴在中、少阴在后。足三阴经在小腿下半部及足背，其排列是厥阴在前、太阴在中、少阴在后，至内踝上八寸处足厥阴经同足太阴经交叉后，循行在太阴与少阴之间，便成为太阴在前，厥阴在中，少阴在后。

　　十二经脉的表里属络关系：十二经脉内属于脏腑，脏与腑有表里相合的关系，阴经与阳经有表里属络关系。即手太阴肺经与手阳明大肠经相表里；足阳明胃经与足太阴脾经相表里；手少阴心经与手太阳小肠经相表里，足太阳膀胱经与足少阴肾经相表里，手厥阴心包经与手少阳三焦经相表里；足少阳胆经与足厥阴肝经相表里。互为表里的阴经与阳经在体内有属络关系，即阴经属脏络腑，阳经属腑络脏，如手太阴肺经属肺络大肠，手阳明大肠经属大肠络肺等，在四肢又通过络脉的衔接加强了表里经之间的联系。这样在脏腑阴阳经脉之间就形成了六组表里络属关系。互为表里的经脉在生理上密切联系,病变时相互影响,治疗时相互为用。

十二经脉的循行走向与交接。循行走向是:手三阴经从胸走手,手三阳经从手走头,足三阳经从头走足,足三阴经从足走腹(胸)。十二经脉的交接:①阴经与阳经多在四肢部衔接。如手太阴肺经在食指与手阳明大肠经交接,手少阴心经在小指与手太阳小肠经交接,手厥阴心包经在无名指与手少阳三焦经交接,足阳明胃经在足大趾与足太阴脾经交接,足太阳膀胱经从足小趾斜趋足心与足少阴肾经交接,足少阳胆经从足跗上斜趋足大趾丛毛处与足厥阴肝经交接。②阳经与阳经(指同名经)在头面部相接。如手阳明大肠经和足阳明胃经都通过于鼻旁,手太阳小肠经与足太阳膀胱经均通于目内眦,手少阳三焦经和足少阳胆经均通于目外眦。③阴经与阴经(即手足三阴经)在胸部交接。如足太阴脾经与手少阴心经交接于心中,足少阴肾经与尹厥阴心包经交接于胸中,足厥阴肝经与手太阴肺经交接于肺中。

由于十二经脉通过手足阴阳表里经的连接而逐经相传,所以就构成了一个周而复始、如环无端的传注系统,气血通过经脉,内到脏腑器官,外达肌表,营养全身。其流注次序列表示意如下(表2)。

表2 十二经络流注概况表

```
        脏(阴经)(里)           腑(阳经)(表)
  ┌→肺   (1) ←------→         (2)大肠 ┐
  │ 脾   (4) ←------→         (3)胃   │
  │ 心   (5) ←------→         (6)小肠 ┐
  │ 肾   (8) ←------→         (7)膀胱 │
  │ 心包 (9) ←------→        (10)三焦 ┐
  └ 肝  (12) ←------→        (11)胆   ┘
```

(←------→ 示络属、表里,→ 示传注)

2. 奇经八脉

奇经八脉是督脉、任脉、冲脉、带脉、阴维脉、阳维脉、阴跷脉、阳跷脉的总称。与十二正经不同,既不直属脏腑,又无表里配合关系,"别道奇行",故称"奇经"。

八脉中的督、任、冲脉皆起于胞中,同出会阴,称为"一源三歧",其中督脉行于腰背正中,上至头面;任脉行于胸腹正中,上抵颏部,冲脉与足少阴肾经相并上行,环绕口唇。带脉起于胁下,环行腰间一周。阴维脉起于小腿内侧,沿腿股内侧上行,至咽喉与任脉会合。阳维脉起于足跗外侧,沿腿膝外侧上行,至项后与督脉会合。阴跷起于足跟内侧,随足少阴等经上行,至目内眦与阳跷脉会合。阳跷脉起于足跟外侧,伴足太阳等经上行,至目内眦与阴跷脉会台,沿足太阳经上额,于项后会合足少阳经。

奇经八脉交错地循行分布于十二经之间,其作用主要体现于两方面。其一,沟通了十二经脉之间的联系。奇经八脉将部位相近、功能相似的经脉联系起来,达到统摄有关经脉气血、协调阴阳的作用。督脉与六阳经有联系,称为"阳脉之海",具有调节全身阳经经气的作用;任脉与六阴经有联系,称为"阴脉之海",具有调节全身诸阴经经气的作用;冲脉与任、督脉,足阳明、足少阴等经有联系,故有"十二经之海""血海"之称,具有含蓄十二经气血的作用;带脉约束联系了纵行躯干部的诸条足经;阴阳维脉联系阴经与阳经,分别主管一身之表里;阴阳跷脉主持阳动阴静,共司下肢运动与寤寐。其二,奇经八脉对十二经气血有蓄积和渗灌的调节作用。当十二经脉及脏腑气血旺盛时,奇经八脉能加以蓄积,当人体功能活动需要时,奇经八脉又能渗灌供应。

冲、带、跷、维六脉腧穴,都寄附于十二经与任、督脉之中,唯任、督二脉各有其所属腧穴,故与十二经相提并论,合称为"十四经"。十四经具有一定的循行路线、病候及所属腧穴,是经络系统的主要部分,在临床上是刮痧治疗的基础。

二、传统经络的生理功能

经络具有联系脏腑和肢体的作用。人体的五脏六腑、四肢百骸、五官九窍、皮肉筋骨等组织器官,虽各有不同的生理功能,但又共同进行着有机的控体活动,使机体的内外上下保持着协调统一,构成一个有机的整体。而这种相互联系,有机配合主要是依靠经络系统的联络沟通作用实现的。由于十二经脉及其分支纵横交错、入里出表、通上达下联系了脏腑器官,奇经八脉沟通于十二经之间,经筋皮部联结了肢体筋肉皮肤,从而使人体的各脏腑组织器官有机地联系起来。

经络具有运行气血,濡养周身,抗御外邪,保卫机体的作用。人体的各个脏腑组织器官均需要气血的温养濡润,才能够发挥其正常作用。气血是人体生命活动的物质基础,必须依赖经络的传注,才能输布周身,以温养濡润全身各脏腑组织器官,维持机体的正常功能,由于经络能"行血气而营阴阳",营气运行于脉中,卫气行于脉外,使营卫之气密布于周身,加强了机体的防御能力,起到了抗御外邪,保卫机体的作用。

三、传统经络学说的临床应用

1. 说明病理变化

在正虚邪乘的情况下,经络又是病邪传注的途径。当体表受到病邪侵袭时,可通过经络由表及里,由浅入深。如外邪侵袭肌表,初见发热、恶寒、头痛身疼等症,由于肺合皮毛,外邪循经内舍于肺,继而可见咳嗽、喘促、胸闷、胸痛等肺的病症。说明经络是外邪从皮毛腠理内传于脏腑的转变途径。此外,经络也是脏腑之间、脏腑与体表组织器官之间病变相互影响的渠道。例如,心移热于小肠,肝病影响到胃,胃病影响到脾等,这是脏腑病变通过经络传注而相互影响的结果。内脏病变又可通过经络反应到体表组织器官,如肝病胁痛,肾病腰痛,心火上炙可致舌部生疮,大肠、胃腑有热可致牙龈肿痛等。都说明经络是病邪传注的途径。

2. 指导辨证

归经由于经络有一定的循行部位和脏腑络属,它可以反映所属脏腑的病证,因而在临床上,就可以根据疾病所出现的症状,结合经络循行的部位及所联系的脏腑,作为辨证归经的依据。例如,头痛一症,即可根据经脉在头部的循行分布而辨别,其痛在前额者多与阳明经有关,痛在两侧者多与少阳经有关,痛在颈项者多与太阳经有关,痛在巅顶者多与厥阴经有关。又如胁肋与少腹是肝经所过,故两胁疼痛或少腹痛,多与肝经有关。此外,某些疾病的过程中常发现在经络循行通路上,或在经气聚集的某些穴位上,有明显的压痛、结节、条索状等反应物,和皮肤形态变化、皮肤温度、电阻改变等,也有助于对疾病的诊断。如肠痈(阑尾炎)患者,有时在足阳明胃经的上巨虚出现压痛;长期消化不良的病人,有时可在脾俞穴见到异常变化。刮痧临床上采用刮痧板循经刮拭(用棱角)方法检查有关经络、腧穴的变化,可作诊断参考。

3. 指导隐形针灸治疗

隐形针灸是通过刺激腧穴,以疏通经气,恢复调节人体脏腑气血的功能,从而达到治病的目的。隐形针灸选穴,一般是在明确辨证的基础上,除选用局部腧穴外,通常以循经取穴为主,即某一经络或脏腑有病,便选用该经或该脏腑的所属经络或相应经脉的远部腧穴来治疗。临床应用非常广泛。例如,胃痛循经远取足三里、梁丘;胁痛循经远取阳陵泉、太冲等。又如头痛,因前头痛与阳明经有关,可循经远取上肢的合谷穴,下肢的内庭穴治疗等。

四、传统经络十四经脉

1. 手太阴肺经(图 8-1)

(1)经脉循行 起于中焦,向下联络大肠,回绕过来沿着胃的上口,通过横膈,属于肺脏,从"肺系"(肺与喉咙相联系的部位)横行出来(中府),向下沿上臂内侧,行于手少阴经和手厥阴经的前面,下行到肘窝中,沿着前臂内侧前缘,进入寸口,经过鱼际,沿着鱼际的边缘,出拇指内侧端(少商)。

手腕后方的支脉:从列缺处分出,一直走向食指内侧端(商阳),与手阳明大肠经相接。

(2)主要病候　咳嗽、气喘、少气不足以息、咳血、伤风、胸部胀满、咽喉肿痛,缺盆部及手臂内侧前缘痛,肩背部寒冷痛等证。

(3)主治概要　本经腧穴主治喉、胸、肺病,以及经脉循行部位的其他病证。

2. 手厥阴心包经(图8-2)

(1)经脉循行　起于胸中,出属心包络,向下通过横膈,从胸至腹依次联络上、中、下三焦。

胸部支脉:沿着胸中,出于胁部,至腋下三寸处(天池),上行到腋窝中,沿上臂内侧,行于手太阴和手少阴之间,进入肘窝中,向下行于前臂两筋(掌长肌腱与桡侧腕屈肌腱)的中间,进入掌中,沿着中指到指端(中冲)。

掌中支脉:从劳官分出,沿着无名指到指端(关冲),与手少阳三焦经相接。

(2)主要病候　心痛、胸闷,心悸,心烦,癫狂,臃肿,肘臂挛急,掌心发热等证。

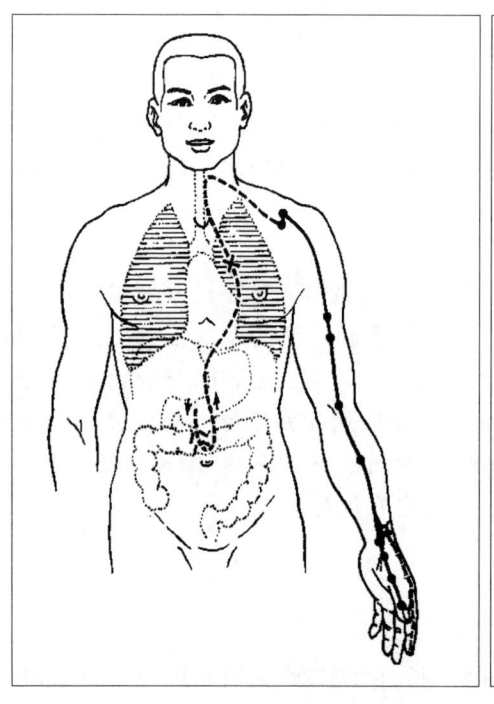

图8-1　手太阴肺经循行示意图 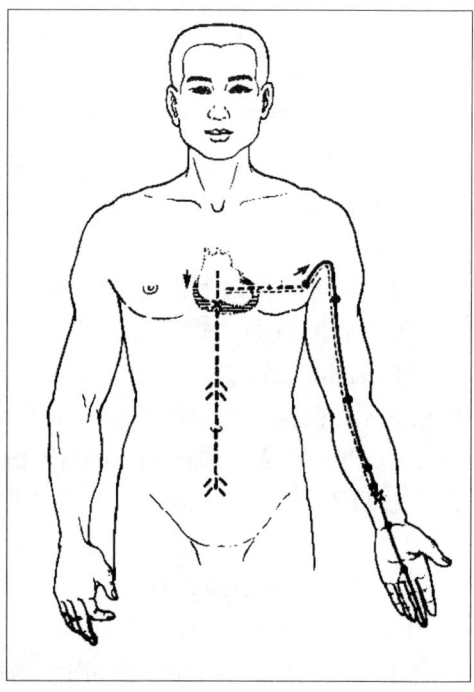　　　图8-2　手厥阴心包经循行示意图

（3）主治概要　本经腧穴主治心、胸、胃、神志病以及经脉循行部位的其他病证。

3. 手少阴心经（图8-3）

（1）经脉循行　起于心中，出属"心系"（心与其他脏器相连系的部位）；通过横膈联络小肠。

"心系"向上的脉：挟着咽喉上行，连系于"目系"（眼球连系于脑的部位）。

"心系"直行的脉：上行于肺部，再向下出于腋窝部（极泉），沿着上臂内侧后缘，行于手太阴经和手厥阴经的后面，到达肘窝，沿前臂内侧后缘，至掌后豌豆骨部，进入掌内，沿小指内侧至末端（少冲），与手太阳小肠经相接。

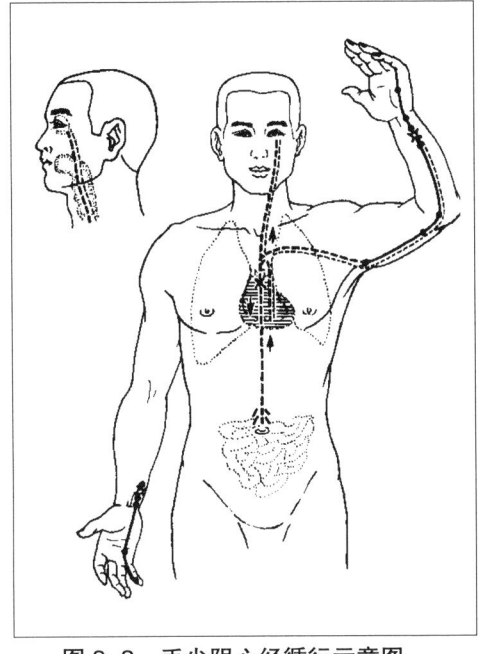

（2）主要病候　心痛，咽干，口渴，目黄，胁痛，上臂内侧痛，手心发热等证。

图8-3　手少阴心经循行示意图

（3）主治概要　本经腧穴主治心，胸、胃、神志病以及经脉循行部位的其他病证。

4. 手阳明大肠经（图8-4）

（1）经脉循行　起于食指末端（商阳），沿着食指内（桡）侧向上，通过一、二掌骨之间（合谷），向上进入两筋（拇长伸肌腱与拇短伸肌腱）之间的凹陷处，沿前臂前方，至肘部外侧，再沿上臂外侧前缘，上走肩端（肩髃），沿肩峰前缘，向上出于颈椎"乎足三阳经聚会处"（大椎，属督脉），再向下进入缺盆（锁骨上窝）部，联络肺脏，通过横膈，属于大肠。

缺盆部支脉：上走颈部，通过面颊，进入下齿龈，回绕至上唇，交叉于人中，

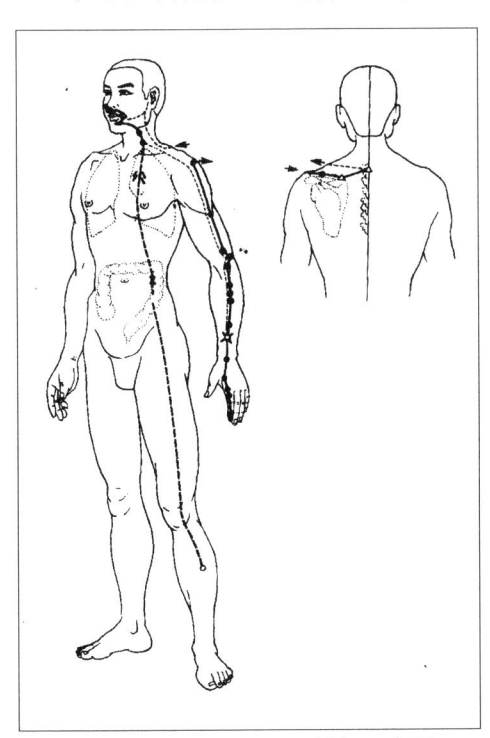

图8-4　手阳明大肠经循行示意图

左脉向右,右脉向左,分布在鼻孔两侧(迎香),与足阳明胃经相接。

(2)主要病候 腹痛,肠鸣,泄泻,便秘,痢疾,咽喉肿痛,齿痛,鼻流清涕或出血,本经循行部位疼痛,热肿或寒冷等症。

(3)主治概要 本经腧穴主治头面,五官,咽喉病,热病及经脉循行部位的其他病证。

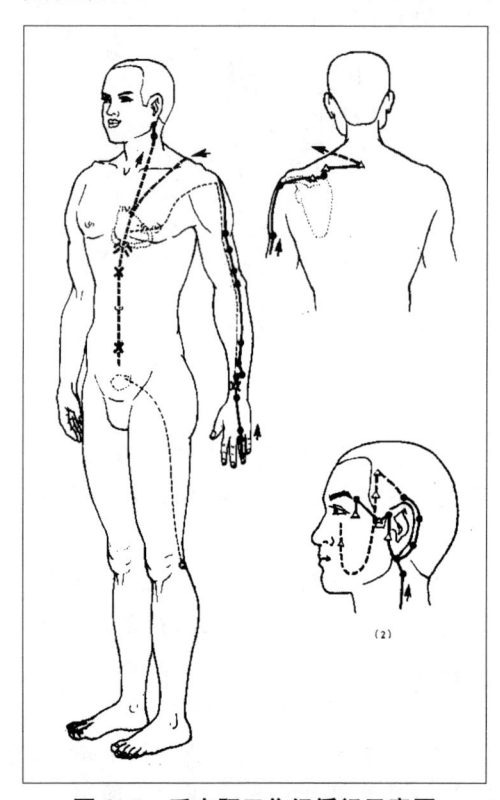

图 8-5 手少阳三焦经循行示意图

5. 手少阳三焦经(图 8-5)

(1)经脉循行 起于无名指末端(关冲),向上出于第四、五掌骨间,沿着腕背,出于前臂外侧桡骨和尺骨之间,向上通过肘尖,沿中臂外侧,上达肩部,交出足少阳经的后面,向前进入缺盆部,分布于胸中,联络心包,向下通过横膈,从胸至腹,属于上、中、下三焦。

胸中的支脉:从胸向上,出于缺盆部,上走项部,沿耳后直上,出于耳部上行额角,再屈而下行至面颊部,到达眶下部。

耳部支脉:从耳后进入耳中,出走耳前,与前脉交叉于面颊部;到达目外眦(丝竹空之下),与足少阳胆经相接。

(2)主要病候 腹胀,水肿,遗尿,小便不利,耳聋,耳鸣,咽喉肿痛,目赤肿痛,颊肿,耳后、肩臂肘部外侧疼痛等证。

(3)主治概要 本经腧穴主治侧头、耳、目、胸胁、咽喉病,热病以及经脉循行部位的其他病征。

6. 手太阳小肠经(图 8-6)

(1)经脉循行 起于手小指外侧端(少泽):沿着手背外侧至腕部,出于尺骨茎突,直上沿着前臂外侧后缘经尺骨鹰嘴与肱骨内上髁之间,沿上臂外侧后缘,出于肩关节绕行肩胛部,交会于大椎(督脉),向下进入缺盆部,联络心脏沿着食管,通过横膈,到达胃部,属于小肠。

缺盆部支脉:沿着颈部,上达面颊,至目外眦,转入耳中(听宫)。

颊部支脉:上行目眦下,抵于鼻旁,至目内眦(睛明),与足太阳膀胱经相接,而又斜行络于颧骨部。

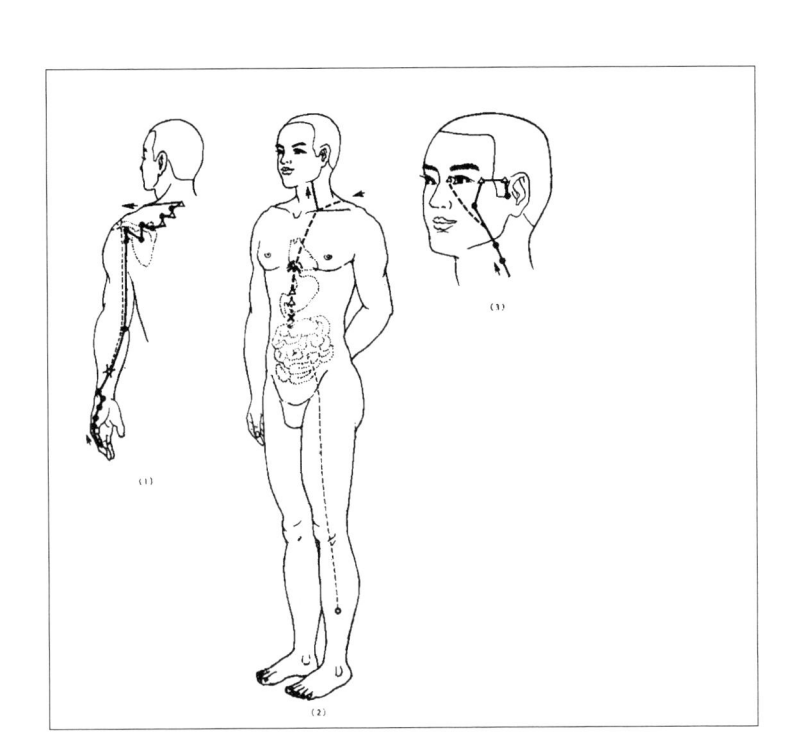

图 8-6　手太阳小肠经循行示意图

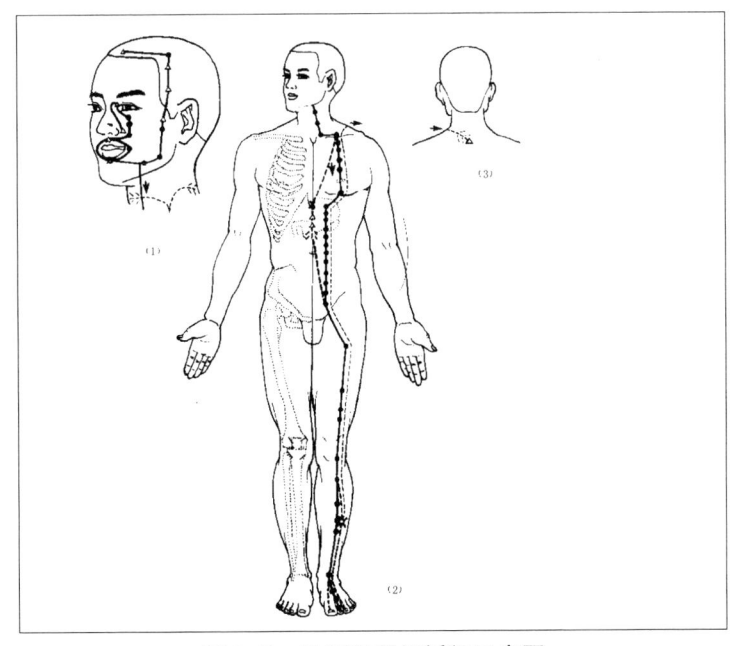

图 8-7　足阳明胃经循行示意图

（2）主要病候　少腹痛，腰脊痛引睾丸，耳聋，目黄，颊肿，咽喉肿痛，肩臂外侧后缘痛等证。

（3）主治概要　本经腧穴主治头、项、耳、目、咽喉病、热病，神志病以及经脉循行部位的其他病证。

7. 足阳明胃经（图 8-7）

（1）经脉循行　起于鼻翼两侧（迎香），上行到鼻根部，与旁侧足太阳经交会，向下沿着鼻的外仰（承泣），进入上齿龈内，回出环绕口唇，向下交会于颏唇沟承浆（任脉）处，再向后沿着口腮后下方，出于下颌大迎处，沿着百颌角颊车，上行耳前，经过上关（足少阳经），沿着发际，到达前额（神庭）。

面部支脉：从大迎前下走人迎，沿着喉咙，进入缺盆部，向下通过横膈，属于胃，联络脾脏。

缺盆部直行的脉：经乳头，向下挟脐旁，进入少腹两侧气冲。

胃下口部支脉：沿着腹里向下到气冲会合，再由此下行至髀关，直抵伏兔部，下至膝盖，沿着胫骨外侧前缘，下经足跗，进入第二足趾外侧端（厉兑）。

胫部支脉：从膝下 3 寸（足三里）处分出，进入足中趾外侧。

足跗部支脉；从跗上（冲阳）分出，进入足大趾内侧端（隐白），与足太阴脾经相接。

（2）主要病候　肠鸣腹胀，水肿，胃痛，呕吐或消谷善饥，口渴，咽喉肿痛，鼻衄，胸部及膝髌等本经循行部位疼痛，热病，发狂等证。

（3）主治概要　本经腧穴主治胃肠病，头面、目鼻、口、齿痛，神志病及经脉循行部位的其他病证。

8. 足少阳胆经（图 8-8）

（1）经脉循行　起于目外眦（瞳子髎），向上到达额角部（颔厌），下行至耳后（风池），沿着颈部行于手少阳经的前面，到肩上交出手少阳经的后面，向下进入缺盆部。

耳部的支脉：从耳后进入耳中，出走耳前，到目外眦后方。

外眦部的支脉：从目外眦处

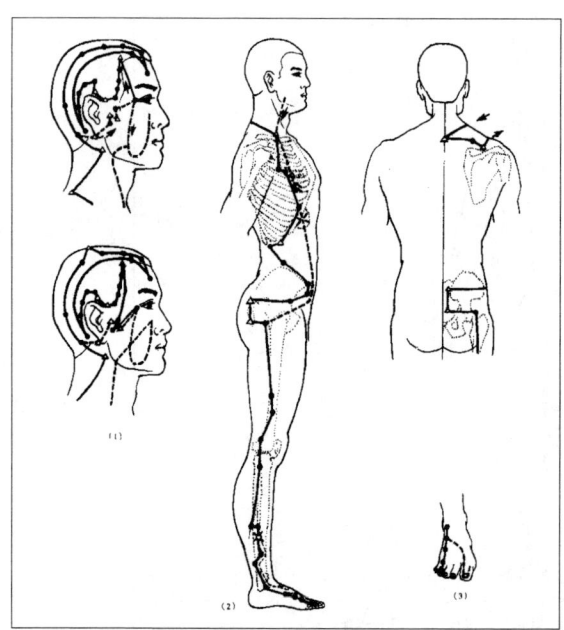

图 8-8　足少阳胆经循行示意图

分出，下走大迎，会合于手少阳经到达目眶下，下行经颊车，由颈部向下会合前脉于缺盆，然后向下进入胸中，通过横膈，联络肝脏，属于胆，沿着胁肋内，出于少腹两侧腹股沟动脉部，经过外阴部毛际，横行入髋关节部（环跳）。

缺盆部直行的脉：下行腋部，沿着侧胸部，经过季胁，向下会合前脉于髋关节部，再向下沿着大腿的外侧，出于膝外侧，下行经腓骨前面，直下到达腓骨下段，再下到外踝的前面，沿足背部，进入足第四趾外侧端（足窍阴）。

足背部支脉：从足临泣处分出，沿着第一、第二跖骨之间，出于大趾端，穿过趾甲，回过来到趾甲后的毫毛部（大敦，属肝经），与足厥阴肝经相接。

（2）主要病候　口苦，目眩，疟疾，头痛，颔痛，目外眦痛，缺盆部肿痛，腋下肿，胸、胁、股及下肢外侧痛，足外侧痛，足外侧发热等证。

（3）主治概要　本经腧穴主治侧头、目、耳、咽喉病，神志病，热病以及经脉循行部病。

9. 足太阳膀胱经（图 8-9）

（1）经脉循行　起于目内眦（睛明），上额，交会于巅顶（百会，）属督脉。

巅顶部支脉：从头顶到颞颥部。

巅顶部直行的脉：从头顶入里联络于脑，回出分开下行项后，沿着肩胛部内侧，挟着脊柱，到达腰部，从脊旁肌肉进入体腔，联络肾脏，属于膀胱。

腰部的支脉：向下通过臀部，进入腘窝中。

后项的支脉：通过肩胛骨内缘直下，经过臀部（环跳，属足少阳胆经）下行，沿着大腿后外侧，与腰部下来的支脉会合于腘窝中，从此向下，通过腓肠肌，出于外踝的后面，沿着第五跖骨粗隆，至小趾外侧端（至阴），与足少阴经相接。

（2）主要病候　小便不通，遗尿，癫狂，疟疾，目痛，见风流泪，鼻塞多涕，鼻衄，头痛，项、背、腰、臀部以及下肢后侧本经循行部位疼痛等证。

（3）主治概要　本经腧

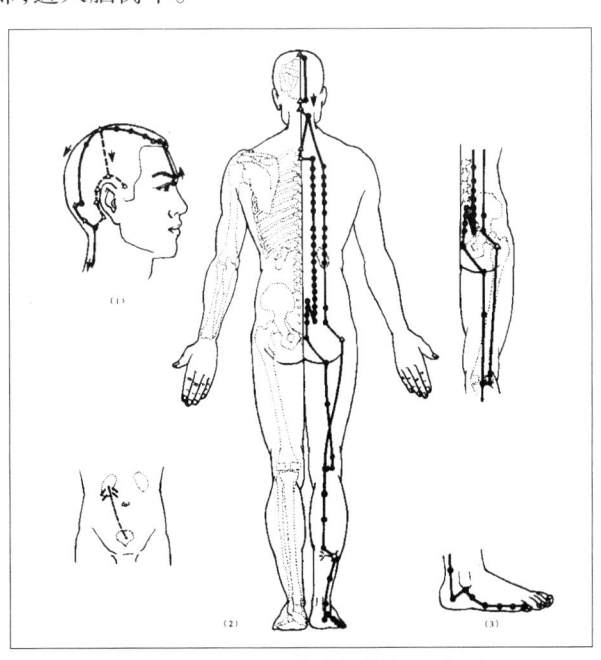

图 8-9　足太阳膀胱经循行示意图

穴主治头、项、目、背、腰、下肢部病证以及神志病,背部第一侧线的背俞穴及第二侧线相平的腧穴,主治与其相关的脏腑病证和有关的组织器官病证。

10. 足太阴脾经(图8-10)

(1)经脉循行 起于足大趾末端(隐白),沿着大趾内侧赤白肉际,经过大趾本节后的第一跖趾关节后面,上行至内踝前面,再上腿肚,沿着胫骨后面,交出足厥阴经的前面,经膝股部内侧前缘,进入腹部,属于脾脏,联络胃,通过横膈上行,挟咽部两旁,连系舌根,分散于舌下。

胃部支脉:向上通过横膈,流注于心中,与手少阴心经相接。

(2)主要病候 胃脘痛,食则呕,暖气,腹胀便溏,黄疸,身重无力,舌根强痛,下肢内侧肿胀,厥冷。

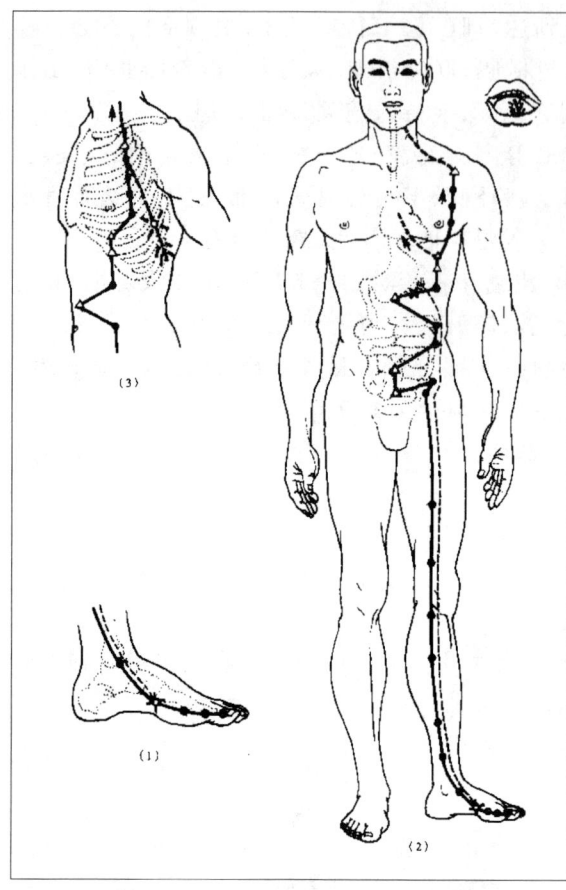

图8-10 足太阴脾经循行示意图

(3)主治概要 本经腧穴主治脾胃病,妇科,前阴病及经脉循行部位的其他病症。

11. 足厥阴肝经(图8-11)

(1)经脉循行 起于足大趾上毫毛部(大敦),沿着足跗部向下,经过内踝前一寸处(中封),向上至内踝上八寸处交出于足太阴经的后面,上行膝内侧,测着股部内侧,进入阴毛中,绕过阴部,上达小腹,挟着胃旁,属于肝脏,联络胆腑,向上通过横膈,分布于胁肋,沿着喉咙的后面,向上进入鼻咽部,连接于"目系"(眼球连系于脑的部位),向上出于前额,与督脉会合与巅顶;"目系"的支脉;下行颊里,环绕唇内,肝部的支脉;从肝分出,通过横膈,向上流注于肺,与手太阴肺经相接。

(2)主要病候 腰痛,胸满,呃逆,遗尿,小便不利,疝气,少腹肿等证。

(3)主治概要 本经腧穴主治肝病,妇科,前阴病以及经脉循行部位的其他病症。

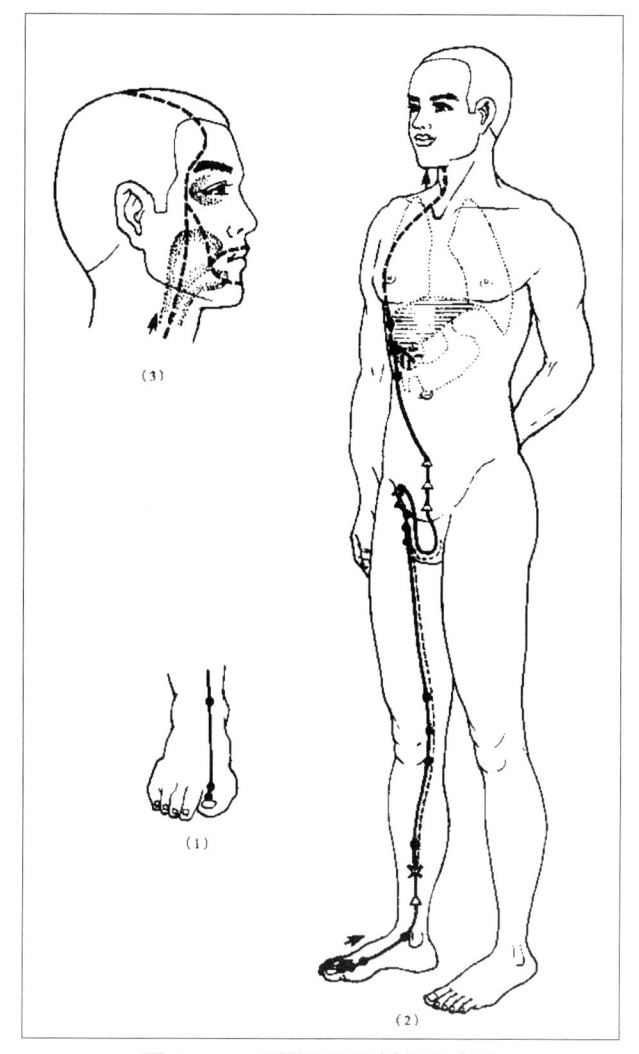

图 8-11　足厥阴肝经循行示意图

12. 足少阴肾经（图 8-12）

（1）经脉循行　起于足小趾之下，斜向足心（涌泉），出于舟骨粗隆下，沿内踝后，进入足跟，再向上行于腿肚内侧，出腘窝的内侧，向上行股内后缘，通向脊柱（长强，属督脉），属于肾脏（腧穴通路：还出于前，向上行腹部前正中线旁开 0.5 寸，胸部前正中线旁开二寸，终止于锁骨下缘俞府穴），联络膀胱。

肾脏部直行的脉：从肾向上通过肝和横膈，进入肺中，沿着喉咙，挟于舌根部。

肺部支脉：从肺部出来，联络心脏，流注于胸中，与手厥阴心包经相接。

（2）主要病候　咳血，气喘、舌干、咽喉肿痛，水肿，大便秘结，泄泻、腰痛，大腿内后侧痛,痿弱无力,足心热等证。

（3）主治概要　本经腧穴主治妇科,前阴部,肾、肺、咽喉病及经脉循行部位的其他病证。

13. 任脉（图8-13）

（1）经脉循行　起于小腹内,下出会阴部,向上行于阴毛部着腹内,向上经过关元等穴,到达咽喉部,再上行环绕口唇,过面部,进入目眶下（承泣,属足阳明经）。

（2）主要病候　疝气,带下,腹中结块等证。

（3）主治概要　本经腧穴主治腹、胸、颈、头面的局部病证及相应的内脏器官疾病,少数腧穴有强壮作用或可治疗神志病。

14. 督脉（图8-14）

（1）经脉循行　起于小腹内,下出于会阴部,向后行于脊柱的内部,上达项后风府,进入脑内,上行巅顶,沿前额下行鼻柱。

（2）主要病候　脊柱强痛,角弓反张等证。

（3）主治概要　本经腧穴主治神志病,热病,腰骶、背、头顶局部病症及相应的内脏疾病。

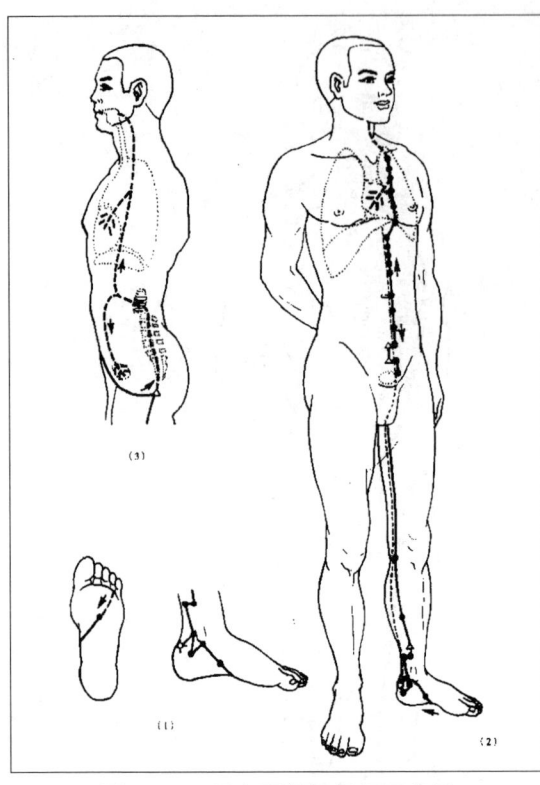

图8-12　足少阴肾经循行示意图

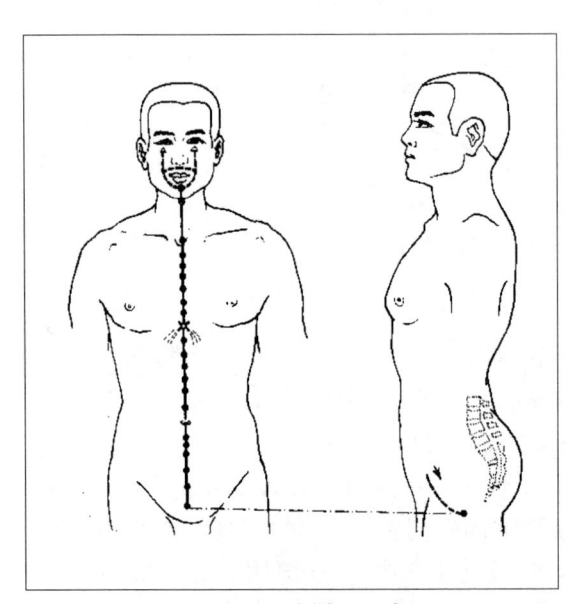

图8-13　任脉循行示意图

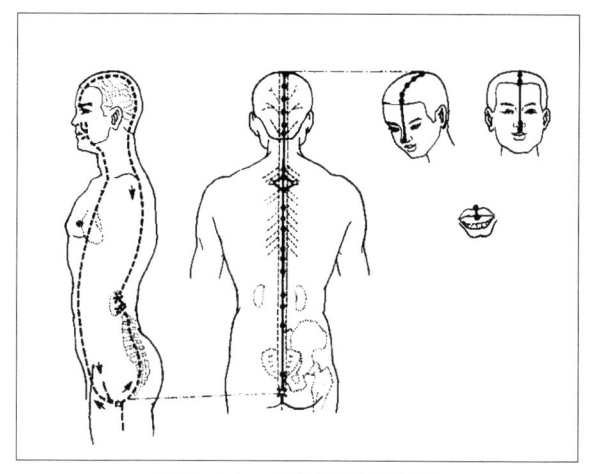

图 8-14　督脉循行示意图

第九章 隐形针灸技术基础：传统腧穴学说

腧穴是人体脏腑经络之气血输注于体表之处，是针灸或其他体表疗法施术的部位，也是接受外来刺激的作用点。腧穴俗称"穴"或"穴位"。"腧"是输注或输的意思，"穴"是空隙和聚集之意。由于输、腧二字音义相同，所以中国古今各书往往互相通同。腧穴是孤立于体表的点，而是在脏腑组织器官乃至人体整体组织着密切的联系，互相输通的特殊部位，是诊察和治疗疾病的所有。隐形针灸治疗方法是一种腧穴治疗方法，传统腧穴学说是隐形针灸技术必须掌握基础知识。

一、腧穴的作用

1. 反应病证，协助诊断

腧穴在病理状态下具有反映病候的作用。如胃肠疾患的人常在足三里、地机等穴出现压痛过敏，有时并可在第五至第八胸椎附近触到软性异物；患有肺脏疾患的人，常可在肺俞、中府等穴有压痛、过敏及皮下结节。因此，临床上常用刮痧板刮拭背俞穴、募穴、郄穴、原穴的方法，察其腧穴的压痛、出痧来协助诊断。

2. 接受刺激，防治疾病

腧穴不仅是气血输注的部位，也是邪气所客之处所，又是刮痧防治疾病的刺激点。腧穴防治疾病的关键就是接受适当的刺激以通其经脉，调其气血，使阴阳归于平衡，脏腑趋于和调，从而达到扶正祛邪的目的。腧穴在防治疾病方面可从以下三方面加以论述：

（1）近治作用　这是一切腧穴（包括十四经穴、奇穴、阿是穴）主治作用的具有的共同特点。这些腧穴均能治疗该穴所在部位及邻近组织、器官的病证。如眼区的睛明、承泣、四白等穴，均能治眼病；耳区的听官、听会、翳风、耳门诸穴，均能治疗耳病；胃部中脘、建里、梁门诸穴，均能治疗胃病等。

（2）远治作用　这是十四经腧穴主治作用的基本规律。在十四经腧穴中，尤其是十二经脉在四肢肘、膝关节以下的腧穴，不仅能治局部病证，而且能治疗本经循行所涉及的远隔部位的组织、器官、脏腑的病证，有的甚至具有影响全身的作用。如合谷穴,不仅能治上肢病证,而且能治颈部和头面部病证,同时能治外感病的发热;足三里穴不但能治疗下肢病证,而且对调整消化系统的功能,甚至对人体防卫、免疫反应方面都具有很大的作用。

（3）特殊作用　临床实践证明,刮痧板刮拭某些腧穴,对机体的不同状态,可起着双重性的良性调整作用。如泄泻时,刮拭天枢能止泻;便秘时,刮拭天枢又能通便。心动过速时,刮拭内关能减慢心率,心动过缓时,刮拭内关又可使之恢复正常。此外,腧穴的治疗作用还具有相对的特异性,如大椎退热,至阴矫正胎位等,均是其特殊的治疗作用。

二、腧穴的主治规律

每个腧穴都有较广泛的主治范围,这与其所属经络和所在部位的不同有直接关系。无论腧穴的局部治疗作用,还是邻近或远隔部位的治疗作用,都是以经络学说为依据的,一句话就是"经络所通,主治所及"。如要掌握腧穴的主治规律,一般可以从腧穴的分经、分部两方面来归纳。

1. 分经主治规律

十四经腧穴的分经主治,既能主治本经的病证,又能主治二经相同的病证,或主治三经相同的病证,说明分经主治既有其特性,又有其共性。兹将各经腧穴主治的异同分经列表见表3、表4、表5、表6、表7。

表3　手三阴经主治异同表主治

经名＼主治	本　经　病	二经病	三经病
手太阴经	肺、喉病		
手厥阴经	心、胃病	神志病	胸部病
手少阴经	心病		

表4　手三阳经主治异同表

经名＼主治	本　经　病	二经病	三经病
手阳明经	前头、鼻、口、齿病		
手太阳经	侧头、胁、肋病	耳病	眼病、咽喉病、热病
手少阳经	后头、肩胛、神志病		

表5　足三阳经主治异同表

经名＼主治	本　经　病	二经病	三经病
足阳明经	前头、口、齿、咽喉、胃肠病		
足少阳经	侧头、耳病、胁肋病	眼病	神志病、热病
足太阳经	后头、背腰、脏腑病		

表 6　足三阴经主治异同表

经名＼主治	本　经　病	三经病
足太阴经	脾胃病	前阴病、妇科病
足厥阴经	肝病	
足少阴经	肾、肺、咽喉病	

表 7　任督二脉主治异同表

经名＼主治	本　经　病	三经病
任　脉	回阳、固脱、有强壮作用	神志病、脏腑病、妇科病
督　脉	中风、昏迷、热病、头面病	

2. 分部主治规律

十四经腧穴的分部主治各有其特点：如头、面、颈项部的腧穴，除个别能治全身性疾患或四肢疾患外，绝大多数均治局部病症；胸腹部腧穴，大多可治脏腑及急性疾患；背腰部腧穴，除少数能治下肢病外，大多可治局部病证、脏腑和慢性疾患；少腹部腧穴，除能主治脏腑疾患外，还能治全身性疾患；四肢部肘膝以上的腧穴，以治局部病证为主；肘膝以下至腕、踝部的腧穴，除能治局部病证外，还能治脏腑疾患；腕踝以下的腧穴，除能治局部病证外，还能治头面、五官病证，以及发热、神志病等全身性疾患。兹将各部腧穴的主治范围归纳列表见表 8、表 9、表 10、表 11、表 12、表 13、表 14、表 15、表 16、表 17。

表 8　头面颈项部主治表

分　　部	主　　治
前头、侧头区	眼、鼻病
后　头　区	神志、部病
项　　　区	神志、喑哑、咽喉、眼、头项病
眼　　　区	眼病
鼻　　　区	鼻病
颈　　　区	舌、咽喉、喑哑、哮喘、食管、颈部病

表 9　胸膺胁腹部主治表

分　　部	主　　治
胸　膺　部	胸、肺、心病
腹　　　部	肝、胆、脾、胃病
少　腹　部	经带、前阴、肾、膀胱、肠病

表 10　肩背腰尻部主治表

分　　部	主　　治
肩 胛 部	局部、头项病
背　　部	肺、心病
背 腰 部	肝、胆、脾、胃病
腰 尻 部	肾、膀胱、肠、后阴、经带病

表 11　腋胁侧腹部主治表

分　　部	主　　治
胸 胁 部	肝、胆病、局部病
侧 腹 部	脾、胃病、经带病

表 12　上肢内侧部主治表

分　　部	主　　治
上臂内侧部	肘臂内面病
前臂内侧部	胸、肺、心、咽喉、胃、神志病
掌指内侧部	神志病、发热病、昏迷、急救

表 13　上肢外侧部主治表

分　　部	主　　治
上臂外侧部	肩、臂、肘外侧病
前臂外侧部	头、眼、鼻、口、齿、咽喉、胁肋、肩胛、神志、发热病
掌指外侧部	咽喉、发热病、急救

表 14　下肢后面部主治表

分　　部	主　　治
大 腿 后 面	臀股部病
小 腿 后 面	腰背、后阴病
跟后、足外侧	头、项、背腰、眼、神志、发热病

表 15　下肢前面部主治表

分　　部	主　　治
大 腿 前 面	腿膝部病
小 腿 前 面	胃肠病
足 跗 前 面	前头、口齿、咽喉、胃肠、神志、发热病

表 16　下肢内侧部主治表

分　部	主　治
大腿内侧	经带、小便、前阴病
小腿内侧	经带、脾胃、前阴、小便病
足　内　侧	经带、脾胃、肝、前阴、肾、肺、咽喉病

表 17　下肢外侧部主治表

分　部	主　治
大腿外侧	腰尻、膝股关节病
小腿外侧	胸胁、颈项、眼、侧头部病
足　外　侧	侧头、眼、耳、胁肋、发热病

三、特定穴的应用

特定穴是指十四经中具有特殊治疗作用,并有特定称号在腧穴。包括在四肢肘、膝以下的五腧穴、原穴、络穴、郄穴、八脉交会穴、下合穴;在胸腹、背腰部的背俞穴、募穴;在四肢躯干部的八会穴以及全身经脉的交会穴。

1. 五腧穴的应用

十二经在肘膝关节以下各有五个重要经穴,分别名为井、荥、输、经、合,合称"五腧"。

古人把经气运行过程用自然界的水流由小到大,由浅入深的变化来取类比象形容,把五腧穴按井、荥、输、经、合的顺序,从四肢末端向肘、膝方向依次排列,"井"穴多位于手足之端,喻作水的源头,是经气所出的部位,即"所出为井"。"荥"穴多位于掌指或跖趾关节之前,喻作水流尚微,萦迂未成大流,是经气流行的部位,即"所溜为荥"。"输"穴多位于掌指或跖趾关节之后,喻作水流由小而大,由浅注深,是经气渐盛,由此注彼的部位,即"所注为输"。"经"穴多位于腕踝关节以上,喻作水流变大,畅通无阻,是经气正盛运行经过的部位,即"所行为经"。"合"穴位于肘膝关节附近,喻作江河水流汇入湖海,是经气由此深入,进而会合于脏腑的部位,即"所入为合"。

五腧穴是十二经脉之气出入之所,因此具有主治五脏六腑经脉病变的作用。"病在脏者,取之井;病变于色者,取之荥,病时间时甚者,取之输;病变于音者,取之经;经满而血者,病生胃及以饮食不节得病者,取之于合。"

【井穴】 根据五腧穴理论,井穴是阴阳交会、气血流注的起点,主要作用可归结为以下两点:①开窍泻实,几经脉中气血失畅,气机闭结所致的中风昏倒、不省人事、昏厥、癫狂等证,及急性热病,烦满躁动、咽喉肿痛、经脉所过之处红肿热痛等病,皆可点刮井穴,有开窍醒神、清泻实热的作用。固脏之所藏者,精神气血魂魄也,井穴又为脏腑经脉之气循行交接之处,故刮之通贯经脉脏腑之气,而治急症、热病。②通经宣痹,凡血少不荣,气虚不煦而见肢体麻木不用、乳汁不通、溲涩不畅等,施以井穴刮拭有一定疗效。如大拇指麻木不仁,可点刮少商等。井穴运用范围较广,虚实寒热皆可施用,阳经井穴主要在于泻实祛邪,阴经井穴则尚能助气、行血、补虚。如涌泉之治虚喘,音不能言;隐白之治妇人漏血不止,足寒不能温等。

【荥穴】 凡各经热病初起,病变于色者,皆可取其荥穴治疗,所以说:"荥主身热。"主治一切热性疾病,包括实热和虚热。如外感肺热、咳嗽颊赤,可刮肺经鱼际;疟疾时冷时热,可刮小肠经前谷穴;阴血不足引起的掌中发热及全身虚热,可刮肺经鱼际,以清虚热、育阴血。

【输穴】 有益气化湿,通经活络,散瘀止痛之效。凡寒湿留滞,经气不畅所致的一切肢体疼痛,时好时甚的各种疼痛疾病及由于气虚而水湿不化引起的肿满、倦怠、咳喘、溏泄、遗溺等一类证候,都可以选用腧穴来进行治疗。即所谓"输主体重节痛。"如上肢内侧痹痛,可取大陵、太渊;下肢痹痛,可取太冲、太溪治疗等。

【经穴】 有疏通经络、清热祛寒的治疗功效。主治肺经受邪引起的寒热咳喘及风寒外邪入客经脉引起的身寒不能自温、经血不畅、妇人月事不通、血痔、诸节作痛等病症。另外,根据"病变于音者,取之于经"的原则,各经病变累及某一脏器时,也可取该经经穴治疗之,以调整其偏盛偏衰。如脾脉上连舌本,散舌下,所以本经发生的舌本强痛,可取本经经穴商丘疗之;三焦炎盛、胁痛目赤、大便不通者,可选用泻本经经穴支沟,以清泻三焦,通腑降逆。所谓"经主咳喘寒热"是指经穴主治范围的代表证候。

【合穴】 具有调脏腑,益精气的作用,凡是由于脏腑不和(或邪客,或不足,或有余)出现的胀满、逆气、结滞、泄泻,使用合穴多有一定的治疗效果。尤其对于胃肠疾病及一切慢性疾病,合穴具有健脾强胃,扶正培元、祛邪防病之效。如足三里可治一切胃肠疾病;阴陵泉有利尿作用;少海可治心脏疾病。

上述"井、荥、输、经、合"五腧穴的主治病症,是从它们各自的主治共同性讨论的。五腧穴的主治个性,则应属于它的生克关系。

根据五腧的主治性能与木、火、土、金、水五行的配合,并结合脏腑的五行属性,提出了"虚者补其母,实者泻其子"的运用方法。如肺在五行属金,肺经的实证,可取肺经五腧穴中属"水"的合穴尺泽,固"金"生"水","水"为"金"之"子",取尺泽即所谓"实者泻其子"。若肺经的虚症,可取肺经五腧穴中属"土"的腧穴太渊,固"土"生"金","土"为"金"之母,取太渊即所谓"虚者补其母"。余可类推,详见表18、表19、表20。

表18　阴经五腧穴表

阴经＼五腧	井(木)	荥(火)	输(土)	经(金)	合(水)
手太阴肺经	少商	鱼际	太渊	经渠	尺泽
手厥阴心包经	中冲	劳宫	大陵	间使	曲泽
手少阴心经	少冲	少府	神门	灵道	少海
足太阴脾经	隐白	大都	太白	商丘	阴陵泉
足厥阴肝经	大敦	行间	太冲	中封	曲泉
足少阴肾经	涌泉	然谷	太溪	复溜	阴谷

表19　阳经五腧穴表

阳经＼五腧	井(金)	荥(水)	输(木)	经(火)	合(土)
手阳明大肠经	商阳	二间	三间	阳溪	曲池
手少阳三焦经	关冲	液门	中渚	支沟	天井
手太阳小肠经	少泽	前谷	后溪	阳谷	小海
足阳明胃经	厉兑	内庭	陷谷	解溪	足三里
足少阳胆经	足窍阴	侠溪	足临泣	阳辅	阳陵泉
足太阳膀胱经	至阴	足通谷	束骨	昆仑	委中

表20　子母补泻取穴图

五行	金		水		木		火					土	
							君		相			
脏腑	肺	大肠	肾	膀胱	肝	胆	心	小肠	心包	三焦	脾	胃
母穴	太渊	曲池	复溜	至阴	曲泉	侠溪	少冲	后溪	中冲	中渚	大都	解溪
子穴	尺泽	二间	涌泉	束骨	行间	阳辅	神门	小海	大陵	天井	商丘	厉兑

2. 募、俞穴的应用

"募"穴是五脏六腑之气汇集在胸腹部的腧穴。"俞"穴是脏腑之气输注于背部的腧穴。募为阴，均分布在胸腹部，是阳病行阴的重要处所。俞为阳，均分布在背部的膀胱经内，为阴病行阳的重要位置，每一脏腑均有各自所属的募穴和俞穴。详见表21。

募穴和俞穴与各自所属脏、腑有密切关系，在临床上某一脏、腑发生病变时，常在所属的募穴或俞穴出现疼痛或过敏等。因此当某一脏、腑发病时，即可取其所属募穴、俞穴进行治疗。如心有病可以选用心俞和巨阙，胃有病可以选用胃俞和中脘等。但临床上，脏病多选用腰背部的俞穴，如肝病可取肝俞，肾病可取肾俞等。腑病多选用胸腹部的募穴，如胃病可取中脘，大肠病多取天枢，膀胱病多取中极等。此外，背俞穴不但可以治疗与其相应的脏腑病症，也可以治

表21　十二脏腑俞、募配穴表

募　穴	脏	俞　穴	募　穴	腑	俞　穴
中　府	肺	肺　俞	中　脘	胃	胃　俞
膻　中	心包	厥阴俞	日　月	胆	胆　俞
巨　阙	心	心　俞	中　极	膀　胱	膀胱俞
期　门	肝	肝　俞	天　枢	大　肠	大肠俞
章　门	脾	脾　俞	石　门	三　焦	三焦俞
京　门	肾	肾　俞	关　元	小　肠	小肠俞

疗与脏腑相关的五官九窍、皮肉筋骨等病症。如肝俞既能治疗肝病，又能治疗与肝有关的目疾、筋脉挛急等病，肾俞既能治疗肾病，也可治疗与肾有关的耳鸣、耳聋、阳痿及骨病等。

　　由于脏腑之气与俞、募穴都是相通的，所以临床遇到五脏六腑发生病变时，经常俞穴与募穴同时取用，称为俞募配穴法。俞募相配，除了能治疗脏腑本身的疾病外，还可以治疗病理上与内脏器官相关联的疾患。如肝俞配期门，主治一切肝病、胁肋痛、呕吐吞酸、黄疸、寒热往来等；心俞配巨阙，主治心痛、怔忡、惊悸、癫痫、失眠等；肺俞配中府，主治肺病、咳嗽、哮喘、咯血等；脾俞配章门，主治脾病、腹胀、水肿、胁痛、肠鸣、泄泻、黄疸等；肾俞配京门，主治遗精、白带、肾虚腰痛等，胆俞配日月，主治胀满、胁痛、呕吐、黄疸等；小肠俞配关元，主治小便癃闭、遗尿、消渴等；大肠俞配天枢，主治大便秘结或泄泻、腹胀、水肿等；膀胱俞配中极，主治小便不通或尿频、遗尿、五淋等；胃俞配中脘，主治胃痛、呕吐、消化不良等；三焦俞配石门，主治水肿、小便不利；厥阴俞配膻中，主治胸膈气闷、呼吸困难等。

　　3. 原、络穴的应用

　　原穴是脏腑的元气输注经过留止的部位。元气导源于肾间动气，是人体生命活动的原动力，通过三焦运行于脏腑，是十二经的根本。原穴是脏腑元气所留止之处，因此脏腑发生病变时，就会相应的反映到原穴上来，十二经各有一原穴，均分布在四肢腕踝关节附近。

　　原穴在治疗方面，可以治疗各自所属脏、腑病变，也可根据原穴的反应变化，推断脏腑功能的盛衰。刮拭原穴能使三焦元气通达，从而发挥其维护正气，抗御病邪的作用，说明原穴有调整其脏腑经络虚实各证的功能，在治疗内脏疾病上，有着重要意义，如太溪主治肾不纳气之虚喘及肾虚腰痛、阳痿、遗精等。

　　络穴是络脉由经脉别出的部位各有的一个腧穴。它具有联络表里两经的作用。十二经的络穴皆位于肘膝关节以下，加上任脉之络穴鸠尾，督脉之络穴长强，脾之大络大包穴，共有十五穴，故称为"十五络穴"。详见表22。

表22　十二经原穴络穴表

经　脉	原	络	经　脉	原	络
手太阴肺经	太渊	列缺	手阳阴大肠经	合谷	偏历
手厥阴心包经	大陵	内关	手少阳三焦经	阳池	外关
手少阴心经	神门	通里	手太阳小肠经	腕骨	支正
足太阴脾经	太白	公孙	足阳明胃经	冲阳	丰隆
足厥阴肝经	太冲	蠡沟	足少阳胆经	丘墟	光明
足少阴肾经	太溪	大钟	足太阳膀胱经	京骨	飞扬

　　络穴各主治其络脉的病症，如手少阴心经别络，实则胸中支满，虚则不能言语，皆可取其络穴通里宋治疗。余皆仿此。络穴又能沟通表里二经，故有"一络通二经"之说。因此，络穴不仅能够治本经病，也能治其相表里之经的病证，如手太阴肺经的络穴列缺，既能治肺经的咳嗽、喘息，又能治手阳明大肠经的齿痛、头项等疾患。如足太阴脾经络穴公孙，既能治疗腹痛、泄泻、多饮水肿之脾经病证，又能治疗胃疼、呕吐、饮食不化、发狂妄言之胃经病证。

　　原穴和络穴，在临床上既可单独应用，也可相互配合应用。相互配合应用时，称为"主客原络配穴"是临床常用的配穴方法。其法以原发疾病经脉的原穴为主，以相表里的经脉的络穴为客，二穴一主一客，相互配合，能通达内外、贯彻上下，对内脏与体表疾患均有较好的治疗作用。如太渊配偏历，主治咳嗽、气喘、上肢浮肿；合谷配列缺，主治外感咳嗽、偏正头痛；冲阳配公孙，主治胃痛呕吐、肠鸣腹痛；太白配丰隆，主治胸腹胀闷、痰饮咳嗽；神门配支正，主治怔忡、惊悸、癫痫、目眩；腕骨配通里，主治头项强痛、舌强不语；京骨配大钟，主治头腰背痛、目疾、足痛；太溪配飞扬，主治头痛咽肿、咳嗽目眩；大陵与外关，主治胸胁疼痛、心烦吐血；阳池配内关，主治胸胁胀痛，头痛发热；丘墟配蠡沟，主治少腹疝痛、胁肋胀痛；太冲配光明，主治肝胆火旺、目赤肿痛等。

　　4.八会穴的应用

　　八会穴，是指脏、腑、气、血、筋、脉、骨、髓等精气所会聚的腧穴。

　　八会穴与其所属的八种脏器组织的生理动能有着密切关系。如章门为脏之会穴，固五皆禀于脾，为脾之募穴也；中脘为腑之会穴，因六腑皆禀于胃，为胃这募穴也；膻中为气之会穴，固其为宗气之所聚，为心包之募穴也；膈俞为血之会穴，因其位于心肝俞穴之间，心主血，肝藏血故也；大杼为骨之会穴，因其近于椎骨（柱骨之根）故也；阳陵泉为筋之会穴，因其位于膝下，膝为筋之府也；太渊为脉之会穴，固其为手太阴经之原，居于寸口为脉之大会也；绝骨为髓之会穴，因其属于胆经，胆主骨所生病，骨生髓故也。详见表23。

表 23　八会穴表

八 会	穴　名	经　属	八 会	穴　名	经　属
脏 会	章　门	脾经募穴	腑 会	中　脘	胃经募穴
气 会	膻　中	心包经募穴	血 会	膈　俞	膀胱经穴
筋 会	阳陵泉	胆经合穴	脉 会	太　渊	肺经穴
骨 会	大　杼	膀胱经穴	髓 会	绝　骨	胆经穴

在治疗方面，凡与此八者有关的病证均可选用相关的八会穴来治疗。如：章门主治五脏病，以肝脾病为主；中脘主治六腑病，以胃与大肠病为主；膻中主治一切气病，如胸膈胀满、呼吸不利、呕逆嗳气、噎嗝、哮喘等；膈俞主治一切血症，如咳血、吐血、衄血、崩漏、尿血、便血、痔血及外伤出血等；阳陵泉主治筋病，如半身不遂、抽搐、瘫痪、痿痹、疼痛等；大杼主治骨病，如周身关节疼痛、项背强急、角弓反张等；绝骨主治髓病，如下肢瘫痪、痿软、疼痛等；太渊主治一切脉病，如无脉症、心肺疾患等；八会穴常与郄穴配合应用，可与前郄穴的应用互参。

5. 郄穴的应用

郄穴是各经经气所深聚的地方，大多分布在四肢肘膝以下。十二经脉各有一个郄穴，阴阳跷脉及阴阳维脉也各有一个郄穴，合而为十六郄穴（表 24）。

表 24　郄穴表

经　名	穴　名	经　名	穴　名	经　名	穴　名
手太阴肺经	孔　最	手太阳小肠经	养　老	手厥阴心包经	郄　门
足阳明胃经	梁　丘	手少阴心经	阴　郄	足少阳胆经	外　丘
足太阴脾经	地　机	足太阳膀胱经	金　门	足厥阴肝经	中　都
阴维脉	筑　宾	足少阴肾经	水　泉	阳维脉	阳　交
手阳明大肠经	温　溜	阴跷脉	交　信	手少阳三焦经	会　宗
阳跷脉	跗　阳				

临床郄穴用于治疗本经循行部位及所属脏腑的急性病证。阴经郄穴多治血证，如孔最治咳血，中都治崩漏，顽固性头痛取地机；心胸闷痛、足跟肿痛取水泉；心胸疼痛取郄门、阴郄等。阳经郄穴多治急性疼痛，如颈项痛取外丘，胃脘疼痛取梁丘，急性腰扭伤取养老；小儿惊风，癫痫、耳聋取金门；手臂酸麻、胁肋疼痛取会宗；头痛、面舌肿痛，疔毒取温溜等。此外，当某脏腑有病变时又可刮拭郄穴进行检查，可作协助诊断之用。

6. 下合穴的应用

下合穴是指六腑经脉合于下肢三阳经的六个腧穴（表 25）。在临床上按照疾病所属不同的六腑，即可采用所属相应的下合穴治疗。如足三里治疗胃脘痛、腹胀、饮食不化；下巨虚治疗腹泻；上巨虚治疗肠痈（阑尾炎）、痢疾；阳陵泉治疗胆病；委阳、委中治疗三焦气化失常而引起的癃闭、遗尿等。

表25　下合穴表

手足三阴	六脏	下合穴	手足三阴	六脏	下合穴
手三阳	太阳 阳明 少阳	小肠 大肠 三焦	下巨虚 上巨虚 委阳	足三阳	太阳 阳明 少阳	膀胱 胃 胆	委中 足三里 阳陵泉

7. 八脉交会穴的应用

奇经八脉与十二正经脉气相通的八个腧穴，称为八脉交会穴。均分布在肘膝以下（表26）。

表26　八脉交会穴表

经属	八穴	通八脉	会合部位
足太阴 手厥阴	公孙 内关	冲脉 阴维	胃、心、胸
手少阳 足少阳	外关 足临泣	阳维 带脉	目外眦、颊、颈、耳后、肩
手太阳 足太阳	后溪 申脉	督脉 阳跷	目内眦、项、耳、肩胛
手太阴 足少阴	列缺 照海	任脉 阴跷	胸、肺、膈、喉咙

奇经八脉与十二正经的八穴相互交会的关系是：公孙通过足太阴脾经入腹会于关元，与冲脉相通；内关通过手厥阴心包经起于胸中，与阴维脉相通；外关通过手少阳三焦经上肩循天髎，与阳维脉相通；临泣通过足少阳胆经过季胁，与带脉相通；申脉通过足太阳膀胱经，与阳跷脉相通；后溪通过手太阳小肠经交肩会于大椎，与督脉相通；照海通过足少阴肾经循阴股入腹达胸，与阴跷脉相通；列缺通过手太阴肺经循喉咙，与任脉相通。

由于奇经与正经的经气以八穴相会通，所以此八穴既能治奇经病，又能治正经病。如公孙通冲脉，故公孙既能治足太阴脾经病，又能治冲脉病；内关通阴维脉，故内关既能治手厥阴心包经病，又能治阴维脉病。余同。

八脉交会八穴，临床上常采用上下相应的配穴法，如公孙配内关治疗胃、心、胸部病症和疟疾；后溪配申脉治内眼角、耳、项、肩胛部位病及发热恶寒等表证；外关配足临泣治疗外眼角、耳、颊、颈、肩部病及寒热往来证；列缺配照海治咽喉、胸膈、肺病和阴虚内热等。

四、常用腧穴定位与主治功效

1. 头部

扶突
【定位】在颈部侧面,喉结旁开3寸,约当胸锁乳突肌的胸骨头与锁骨头之间
【主治】咳喘、咽喉肿痛、失音、甲状腺肿、颈淋巴结核
【功效】理气化痰、清咽利膈
【说明】属手阳明大肠经

禾髎
【定位】在鼻孔外缘直下,平水沟穴处
【主治】鼻衄、鼻塞、面神经麻痹、口噤不开
【功效】疏风清热,通利鼻窍
【说明】属手阳明大肠经

迎香
【定位】在鼻翼外缘中部的鼻唇沟中
【主治】鼻塞、鼻衄、鼻渊、面神经麻痹、面痒、面肿、胆道蛔虫症
【功效】疏散风热,通利鼻窍
【说明】属手阳明大肠经

角孙
【定位】耳廓根部上方,适对耳廓缘的最高点处
【主治】耳部肿痛、头痛、齿痛、结膜炎、项强
【功效】疏风清热
【说明】属手少阳三焦经

耳门
【定位】耳屏上切迹前方,下颌骨髁状突后缘凹陷中,张口取穴
【主治】耳鸣、耳聋、齿痛、中耳炎、颞颌关节综合征
【功效】疏风清热
【说明】属手少阳三焦经

和髎
【定位】在耳门穴前上方,平耳廓根前,鬓发后缘,当颞浅动脉后缘取穴
【主治】头痛、耳鸣、牙关紧闭、面神经麻痹、下颌关节功能紊乱
【功效】疏风清热
【说明】属手少阳三焦经

丝竹空
【定位】在眉毛外端凹陷中
【主治】头痛、面瘫、牙痛、斜视、近视眼、急性结膜炎、视神经炎、视神经萎缩
【功效】疏风清热
【说明】属于少阳三焦经

天容
【定位】平下颌角,在胸锁乳突肌的前缘凹陷中以穴
【主治】耳鸣、耳聋、咽喉肿痛、发音困难、腮腐蚀炎、甲状腺肿、哮喘
【功效】疏风清热,利咽消肿,宽胸解郁
【说明】属手太阳小肠经

颧髎
【定位】在目外眦直下,颧骨下缘凹陷处取穴
【主治】面瘫、牙痛、三叉神经痛、鼻炎、鼻窦炎
【功效】疏经活络,清热祛风
【说明】属手太阳小肠经

听宫
【定位】在耳屏与下颌关节之间,微张口呈凹陷处取穴
【主治】耳鸣、耳聋、中耳炎、失音、齿痛、痫症
【功效】聪耳开窍,清心安神

【说明】属手太阳小肠经

四白
【定位】在承泣直下 3 分,当眶下孔凹陷处取穴
【主治】结膜炎、近视、远视、青光眼、角膜炎、副鼻窦炎、面瘫、面肌痉挛
【功效】疏风活络,清热明目
【说明】属足阳明胃经

地仓
【定位】瞳孔直下与口角水平的交界点,约口角旁 0.4 寸处取穴
【主治】面瘫、嘴角流涎、三叉神经痛
【功效】疏风活络
【说明】属足阳明胃经

颊车
【定位】在下颌角前上方一横指凹陷中。上下齿咬紧时,在隆起的咬肌高点处
【主治】面瘫、齿痛、腮腺炎、咬肌痉挛、三叉神经
【功效】疏风活络,通利牙关
【说明】属足阳明胃经

下关
【定位】在颧弓下缘凹陷处,当下颌骨髁状突的前方,闭口取穴
【主治】牙痛、下颌关节炎、三叉神经痛、耳聋、耳鸣、坐骨神经痛
【功效】疏风清热,活络止痛,通利牙关
【说明】属足阳明胃经

头维
【定位】在发前缘直上,距发际 0.5 寸
【主治】头痛、眩晕、迎风流泪、眼睑润动、青光眼、高血压病
【功效】疏风止痛,清头明目

【说明】属足阳明胃经

人迎
【定位】喉结旁开 1.5 寸,胸锁乳突肌前缘
【主治】支气管哮喘、高血压、低血压、咽喉肿痛、头痛、甲状腺肿、咽炎、扁桃体炎、喉炎、呃逆、雷诺氏病、心脏神经官能症
【功效】清热利咽,理气化痰
【说明】属足阳明胃经

水突
【定位】在人迎与气舍之间,当胸锁乳突肌前缘
【主治】咽喉肿痛、哮喘、咳嗽、眩晕、呃逆、中风后遗
【功效】清热利咽,理气降逆,化痰散结
【说明】属足阳明胃经

瞳子髎
【定位】在目外眦外侧,眶骨外侧缘凹陷中
【主治】偏头痛、三叉神经痛、结膜炎、近视、视神经萎缩、视网膜出血、白内障、青光眼等眼病
【功效】疏风清热,明目止痛
【说明】属足少阳胆经

听会
【定位】在耳屏间切迹前方,下颌骨髁状突后缘,张口取穴
【主治】耳鸣、耳聋、中耳炎、牙痛、面瘫、下颌关节炎
【功效】疏风清热,通关开窍
【说明】属足少阳胆经

率谷
【定位】耳廓尖上方,角孙穴之上,入发际 1.5 寸处取穴
【主治】头痛、眩晕、感觉性失语、三叉

神经痛、结膜炎、角膜炎、小儿惊厥
【功效】疏经活络,熄风止痉,利膈和中
【说明】属足少阳胆经

本神
【定位】前发际入内0.5寸,当神庭至头维间外1/3与中1/3交接点
【主治】头痛、目眩、项强、癫痫、胸胁痛、半身不遂
【功效】疏风清热,熄风止痉,安神镇惊
【说明】属足少阳胆经

阳白
【定位】眉毛中点上1寸
【主治】头痛、目眩、面瘫、三叉神经痛、眼科疾病
【功效】疏风清热,通经活络,益气明目
【说明】属足少阳胆经

头临泣
【定位】阳白穴直上,入发际0.5寸处,当神庭穴与头维穴之间取穴
【主治】头痛、目疾、鼻塞、脑血管意外、小儿惊厥
【功效】疏风清热,清头明目,宣通鼻窍
【说明】属足少阳胆经

风池
【定位】在项后,与风府穴相平,当胸锁乳突肌与斜方肌上端之间的凹陷中取穴
【主治】感冒、头痛、失眠、眩晕、高血压、结膜炎、近视、青光眼、视神经萎缩、脑溢血、落枕、足跟痛
【功效】疏风清热,醒脑开窍
【说明】属足少阳胆经

睛明
【定位】在目内眦的外上方凹陷中取穴
【主治】结膜炎、斜视、近视、青光眼、视神经炎、视网膜炎、视神经萎缩、精神病幻视等眼病、遗尿、尿崩症、急性腰扭伤、呃逆
【功效】疏风清热,通络明目
【说明】属足太阳膀胱经

攒竹
【定位】眉毛内侧端,眶上切迹处取穴
【主治】头痛,目眩、三叉神经痛、面瘫、结膜炎、近视、泪囊炎、鼻炎、腰背肌扭伤
【功效】疏风清热,通络明目
【说明】属足太阳膀胱经

通天
【定位】承光穴后1.5寸,督脉旁开1.5寸取穴
【主治】头顶痛、眩晕、鼻塞、鼻衄、鼻炎、支气管炎、支气管哮喘、中风后遗症、三叉神经痛、面神经麻痹
【功效】疏风清头,通利鼻窍
【说明】属足太阳膀胱经

天柱
【定位】在后发际上0.5寸,平哑门穴,当斜方肌的外侧缘
【主治】头痛、目眩、落枕、结膜炎、视网膜出血、青光眼、颈椎病、腰扭伤、失眠、健忘、鼻塞、咽喉肿痛
【功效】疏风清头,通经活络
【说明】属足太阳膀胱经

天突
【定位】胸骨上窝正中
【主治】咳嗽、哮喘、胸中气逆、咽喉肿痛、失语、喉头痉挛、义气管扩张、肺炎
【功效】理气散结,清肺利咽
【说明】属任脉

廉泉
【定位】喉结上方,当舌骨上缘凹陷中
【主治】舌下肿痛、中风失语、口舌生疮、喉痹、舌咽困难、咳嗽、哮喘
【功效】清热化痰,开窍利喉舌
【说明】属任脉

承浆
【定位】在颏唇沟正中凹陷处
【主治】口眼㖞斜、面肿、齿痛、口舌生疮、小儿厌食症
【功效】祛风通络,疏调任督
【说明】属任脉

哑门
【定位】在第 1.2 颈椎之初,约当后发际上 0.5 寸
【主治】舌强不语、喑哑、癫痫、中风昏厥、头重、头痛颈项强急、脊强反折、脑血管意外、癔病、精神分裂症、大脑发育不全、颈椎病
【功效】醒神开窍,开音止痛
【说明】属督脉

风府
【定位】在枕骨粗隆直下入后发际 1 寸,两侧斜方肌之间凹陷中
【主治】癫狂、痫症、中风不语、半身不遂、眩晕、咽喉肿痛、发热、头痛、急慢性支气管炎、支气管哮喘、咽喉炎
【功效】醒神清脑,熄风开窍
【说明】属督脉

后顶
【定位】强间穴上 1.5 寸
【主治】头痛、眩晕、项强、癫狂、痫症、失眠
【功效】散风通络,宁心安神
【说明】属督脉

百会
【定位】在后发际上 7 寸,约当两耳尖连线中点
【主治】头痛、眩晕、惊悸、健忘、中风不语、癔病、昏厥、癫狂、痫证、脱肛、子宫脱垂
【功效】升阳益气,平肝熄风,醒脑宁神,清热开窍
【说明】属督脉

前顶
【定位】百会穴前 1.5 寸
【主治】头顶痛、鼻渊、癫痫、眩晕、小儿惊风、高血压病
【功效】平肝潜阳,清热熄风
【说明】属督脉

囟会
【定位】百会穴前 3 寸,入前发际 2 寸
【主治】头痛、眩晕、鼻渊、小儿惊厥、面赤暴肿、神经官能症
【功效】平肝潜阳,镇惊安神
【说明】属督脉

上星
【定位】头部正中线,入前发际 1 寸
【主治】头痛、眩晕、目赤肿痛、鼻渊、癫痫、角膜炎
【功效】清肝明目,宣通鼻窍
【说明】属督脉

神庭
【定位】头部正中线,入前发际 0.5 寸
【主治】头痛、眩晕、癫痫、鼻渊、目赤肿痛、神经官能症、精神病、脑血管意外后遗症、结膜炎
【功效】清肝明目,熄风止痉,通窍安神
【说明】属督脉

水沟
【定位】在人中沟的上 1/3 与下 2/3 交

界处
【主治】昏迷、昏厥、暑病、痫狂、牙关紧闭、挫闪腰痛
【功效】开窍启闭,苏厥救逆,清热化痰,宁神镇痛
【说明】属督脉

四神聪
【定位】在头顶部,当百会前后左右各1寸,共4穴
【主治】偏正头痛、中风、眩晕、癫痫、精神病、神经官能症、癔病、脏躁
【功效】明目宁心,疏风通络
【说明】属经外奇穴

鱼腰
【定位】在额部,瞳孔直上,眉毛中
【主治】屈光不正、眶上神经痛、急性结膜炎、眼肌麻痹、青少年假性近视
【功效】清肝明目,通络止痛
【说明】属经外奇穴

颈百劳
【定位】在项部,当大椎直上2寸,后正中线旁开1寸
【主治】颈淋巴结核、鼻出血
【功效】通经散结,止咳平喘
【说明】属经外奇穴

安眠
【定位】翳风穴与风池穴连线的中点
【主治】失眠、眩晕、头痛、心悸、癫狂
【功效】宁心安神
【说明】属经外奇穴

翳明
【定位】翳风穴后1寸
【主治】近视、远视、早期白内障、青光眼、视神经萎缩、耳鸣、失眠、神经性头痛、眩晕、精神病、腮腺炎
【功效】充耳明目
【说明】属经外奇穴

2. 胸腹部
中府
【定位】在胸前臂的外上方,肩胛骨喙状突内侧之下方,距任脉6寸
【主治】咳嗽、气喘、胸痛、咽喉肿痛、肋间神经痛、肺炎、支气管炎
【功效】宽胸理气,清热宣肺
【说明】属手太阴肺经

云门
【定位】中府上1寸
【主治】咳嗽、气喘、胸痛、肩背痛、颈淋巴结炎、心绞痛、肺炎
【功效】宽胸理气,清热宣肺
【说明】属手太阴肺经

气舍
【定位】锁骨内侧端之上缘,当胸锁乳突肌的胸骨头与锁骨头之间取穴
【主治】咽喉肿痛、哮喘、呃逆、甲状腺肿、颈淋巴结核、消化不良、食道炎、颈椎病
【功效】清肺利咽,理气化痰,散结降逆
【说明】属足阳明胃经

缺盆
【定位】乳中线直上,在锁骨上窝正中取穴
【主治】咳嗽气喘、咽喉肿痛、缺盆中痛、甲状腺肿大、膈肌痉挛、胸膜炎
【功效】清热利咽,理气化痰,清热散结,疏经活络
【说明】属足阳明胃经

屋翳
【定位】在乳中线上，第二肋间隙中
【主治】支气管炎、哮喘、肺脓疡、支气管扩张、胸肋胀痛、乳腺炎
【功效】宽胸理气，清热化痰
【说明】属足阳明胃经

膺窗
【定位】在乳中线上，第三肋间隙中
【主治】咳嗽、气喘、胸肋胀痛、乳腺炎、肺气肿
【功效】宽胸理气，清热化痰
【说明】属足阳明胃经

乳根
【定位】乳头直下，在第五肋间隙中
【主治】咳喘、胸痛、乳汁少、乳腺炎、肋间神经痛
【功效】宽胸理气，活络通乳
【说明】属足阳明胃经

梁门
【定位】在脐上 4 寸，前正中线旁开 2 寸
【主治】胃痛、呕吐、食欲不振、大便溏薄
【功效】理气和胃，消积化滞
【说明】属足阳明胃经

关门
【定位】脐上 3 寸，前正中线旁开 2 寸
【主治】腹痛、腹胀、食欲不振、泄泻、水肿
【功效】健脾和胃，理气化湿，利水止泻
【说明】属足阳明胃经

太乙
【定位】脐上 2 寸，前正中线旁开 2 寸
【主治】胃痛、消化不良、精神分裂症癔病、癫痫
【功效】调理肠胃，宁心安神
【说明】属足阳明胃经

滑肉门
【定位】在脐上 1 寸，前正中线旁开 2 寸
【主治】胃痛、呕吐、精神分裂症、舌炎、舌下腺炎
【功效】调理胃肠，止呕豁痰，宁心安神
【说明】属足阳明胃经

天枢
【定位】脐旁 2 寸
【主治】急慢性肠炎、菌痢、急性肠麻痹、癔病、癫痫便秘、水肿、胆囊炎、肝炎、痛经、子宫内膜炎、功能性子宫出血
【功效】健脾和胃，行气活血
【说明】属足阳明胃经

外陵
【定位】天枢下 1 寸，前正中线旁开 2 寸
【主治】腹痛、腹泻、疝气、痛经、阑尾炎
【功效】调经止痛，和理肠胃，理气活血
【说明】属足阳明胃经

水道
【定位】天枢下 3 寸
【主治】尿潴留、尿路感染、肾炎、疝气、痛经、盆腔炎、子宫肌瘤
【功效】温经散寒，理气调血，通利三焦
【说明】属足阳明胃经

归来
【定位】脐下 4 寸，任脉旁开 2 寸
【主治】痛经、盆腔炎、子宫脱垂、月经不调、睾丸炎、阳痿、疝气
【功效】温经散寒，理气活血
【说明】属足阳明胃经

气冲
【定位】脐下 5 寸，任脉旁开 2 寸
【主治】泌尿系感染、前列腺炎、睾丸炎、痛经、月经不调、功能性子宫出血、不孕症、疝气

【功效】温经散寒,理气活血,调补冲任
【说明】属足阳明胃经

渊腋
【定位】腋中线上,第四肋间隙中取穴
【主治】胸满、肋间神经痛、腋窝淋巴结炎、臂痛不举
【功效】理气宽胸,疏经活络
【说明】属少阳胆经

日月
【定位】在乳头下方,当第七肋间隙中取穴
【主治】胁肋疼痛、黄疸、呕吐吞酸、呃逆、胃炎、胆囊炎、肝炎
【功效】疏肝利胆,降逆和中
【说明】属足少阳胆经

府舍
【定位】在冲门外上方0.7寸,任脉旁开4寸处取穴
【主治】腹痛、疝气、阑尾炎、便秘、盆腔炎、睾丸炎
【功效】健脾理气,疏肝止痛
【说明】属足太阴脾经

腹结
【定位】在府舍上3寸,距任脉4寸
【主治】腹痛、疝痛、腹泻、便秘
【功效】温经散寒,行气活血,理气降逆
【说明】属足太阴脾经

大横
【定位】在脐旁4寸
【主治】腹泻、便秘、腹痛、阑尾炎、癔病
【功效】调理肠胃,行气通腑
【说明】属足太阴脾经

食窦
【定位】前正中线旁开6寸,当第五肋间取穴
【主治】肋间神经痛、胸膜炎、气管炎、肝炎、胃炎
【功效】宽胸利膈,理气和中,健运脾胃
【说明】属足太阴脾经

周荣
【定位】前正中线旁开6寸,当第二肋间
【主治】胸胁胀痛、咳嗽、气喘、食道炎、乳腺炎
【功效】宽胸理气,宣肺化痰
【说明】属足太阴脾经

大包
【定位】在腋中线上,第六肋间隙中取穴
【主治】胸胁痛、咳嗽、气喘、全身疼痛、四肢无力
【功效】宽胸理气,疏经通络,束骨强筋
【说明】属足太阴脾经

急脉
【定位】气冲穴之外下方,当耻骨联合下缘中点旁开2.5寸处取穴
【主治】睾丸肿痛、子宫脱垂、少腹痛、尿道炎、股内侧
【功效】疏肝理气,通络止痛
【说明】属足厥阴肝经

章门
【定位】在第十一肋骨游离端下缘处
【主治】黄疸、胁痛、肝脾肿大、消化不良、呕吐、腹泻
【功效】健脾疏肝,化积消滞
【说明】属足厥阴肝经

期门
【定位】锁骨中线上,当第六肋间隙取穴
【主治】黄疸、胁痛、乳腺炎、呕吐、泛酸
【功效】疏肝理气,健脾和胃
【说明】属足厥阴肝经

大赫
【定位】中极穴旁开 0.5 寸
【主治】外生殖器痛、子宫脱垂、遗精、盆腔炎、月经不调、痛经、阳痿、睾丸炎、早泄
【功效】调补肝肾,清利下焦
【说明】属足少阴肾经

气穴
【定位】关元穴旁开 0.5 寸
【主治】月经不调、白带、不孕症、尿潴留、泄泻、痢疾
【功效】补肾暖宫,清利下焦
【说明】属足少阴肾经

四满
【定位】石门穴旁开 0.5 寸
【主治】月经不调、白带、小腹痛、遗精、疝痛、便秘
【功效】调经利水,理气消痛,滋肝补肾
【说明】属足少阴肾经

神封
【定位】在第四肋间隙中,前正中线旁 2 寸
【主治】咳嗽、气喘、胸胁支满、乳腺炎、心动过速、肺炎
【功效】宽胸理气,和胃降逆
【说明】属足少阴肾经

俞府
【定位】在锁骨下缘,任脉旁开 2 寸
【主治】咳喘、胸痛、呕吐、肺气肿
【功效】宽胸理气,降逆平喘
【说明】属足少阴肾经

曲骨
【定位】前正中线上,耻骨联合上缘
【主治】小便不利、遗尿、遗精、月经不调、赤白带下、痛经、少腹胀满、阳痿、前列腺炎、盆腔炎

【功效】补肾利尿,调经止带
【说明】属任脉

中极
【定位】前正中线上,脐下
【主治】小便不利、遗尿、月经不调、痛经、带下、产后恶露不止、水肿、不孕症、功能性能子宫出血、阳痿、早泄
【功效】助阳利水,调经止带
【说明】属任脉

关元
【定位】前正中线上,脐下 3 寸
【主治】月经不调、痛经、遗精、阳痿、遗尿、痢疾、脱肛、便血、身体虚弱、虚脱、肾阳衰惫、子宫内膜炎、功能性子宫出血
【功效】培元固本,补益下焦
【说明】属任脉

气海
【定位】前正中线上,脐下 1.5 寸
【主治】脘腹胀满、痢疾、腹泻、月经不调、痛经、遗精、阴瘙、身体虚弱、肾阳衰惫、支气管哮喘、胃炎、虚脱、心绞痛
【功效】益肾固精,调理冲任,升阳补气
【说明】属任脉

水分
【定位】前正中线上,脐上 1 寸
【主治】腹痛、腹胀、肠鸣、泄泻、水肿、腹水、肾炎、膀胱炎
【功效】健脾化湿,利水消肿
【说明】属任脉

下脘
【定位】前正中线上,脐上 2 寸
【主治】胃痛、呕吐、食谷不化、肠鸣、泄泻、贲门痉挛

【功效】温胃散寒,理气散结
【说明】属任脉

建里
【定位】前正中线上,脐上3寸
【主治】胃痛、呕吐、腹胀、消化不良、痢疾、肾炎
【功效】健脾和胃,消积化滞
【说明】属任脉

中脘
【定位】前正中线上,脐上4寸
【主治】胃痛、呕吐、呃逆、食谷不化、肠鸣、泄泻、便秘、慢性肝炎、胆囊炎、支气管哮喘、癔病、精神分裂症
【功效】健脾和胃,消积化滞,理气止痛
【说明】属任脉

上脘
【定位】前正中线上,脐上5寸
【主治】胃脘疼痛、腹胀、呕吐、消化不良、泄泻、胆囊炎、心绞痛、癫痫
【功效】健脾和胃,降逆和中,理气化湿
【说明】属任脉

巨阙
【定位】前正中线上,脐上6寸
【主治】癫狂、病症、心悸、健忘、胃痛、呃逆、支气管炎、支气管哮喘、胸膜炎、肝炎、胃炎、肠炎
【功效】宁心化痰,理气和胃
【说明】属任脉

鸠尾
【定位】胸骨剑突下,当脐上7寸
【主治】支气管哮喘肺气肿、心痛、心悸、癫狂、胃痛、呕吐、呃逆、胃溃疡、咽炎、扁桃体炎、癔病、精神分裂症
【功效】和胃降逆,清心化痰,宽胸宁神
【说明】属任脉

膻中
【定位】胸骨中线上,平第4肋间隙正当两乳之间
【主治】咳嗽、气喘、胸痹、心痛、心悸、心烦、产妇少乳、乳腺炎、肋间神经痛、食道炎
【功效】宽胸利膈,理气活血
【说明】属任脉

玉堂
【定位】平第3肋间的胸骨中线上
【主治】胸痛、咳嗽、支气管哮喘、乳腺炎
【功效】宽胸理气,活络止痛
【说明】属任脉

紫宫
【定位】平第2肋间的胸骨中线上
【主治】咳嗽、气喘、胸胁支满、呕吐、饮食不下、肺结核、肺癌、胃溃疡
【功效】理气宽胸,降逆通络
【说明】属任脉

华盖
【定位】平第1肋间隙的胸骨中线上
【主治】咳嗽、气喘、胸胁痛、咽肿、肺气肿、胸膜炎、咽炎、扁桃体炎、喉炎
【功效】宽胸理气,清肺利咽
【说明】属任脉

璇玑
【定位】前正中线,胸骨柄中央,天突下1寸
【主治】咳嗽、气喘、胸痛、咽喉肿痛、食道痉挛、贲门痉挛
【功效】宽胸理气,止咳利咽
【说明】属任脉

子宫
【定位】在下腹部,当脐中下4寸,中极旁开3寸
【主治】月经不调、痛经、功能性子宫出血、子宫脱垂、妇女不孕症、肾盂肾炎、膀胱炎、睾丸炎、阑尾炎
【功效】调经理血,升提下陷
【说明】属经外奇穴

3. 背部

肩井
【定位】在大椎与肩峰连线的中点
【主治】颈椎病、落枕、颈淋巴结结核、中风偏瘫、牙痛、乳腺炎、滞产、功能性子宫出血、小儿肌性斜颈、诸虚百损
【功效】疏经活络,理气豁痰
【说明】属足少阳胆经

曲垣
【定位】在肩胛冈内上端凹陷处,约当俞与第二胸椎棘突连线的中点取穴
【主治】肩胛拘挛疼痛
【功效】舒筋活络
【说明】属手太阳小肠经

大杼
【定位】在第一胸椎棘突下的陶道旁1.5寸
【主治】感冒、咽炎、支气管哮喘、支气管炎、增生性脊柱炎、风湿性关节炎、落枕、颈椎病、麦粒肿
【功效】祛风解表,疏调筋骨,宣肺降逆
【说明】属足太阳膀胱经

风门
【定位】在第二胸椎棘突下,旁开1.5寸
【主治】感冒、咳嗽、气喘、慢性鼻炎、胸背部疾病
【功效】宣肺解表,疏风清热
【说明】属足太阳膀胱经

肺俞
【定位】在第三胸椎棘突下,督脉旁开1.5寸
【主治】咳嗽、气喘、肺炎、肺结核、胸膜炎、咽喉肿痛、鼻塞、肺气肿、百日咳、颈淋巴结结核、肾炎及背部疾病
【功效】养阴清热,调理肺气
【说明】属足太阳膀胱经

厥阴俞
【定位】在第四胸椎棘突下,督脉旁开1.5寸
【主治】心绞痛、心律不齐、胸痛、咳嗽、神经衰弱、呕吐、胃炎
【功效】疏通心脉,宽胸理气
【说明】属足太阳膀胱经

心俞
【定位】在第五胸椎棘突下,督脉旁开1.5寸
【主治】心绞痛、心律不齐、心动过速或过缓、肋间神经痛、精神病、痛证、失眠、健忘
【功效】养血宁心,理气止痛,通络宽胸
【说明】属足太阳膀胱经

督俞
【定位】在第六胸椎棘突下,督脉旁开1.5寸
【主治】心绞痛、心动过速、心肌炎、腹胀、腹痛、肠鸣、呃逆
【功效】理气宽胸
【说明】属足太阳膀胱经

膈俞
【定位】在第七胸椎棘突下,至阳穴旁开1.5寸取穴

【主治】慢性出血性疾病如吐血、鼻出血、贫血、急性胆道感染、呃逆、咳嗽、哮喘、潮热、盗汗、皮肤病、膈肌痉挛、胃炎、溃疡病、食道癌、胃癌、肝炎、头痛
【功效】宽胸降逆,理气化淤
【说明】属足太阳膀胱经

肝俞
【定位】在第九胸椎棘突下,督脉旁开1.5寸
【主治】胁痛、黄疸、肝炎、肝硬化、胆石症、吐血、衄血、结膜炎、失眠、近视、夜盲、脊背痛
【功效】疏肝理气,养血明目,潜阳熄风
【说明】属足太阳膀胱经

胆俞
【定位】在第十胸椎棘突下,督脉旁开1.5寸
【主治】胆囊炎、胆石症、胆道蛔虫症、肝炎、肝硬化、胃炎、溃疡病、失眠、癔病、呕吐、腰背痛
【功效】疏肝利胆,理气解郁,调和脾胃
【说明】属足太阳膀胱经

脾俞
【定位】在第十一胸椎棘突下,督脉旁开1.5寸
【主治】胁痛、黄疸、胃炎、溃疡病、消化不良、胃下垂、慢性腹泻、进行性肌营养不良、肝脾肿大、贫血、浮肿、失眠、便血、月经不谓、功能性子宫出血
【功效】健脾利湿,益气和中
【说明】属足太阳膀胱经

胃俞
【定位】在第十二胸椎棘突下,督脉旁开1.5寸
【主治】胃炎、胃溃疡、进行性肌营养不良、痢疾、肝炎、糖尿病、消化不良、慢性腹泻
【功效】理气和胃,化湿消滞
【说明】属足太阳膀胱经

三焦俞
【定位】在第一腰椎棘突下,督脉旁开1.5寸
【主治】腹泻、胃炎、肠炎、水肿、痢疾、便秘、遗精、肾炎、尿路感染、遗尿、腰脊强痛、失眠、眩晕
【功效】通利三焦,疏调水道
【说明】属足太阳膀胱经

肾俞
【定位】在第二腰椎棘突下,督脉旁开1.5寸
【主治】遗精、阳痿、遗尿、尿路感染、尿潴留、月经不调、耳鸣、耳聋、失眠、眩晕、慢性腹泻、慢性腰背痛
【功效】滋阴壮阳,补肾益气,利水消肿
【说明】属足太阳膀胱经

气海俞
【定位】在第三腰椎棘突下,督脉旁开1.5寸
【主治】痛经、月经不调、遗精、阳痿、腰痛、坐骨神经痛、中风后遗症、小儿麻痹后遗症、末梢神经炎、重症肌无力、痔疮
【功效】培补元气,壮腰强膝
【说明】属足太阳膀胱经

大肠俞
【定位】在第四腰椎棘突下,督脉旁开1.5寸
【主治】消化不良、肠炎、便溏、痢疾、痔疮、脱肛、急慢性腰痛、坐骨神经痛
【功效】通肠利腑,强壮腰膝

【说明】属足太阳膀胱经

关元俞
【定位】在第五腰椎棘突下,督脉旁开1.5寸
【主治】腰痛、肠炎、尿路感染、遗尿、糖尿病、阳痿、痛经
【功效】壮阳补肾,调理下焦
【说明】属足太阳膀胱经

小肠俞
【定位】平第一骶后孔,后正中线旁开1.5寸
【主治】腰痛、遗尿、遗精、肠炎、痢疾、盆腔炎、阴道炎
【功效】通肠利腑,清热利湿
【说明】属足太阳膀胱经

膀胱俞
【定位】平第二骶后孔,后正中线旁开1.5寸
【主治】泌尿系统疾病、遗精、阳痿、肠炎、便秘、腰骶痛
【功效】通调膀胱,清热利湿
【说明】属足太阳膀胱经

白环俞
【定位】平第四骶后孔,后正中线旁开1.5寸
【主治】盆腔炎、阴道炎、疝气、遗精、月经不调、腰腿痛
【功效】温补下元,调理气血
【说明】属足太阳膀胱经

上髎
【定位】第一骶后孔中
【主治】腰痛、月经不调、盆腔炎、阴道炎、尿路感染、肠炎
【功效】补肾壮腰,通经活血
【说明】属足太阳膀胱经

次髎
【定位】第二骶后孔中
【主治】痛经、月经过多、盆腔炎、尿路感染、尿潴留、遗精、阳痿、腰骶痛
【功效】补肾壮腰,通经活血
【说明】属足太阳膀胱经

中髎
【定位】第三骶后孔中
【主治】腰骶痛、坐骨神经痛、月经不调、盆腔炎、尿路感染、腹泻
【功效】壮腰补肾,调经止痛
【说明】属足太阳膀胱经

下髎
【定位】第四骶后孔中
【主治】小腹痛、腰痛、尿路感染、肠炎、痢疾
【功效】壮腰补肾,调经止痛,通调二便
【说明】属足太阳膀胱经

膏肓
【定位】第四胸椎棘突下旁开3寸,当肩胛骨脊柱缘取穴
【主治】咳嗽、气喘、肺结核、潮热、贫血、慢性胃炎、肩胛痛
【功效】养阴清肺,补虚益损
【说明】属足太阳膀胱经

膈关
【定位】第七胸椎棘突下,督脉旁开3寸
【主治】呃逆、呕吐、膈肌痉挛、肋间神经痛、肩背痛
【功效】和胃降逆,宽胸利膈
【说明】属足太阳膀胱经

意舍
【定位】第十一胸椎棘突下,督脉旁开3寸
【主治】胃炎、胃溃疡、消化不良、呕

吐、泄泻、背痛
【功效】健脾和胃，化湿消滞
【说明】属足太阳膀胱经

胃仓
【定位】第十二胸椎棘突下，督脉旁开3寸
【主治】脊背痛、胃痛、呕吐、腹胀、水肿、便秘
【功效】健脾和胃，理气消滞
【说明】属足太阳膀胱经

志室
【定位】第二腰椎棘突下，督脉旁开3寸
【主治】遗精、阳痿、月经不调、遗尿、腰痛
【功效】补肾益精，通阳调经
【说明】属足太阳膀胱经

胞肓
【定位】平第二骶后孔，督脉旁开3寸
【主治】腰痛、坐骨神经痛、肠鸣、腹胀、尿潴留、膀胱炎、尿道炎
【功效】通利下焦
【说明】属足太阳膀胱经

秩边
【定位】骶管裂孔旁开3寸
【主治】中风偏瘫、坐骨神经痛、腰扭伤、梨状肌综合征进行性肌营养不良、膀胱炎、尿道炎
【功效】温通下焦，强壮腰膝
【说明】属足太阳膀胱经

腰阳关
【定位】在第四腰椎脊突下
【主治】腰骶疼痛、下肢痿痹、月经不调、赤白带下、便血、遗精、阳痿
【功效】补肾强腰，增补下元，调经通络
【说明】属督脉

命门
【定位】在第二腰椎棘突下
【主治】腰痛、坐骨神经痛、慢性腹泻、遗精、阳痿、痛经、月经不调、白带、子宫内膜炎、盆腔炎、遗尿、肾炎、癫痫
【功效】补肾强阳，调经止带，舒筋活络
【说明】属督脉

脊中
【定位】在第十一胸椎棘突下
【主怡】腹泻、痢疾、肝炎、黄疸、腰脊强痛、痔疮、脱肛、便血、癫痫
【功效】调理肠胃，益肾宁神
【说明】属督脉

筋缩
【定位】在第九胸椎棘突下
【主治】癫痫、腰脊痛、胃痛、黄疸
【功效】舒筋缓急，镇惊熄风、健脾和中、清热利湿、宽胸理气
【说明】属督脉

灵台
【定位】在第六胸椎棘突下
【主治】咳嗽、气喘、项强、身热、疮疡、背痛
【功效】清热解毒，宣肺解表
【说明】属督脉

神道
【定位】在第五胸椎棘突下
【主治】惊悸、怔忡、失眠、健忘、癫痫、咳嗽、气喘
【功效】养心宁神，熄风止痉，清热通络
【说明】属督脉

身柱
【定位】在第三胸椎棘突下
【主治】咳嗽、气喘、肺结核、百日咳、身热头痛、癫狂、病症、精神分

裂症
【功效】清热定惊,宣肺止咳,宁心镇痉
【说明】属督脉

大椎
【定位】在第七颈椎与第一胸椎棘突间
【主治】发热、疟疾、中暑、咳嗽、哮喘、肺结核、肺气肿、肝炎、血液病、湿疹、瘫痪、骨蒸潮热、肩背背痛、癫痫、身体虚弱、气血不足
【功效】疏风清热,解表散寒,熄风止痉,肃肺宁心
【说明】属督脉

定喘
【定位】在背部,当第七颈椎棘突下,旁开0.5寸
【主治】落枕、咳嗽、支气管哮喘、荨麻疹
【功效】平喘止咳、通宣理肺
【说明】属经外奇穴

结核穴
【定位】大椎旁开3.5寸
【主治】肺结核及其他结核病
【功效】滋肺抗疲劳
【说明】属经外奇穴

夹脊(又名华佗夹脊)
【定位】在背腰部,当第一胸椎至第五腰椎棘突下两侧,后正中线旁开0.5寸,一侧17穴
【主治】脑血管意外后遗症、脊柱炎、脊髓空洞症、支气管炎、支气管哮喘、神经官能症、肺结核、肋间神经痛、背腰疼痛
【功效】调理脏腑,通利关节
【说明】属经外奇穴

痞根
【定位】在腰部,当第一腰椎棘突下,旁开3.5寸
【主治】痞块不愈者
【功效】行气消痞,导滞化瘀
【说明】属经外奇穴

腰奇
【定位】在骶部,当尾骨端直上2寸,骶角之间凹陷中
【主治】癫痫、头痛、失眠、便秘
【功效】镇惊止痛,熄风祛痰
【说明】属经外奇穴

4. 上肢部

天府
【定位】平腋前皱襞上端下3寸,肱二头肌桡侧缘
【主治】支气管炎、支气管哮喘、鼻衄、甲状腺肿大、上臂内侧痛
【功效】清热宣肺,疏经活络
【说明】属手太阴肺经

侠白
【定位】天府下1寸,肱二头肌桡侧缘
【主治】咳嗽、气短、胸痛、上臂内侧痛、胃炎
【功效】调理肺气,行气活血
【说明】属手太阴肺经

尺泽
【定位】肘横纹上,肱二头肌腱的桡侧缘
【主治】咳嗽、气喘、咯血、咽喉肿痛、支气管炎、肘臂挛痛、急性胃肠炎、乳腺炎、腰扭伤、百日咳
【功效】清热调肺,疏经通络,降逆利水
【说明】属手太阴肺经

孔最
【定位】在尺泽与太渊的连线上,距腕横纹上7寸
【主治】咳嗽、气喘、咯血、咽喉肿痛、失音、热病见汗、痔疮

【功效】调理肺气,清热止血
【说明】属手太阴肺经

列缺
【定位】在桡骨茎突上方,腕横纹上1.5寸,简便定位法,两虎口交叉,当食指尖端处是穴
【主治】头痛、咳嗽、鼻塞、喉痛、手腕痛、口眼㖞斜、项强、遗尿、尿潴留
【功效】宣肺理气,疏风解表,通经活络,利咽快膈
【说明】属手太阴肺经

经渠
【定位】腕横纹上1寸,当桡骨茎突内侧桡动脉之间
【主治】咳嗽、气喘、肺炎、发热、胸痛、咽喉肿痛、手腕痛
【功效】宣肺理气,疏风解表,疏经活络
【说明】属手太阴肺经

大渊
【定位】腕横纹上,桡动脉的桡侧
【主治】咳嗽、咯血、无脉症、喉痛、腕痛、心动过速、肺炎、扁桃体炎、肋间神经痛
【功效】清热宣肺,止咳利咽,疏经通络
【说明】属手太阴肺经

鱼际
【定位】在第一掌骨中点,赤白肉际处
【主治】发热、咳嗽、咳血、失音、咽喉肿痛、手腕疼痛、感冒、支气管炎、支气管哮喘、自汗、盗汗、乳腺炎
【功效】宣肺解表,清热利咽,疏经通络
【说明】属手太阴肺经

少商
【定位】拇指桡侧,距指甲角约0.1寸

【主治】咽喉肿痛、发热、支气管炎、支气管哮喘、腮腺炎、昏迷、休克、精神病
【功效】清热利咽,开窍苏厥
【说明】属手太阴肺经

曲泽
【定位】在肘横纹上,肱二头肌腱的尺侧缘,微屈肘取穴
【主治】心绞痛、心悸、胃痛、呕吐、热病痉挛、肘臂痛
【功效】清热宁心,疏经活络,降逆止呕
【说明】属手厥阴心包经

郄门
【定位】腕横纹上5寸,在桡侧腕屈肌腱与掌长肌腱之间
【主治】心绞痛、心动过速或过缓、心律不齐、风湿性心脏病、精神病、上肢内侧疾病、乳腺炎、胸膜炎、癔病
【功效】宁心安神,调和气血,疏经活络
【说明】属手厥阴心包经

间使
【定位】腕横纹上3寸,桡侧腕屈肌腱与掌长肌腱之间
【主治】心动过速、心律不齐、心绞痛、精神病、痫证、胃痛、呕吐、疟疾
【功效】清热宁心,疏经活络
【说明】属手厥阴心包经

内关
【定位】腕横纹上2寸,桡侧腕屈肌腱与掌长肌之间
【主治】心动过速或过缓、心绞痛、心律不齐、胃痛、呕吐、呃逆、失眠、精神病、痫证、中风、偏瘫、无脉症、肘臂挛痛
【功效】宁心安神,理气和胃
【说明】属手厥阴心包经

大陵
【定位】腕横纹正中,当桡侧腕屈肌腱与掌长肌腱之间
【主治】心动过速、心绞痛、胃痛、呕吐、精神病、痫证、胸胁痛、腕关节痛、扁桃体炎
【功效】清热宁心,理气和胃,疏经活络
【说明】属手厥阴心包经

劳宫
【定位】第三掌骨的桡侧,自然屈指掘拳时,中指尖所达处
【主治】中风昏迷、中暑、心前区痛、精神分裂症、口疮、鹅掌风
【功效】清热开窍,宁心安神
【说明】属手厥阴心包经

中冲
【定位】在中指尖端
【主治】昏迷、发热、中暑、心绞痛、舌强、虚脱、脑出血、癫痫
【功效】清热开窍,宁心安神
【说明】属手厥阴心包经

少海
【定位】在肘横纹尺侧端与肱骨内上髁之间
【主治】心痛、暴喑、胁痛、精神病、痫证、肘臂痛、手抖、颈淋巴结结核
【功效】清心安神,疏经通络
【说明】属手少阴心经

通里
【定位】在尺侧腕屈肌腱的桡侧缘,腕横纹上1寸
【主治】瘴病、失语、心动过缓、心绞痛、下颌关节炎、肘臂疼痛
【功效】宁心安神,疏经通络,调理气血,通窍利舌
【说明】属手少阴心经

神门
【定位】在腕横纹上,当尺侧腕屈肌腱的桡侧
【主治】失眠、健忘、精神病、痫证、心动过速或过缓、心痛、癫痫
【功效】宁心安神,调理气血,疏经通络
【说明】属手少阴心经

少府
【定位】握拳时小指与无名指的指尖之间所对的掌心中,当第四五掌骨之间
【主治】心痛、冠心病、心律不齐、胸痛、阴痒、小便有利、遗尿、掌中热
【功效】清心安神,疏经活血
【说明】属手少阴心经

商阳
【定位】在食指桡侧缘,约距指甲角0.1寸
【主治】发热、咽喉肿痛、牙痛、腮腺炎、中风昏迷
【功效】清阳明热,宣肺利咽,开窍苏厥
【说明】属手阳明大肠经

二间
【定位】在第二掌指关节桡侧前缘,当赤白肉际处
【主治】鼻衄、牙痛、咽喉肿痛、面神经麻痹、麦粒肿、肩周炎
【功效】清阳明热,消肿止痛
【说明】属手阳明大肠经

三间
【定位】在第二掌指关节后桡侧凹陷中
【主治】牙痛、咽喉肿痛、急性结膜炎、表眼、鼻衄、泄泻、手指及手背肿痛、肩周炎
【功效】清阳明热,通调腑气

【说明】属手阳明大肠经

合谷
【定位】在第一、第二掌骨之间,约当第二掌骨桡侧之中点
【主治】感冒、头痛、面神经麻痹、目鼻口齿咽喉及颈部疾病、发热、无汗、盗汗、多汗、四肢抽搐、神经官能症、癔病、癫痫、中风偏瘫、腰扭伤、落枕、疟疾、湿疹、上肢病、滞产
【功效】清泄阳明,祛风解表,疏经镇痛,通络开窍
【说明】属手阳明大肠经

阳溪
【定位】在腕背横纹桡侧,拇指翘起时,当拇短伸肌腱与拇长伸肌腱之间的凹陷中
【主治】头痛、牙痛、扁桃体炎、鼻炎、耳鸣、耳聋、面神经麻痹、结膜炎、角膜炎、精神病、腕关节部疾病
【功效】清阳明热,疏风祛邪
【说明】属手阳明大肠经

偏历
【定位】侧腕屈肘,在阳溪与曲池的连线上,阳溪上3寸
【主治】鼻衄、牙痛、咽喉肿痛、耳聋、耳鸣、结膜炎、面神经麻痹、精神病
【功效】清泄阳明,通调水道
【说明】属手阳明大肠经

温溜
【定位】侧腕屈肘,在阳溪与曲池的连线上,阳溪上5寸
【主治】头痛、口腔炎、腮腺炎、舌炎、咽喉肿痛、肠炎、腹痛、痤疮、肩背酸痛

【功效】清泄阳明,调理胃肠
【说明】属手阳明大肠经

手三里
【定位】在阳溪与曲池的连线上,曲池下2寸
【主治】腹胀、吐泻、牙痛、肩周炎、网球肘、中风偏瘫、腮腺炎、颈椎综合征、面部疾病
【功效】疏经通络,清肠和胃
【说明】属于阳明大肠经

曲池
【定位】屈肘,在肘横纹桡侧端凹陷中,约当尺泽与肱骨外上髁连线之中点
【主治】发热、中暑、高血压、皮肤湿疹、荨麻疹、头面口咽部疾病、甲状腺肿大、上肢不遂、手肘无力、腹痛、吐泻
【功效】祛风解表,清热利湿,行气活血,调和气血
【说明】属手阳大肠经

肘髎
【定位】屈肘,在曲池外上方1寸,肱骨边缘取穴
【主治】肘臂疼痛麻木、中风偏瘫、肩周炎、肱骨外上髁炎、嗜睡
【功效】疏利关节
【说明】属手阳明大肠经

臂臑
【定位】在曲池上7寸,三角肌下端的上方,当曲池与肩髃的连线上
【主治】近视、青光眼、腋下淋巴结肿大、肩关节病、肩周炎、中风（上肢偏瘫）、颈淋巴结结核
【功效】疏经利节,明目止痛
【说明】属手阳明大肠经

肩髃
【定位】在肩峰前下方,当肩峰与肱骨大结节之间,上臂平举时,肩部出现两个凹陷,前方的凹陷就是此穴
【主治】肩关节及上肢疾病、荨麻疹、甲状腺肿、颈淋巴结核、中风偏瘫、高血压、肩周炎
【功效】疏经利节,理气化痰
【说明】属手阳明大肠经

关冲
【定位】在无名指尺侧,距指甲角约0.1寸
【主治】头痛、发热、结膜炎、喉痛、语言不利、耳鸣、耳聋、脑血管意外、小儿惊厥
【功效】疏风清热,醒神开窍
【说明】属手少阳三焦经

液门
【定位】在第四、第五指指缝间,指掌关节前凹陷中
【主治】头痛、结膜炎、喉痛、耳鸣、耳聋、疟疾、落枕、手臂痛
【功效】清热泻火,疏经活络
【说明】属手少阳三焦经

中渚
【定位】在手背第四、第五掌骨间,当液门后1寸,握拳取穴
【主治】耳聋、耳鸣、咽喉肿痛、头项肩背部疾病、结膜炎、视神经炎、头痛、肋间神经痛、腰痛、肩周炎、上肢瘫痪
【功效】散风清热,疏经活络
【说明】属手少阳三焦经

阳池
【定位】在手背腕横纹上,当指总伸肌腱尺侧凹陷中
【主治】感冒、耳聋、疟疾、糖尿病、咽喉肿痛、腕关节疾病、睾丸炎
【功效】散风清热,疏经活络
【说明】属手少阳三焦经

外关
【定位】阳池上2寸,当桡、尺两骨之间
【主治】发热、腮腺炎、肺炎、偏头痛、耳鸣、耳聋、目赤痛、面神经麻痹、落枕、中风瘫痪、腰扭伤、桡神经麻痹、胁痛、肘臂痛
【功效】祛邪清热,疏经活络
【说明】属手少阳三焦经

支沟
【定位】阳池穴上3寸,桡、尺两骨之间
【主治】暴喑、发热、胁肋及上肢外侧疾病、哮喘、心绞痛、产后乳汁分泌不足、腰扭伤、黄疸、便秘
【功效】清泄三焦,和解少阳,疏经活络,通利胸胁
【说明】属手少阳三焦经

三阳络
【定位】在阳池穴上4寸,桡、尺两骨之间
【主治】暴喑、耳聋、牙痛、中风偏瘫、上肢疼痛
【功效】清泄三焦,疏通经络
【说明】属手少阳三焦经

天井
【定位】在尺骨鹰嘴后上方,屈肘呈凹陷处
【主治】偏头痛、扁桃体炎、颈淋巴结核、荨麻疹、落枕、肘关节及周围软组织疾病
【功效】疏风清热,通络宁神
【说明】属手少阳三焦经

臑会
【定位】在肩髎与尺骨鹰嘴的连线上，当三角肌后缘
【主治】肩周炎、甲状腺肿、颈淋巴结核、目疾
【功效】软坚化痰，疏经利节
【说明】属手少阳三焦经

肩髎
【定位】在肩峰后下方，上臂平举时肩髃穴后寸许之凹陷中
【主治】肩周炎、中风瘫痪、高血压
【功效】散风祛湿，疏经利节
【说明】属手少阳三焦经

少泽
【定位】小指尺侧，去指甲角约0.1寸
【主治】头痛、发热、中风昏迷、乳汁少、乳腺炎、耳聋、结膜炎、白内障
【功效】清热开窍，泄热利咽，活络通乳
【说明】属手太阳小肠经

后溪
【定位】握拳，在第五指掌关节稍后侧方赤白肉际，纹头凹陷中
【主治】耳鸣、耳聋、痫症、疟疾、头项痛、面肌痉挛、落枕、癔病、荨麻疹、肩胛上肢尺侧疾病及急性腰扭
【功效】疏风清热，通经活络
【说明】属手太阳小肠经

阳谷
【定位】腕关节尺侧，当尺骨茎突与三角骨之间，赤白肉际处取穴
【主治】头痛、耳聋、耳鸣、牙痛、结膜炎、白内障、精神分裂症、上肢尺侧疾病、手腕痛
【功效】疏风清热，通经活络
【说明】属手太阳小肠经

支正
【定位】在腕上5寸，当阳谷与小海的连线上取穴
【主治】热病、头痛、舌痛、项强、糖尿病、精神分裂症、上肢尺侧疾病
【功效】疏风清热，通经活络，清心宁神
【说明】属手太阳小肠经

小海
【定位】屈肘，当尺骨鹰嘴骨内上髁之间取穴
【主治】头痛目眩、耳聋、耳鸣、精神分裂症、痫证、肩背项及上肢尺侧疾病
【功效】疏经通络，行气活血，散风清热
【说明】属手太阳小肠经

肩贞
【定位】肩关节后下方，当上臂内收时，在腋后纹头上1寸处
【主治】肩周炎、上肢痿痹、中风偏瘫、颈淋巴结结核
【功效】舒筋利节，通络散结
【说明】属手太阳小肠经

十宣
【定位】在手十指尖端，距指甲游离缘0.1寸，左右共10穴
【主治】休克、昏迷、高热、中暑、癫痫、癔病、小儿惊厥、手指麻木
【功效】泄热醒神，开窍止痉
【说明】属经外奇穴

八邪
【定位】在手背侧，微握掌，第1～第5指间，指蹼缘后方赤白肉际处，左右各8穴
【主治】牙痛，手指关节疾病、手指麻木、头痛、咽痛
【功效】祛邪通络，清热解毒
【说明】属经外奇穴

5. 下肢部

髀关
【定位】在髂前上棘与髌骨外缘的连线上,平臀横纹,与承扶穴相对处取穴
【主治】大腿前侧疾病、髋关节炎、下肢瘫痪、腹股沟淋巴结炎、重症肌无力
【功效】温经通络,散寒祛湿
【说明】属足阳明胃经

伏兔
【定位】髌骨上缘上6寸,当髂前上棘与髌骨外上缘的连线上定穴
【主治】下肢前面疾病、风湿性关节炎、股外侧皮神经炎、下肢瘫痪
【功效】温经活络,疏风祛湿,强腰益肾
【说明】属足阳明胃经

阴市
【定位】髌骨外上缘上3寸,当髂前上棘与髌骨外上缘的连线上定穴
【主治】膝关节酸痛、屈伸不利、下肢不遂、糖尿病
【功效】温经活络,疏风祛湿
【说明】属足阳明胃经

梁丘
【定位】在髌骨外上缘上2寸
【主治】胃痛、乳腺炎、膝关节及小腿前面疾病
【功效】疏经活络,理气和胃
【说明】属足阳明胃经

犊鼻
【定位】屈膝,在髌骨下方、髌韧带外侧凹陷中取穴
【主治】风湿性关节炎、髌上滑囊炎、下肢瘫痪、足跟痛、呕吐、黄疸、便秘
【功效】疏经利节,祛寒逐湿
【说明】属足阳明胃经

足三里
【定位】在犊鼻下3寸,距胫骨前嵴外侧一横指
【主治】胃痛、呕吐、腹泻、痢疾、肝胆疾病、失眠、高血压、高脂血症、冠心病、心绞痛、风湿热、支气管炎、支气管哮喘、肾炎、膀胱炎、阳痿、遗精、月经不调、功能性子宫出血、乳腺炎、荨麻疹、类风湿关节炎、休克、发热、下肢前面疾病。此外,还有防病保健和强壮作用
【功效】健脾和胃,消积化滞,调和气血通经络,培补元气
【说明】属足阳明胃经

上巨虚
【定位】在足三里下3寸
【主治】阑尾炎、痢疾、急慢性肠炎、肠麻痹、肝炎、肾炎、关节炎、胃溃疡及下肢部疾病
【功效】调理肠胃,通腑化滞,行气和血,起痿缓挛
【说明】属足阳明胃经

条口
【定位】上巨虚下2寸,距胫骨前嵴外横指
【主治】肩关节周围炎、腓肠肌痉挛、风湿性关节炎、腰扭伤、口噤不开。
【功效】疏经活络,祛风除湿
【说明】属足阳明胃经

下巨虚
【定位】上巨虚下3寸,距胫骨前嵴外侧一横指
【主治】急慢性肠炎、痢疾、疝气、下肢

疼痛、瘫痪、肋间神经痛、乳腺炎、精神病
【功效】调理肠腑,疏经活络
【说明】属足阳明胃经

丰隆
【定位】犊鼻下8寸,距胫骨前嵴外侧两横指
【主治】咳嗽痰多、哮喘、眩晕、精神病、痫证、下肢疾病、肝炎、便秘、落枕、肩周炎、关节炎、高血压病、高脂血症、中风后遗症、肥胖病、肾炎、膀胱炎、尿道炎、闭经、功能性子宫出血
【功效】化痰祛湿,疏经活络
【说明】属足阳明胃经

解溪
【定位】在足背的踝关节横纹中点,当拇长肌腱和趾长伸肌腱之间
【主治】头痛、下肢部及踝关节周围软组织疾病、眩晕、腹胀、便秘
【功效】调理肠胃,疏经活络
【说明】属足阳明胃经

陷谷
【定位】在第二、第三跖骨结合部之间的凹陷中取穴
【主治】面目浮肿、水肿、肠鸣腹痛、足背痛、胃炎、肾炎、结膜炎、胸膜炎
【功效】疏通经络,疏风利水
【说明】属足阳明胃经

内庭
【定位】在第二、第三跖趾关节前方的凹陷中
【主治】头痛、牙痛、三叉神经痛、腹痛、泄泻、痢疾、热病、足背肿痛、荨麻疹、痛经
【功效】清胃泄热,通络止痛

【说明】属足阳明胃经

厉兑
【定位】在第二趾外侧,距趾甲角约0.1寸处
【主治】失眠、胃病、咽喉肿痛、热病、面神经麻痹、鼻出血、鼻炎、扁桃体炎、肝炎、嗜睡
【功效】疏风清热,理气和胃,宁神苏厥
【说明】属足阳明胃经

环跳
【定位】侧卧屈股,在股骨大转子最高点与骶管裂孔的连线的外1/3与内2/3交接点处
【主治】坐骨神经痛、偏瘫、腰痛、下肢痿痹、膝踝肿痛、风疹
【功效】散风祛湿,舒筋利节,通经活络
【说明】属足少阳胆经

风市
【定位】大腿外侧,腘横纹水平线上7寸,直立垂手时,中指尖所达之处取穴
【主治】下肢瘫痪、股外侧皮神经炎、荨麻疹、头痛、耳鸣、耳聋、胁肋疼痛
【功效】散风祛湿,疏经活络
【说明】属足少阳胆经

阳陵泉
【定位】在腓骨小头前下方凹陷中取穴
【主治】肝脏及胆道疾病、胁肋痛、坐骨神经痛、高血压病、落枕、膝关节及下肢外侧疾病
【功效】疏肝利胆,清热利湿,舒筋利节
【说明】属足少阳胆经

光明
【定位】外踝尖直上5寸,当腓骨前缘
【主治】近视、夜盲、视神经萎缩、结膜

炎、偏头痛、腰扭伤、下肢外侧疾病

【功效】清肝明目,疏经活络

【说明】属足少阳胆经

阳辅

【定位】外踝上4寸,腓骨前缘

【主治】偏头痛、耳鸣、耳聋、目外眦痛、胸胁及下肢外侧疼痛、颈淋巴结核、疟疾

【功效】疏肝理气,通经活络

【说明】属足少阳胆经

悬钟

【定位】外踝尖上3寸,腓骨后缘

【主治】落枕、下肢外侧及踝关节疾病、胸胁痛、腰扭伤、头痛、扁桃体炎、鼻炎、鼻出血

【功效】疏肝理气,祛风止痛

【说明】属足少阳胆经

丘墟

【定位】外踝前下方,当趾长伸肌腱外侧凹陷处

【主治】胆道疾病、胁肋痛、腋淋巴结炎、颈部病、目赤肿痛、下肢外侧及踝关节疾病

【功效】疏肝理气,通经活络,祛风利节

【说明】属足少阳胆经

足临泣

【定位】在第四、第五跖骨结合部之间的凹陷处,当小趾伸肌腱外侧

【主治】偏头痛、眩晕、中风瘫痪、呼吸困难、月经不调、胎位不正、乳腺炎、胁肋痛、下肢外侧及足背疾病

【功效】疏肝利胆,清利头目,通经活络

【说明】属足少阳胆经

侠溪

【定位】在第四、第五跖趾关节前凹陷中

【主治】偏头痛、耳鸣、耳聋、胁肋痛、乳腺炎、闭经、骨神经痛、腋淋巴结炎

【功效】清热熄风,启闭开窍

【说明】属足少阳胆经

承扶

【定位】在臀横纹正中取穴

【主治】腰、骶、臀、股部疼痛、中风后遗症、痔疮、便秘

【功效】疏经活络

【说明】属足少阳胆经

殷门

【定位】在承扶下6寸,当承扶与委中的连线上

【主治】腰背痛、腰椎间盘突出症、肋间神经痛、坐骨神经痛、下肢瘫痪等疾病

【功效】疏经活络,壮腰脊,强筋骨

【说明】属足太阳膀胱经

委阳

【定位】腘横纹外侧端,股二头肌腱的内侧缘

【主治】肾炎、膀胱炎、乳糜尿、腰脊痛、腿足拘挛疼痛

【功效】舒筋利节,通利水道

【说明】属足太阳膀胱经

委中

【定位】腘窝横纹中央,当股二头肌腱和半腱肌腱之间

【主治】急性腰背痛、坐骨神经痛、下肢及膝关节疾病、中暑热痉挛、荨麻疹、风疹、牛皮癣、遗尿、尿潴留

【功效】舒筋利节,清热解毒

【说明】属足太阳膀胱经

承筋
【定位】当合阳与承山之间，于腓肠肌肌腹中央取穴
【主治】腰痛、痔疾、腓肠肌痉挛、脱肛
【功效】舒筋活络，升阳举气
【说明】属足太阳膀胱经

承山
【定位】在腓肠肌两侧肌腹下方，伸直小腿时，当肌腹下出现人字纹处
【主治】胃痉挛、痛经、坐骨神经痛、腰背痛、腹痛、痔疾、便秘、疝痛、腓肠肌痉挛
【功效】舒筋活络，清热疗痔
【说明】属足太阳膀胱经

飞扬
【定位】在承山穴外下方，当昆仑上7寸处取穴
【主治】腰背痛、下肢瘫痪、头项痛、痔疾、鼻疾、眩晕
【功效】散风解表，疏经活络，清热利湿
【说明】属足太阳膀胱经

昆仑
【定位】在跟腱与外踝之间，平外踝的中点取穴
【主治】头项疼痛、背腰下肢后面及踝关节疾病、过期不产、头痛、眩晕、鼻出血
【功效】舒筋活络，清利头目
【说明】属足太阳膀胱经

申脉
【定位】在外踝正下方凹陷中
【主治】头项疼痛、期痛、精神病、腰骶及下肢后面疾病
【功效】疏经活络，宁心安神
【说明】属足太阳膀胱经

金门
【定位】在申脉的前下方，当股骨外侧凹陷处
【主治】腰痛、外踝痛、下肢麻木、癫痫、小儿惊厥
【功效】疏经活络，宁神熄风
【说明】属足太阳膀胱经

大都
【定位】足拇趾内侧，第一跖趾关节前下方，赤白肉际处
【主治】胃痛、消化不良、腹泻、热病无汗、便秘
【功效】健脾和胃，理气化湿，清热解表
【说明】属足太阴脾经

公孙
【定位】在第一跖骨基底部的前下缘，赤白肉际处取穴，距太白后1寸
【主治】肝炎、心肌炎、胸膜炎、癫痫、胃痛、呕吐、痢疾、腹泻、腹痛、足背内侧疼痛
【功效】健脾和胃，理气化湿
【说明】属足太阴脾经

商丘
【定位】在内踝前下方凹陷中，当舟骨结节与内踝高点连线之中点
【主治】肠炎、便秘、腹胀、消化不良、黄疸、舌根强痛、足踝痛
【功效】健脾和胃，理气化湿
【说明】属足太阴脾经

三阴交
【定位】在内踝高点上3寸，胫骨内后缘
【主治】生殖和泌尿系统疾病、腹胀、泄泻、心脏病、高血压、失眠、半身不遂、湿疹、荨麻疹
【功效】健脾和胃，调补肝肾，行气活血，疏经通络
【说明】属足太阴脾经

阴陵泉
【定位】在胫骨内侧髁下缘凹陷处取穴
【主治】尿潴留、尿路感染、腹泻、痢疾、水肿、黄疸、遗精、膝痛、月经不调、下肢痿痹
【功效】健脾利湿,调补肝肾,通利关节
【说明】属足太阴脾经

血海
【定位】在髌骨内上缘上2寸,当股四头肌内侧头的隆起处取穴
【主治】月经不调、痛经、闭经、功能性子宫出血、尿血、荨麻疹、湿疹、皮肤瘙痒症、高血压、疟疾
【功效】理血调经,祛风除湿
【说明】属足太阴脾经

大敦
【定位】在足拇趾外侧,距趾甲角约0.1寸许
【主治】腹股沟疝、睾丸炎、阴中痛、月经不调、尿失禁、精神病、癫痫
【功效】滋肝补肾,宁心熄风
【说明】属足厥阴肝经

行间
【定位】在第一、第二跖趾关节之前凹陷中取穴
【主治】头痛、眩晕、面瘫、癫痫、小儿惊风、结膜炎、青光眼、尿路感染、睾丸炎、月经不调、痛经、功能性子宫出血、心绞痛
【功效】滋养肝肾,清热熄风
【说明】属足厥阴肝经

太冲
【定位】在足背第一、第二跖骨结合部之前凹陷中取穴
【主治】头痛、眩晕、面瘫、精神病、癫痫、高热痉挛、小儿惊风、胁痛、黄疸、足背部疾病、三叉神经痛、结膜炎、角膜炎、青光眼、咽炎、喉炎、颈淋巴结炎、甲状腺功能亢进、肝炎、心绞痛、胃炎、肠炎、膀胱炎、尿道炎、鼻丸炎、乳腺炎
【功效】疏肝利胆,宁心熄风,通经活络
【说明】属足厥阴肝经

中封
【定位】内踝前1寸,当胫骨前肌腱内侧
【主治】咽炎、肝炎、肾炎、盆腔炎、乳汁少、下腹痛、尿道炎、睾丸肿痛、内踝肿痛
【功效】疏肝利胆,通经活络
【说明】属足厥阴肝经

蠡沟
【定位】在内踝尖上5寸,胫骨内侧面中央取穴
【主治】月经不调、闭经、尿道炎、小腿酸痛、睾丸肿痛、阳痿、遗精
【功效】疏泄肝胆,调经利湿
【说明】属足厥阴肝经

膝关
【定位】胫骨内侧髁后下方,阴陵泉后1寸
【主治】髌骨软骨炎、髌上滑囊炎、风湿性关节炎、类风湿性关节炎、下肢瘫痪
【功效】散寒除湿,通利关节
【说明】属足厥阴肝经

曲泉
【定位】屈膝,在膝关节内侧横纹上方的凹陷中
【主治】痛经、月经不调、产后腹痛、尿潴留、尿路感染、膝关节内侧疾病、迁延性肝炎、肠炎、痢

疾、肾炎、前列腺炎
【功效】散寒除湿,舒筋活络
【说明】属足厥阴肝经

阴包
【定位】股骨内上髁上4寸
【主治】腰痛、骶髂关节炎、少腹痛、月经不调、盆腔炎、尿路感染、遗尿
【功效】疏肝理气,清热利湿
【说明】属足厥阴肝经

阴廉
【定位】气冲穴直下2寸,当内收长肌之外侧处取穴
【主治】月经不调、白带过多、少腹疼痛、盆腔炎、阴道炎、股内侧痛
【功效】疏肝理气,调经止痛
【说明】属足厥阴肝经

涌泉
【定位】在足底心,约当足底前1/3与中1/3连接处
【主治】昏迷、休克、精神病、癫痫、小儿惊风、头项痛、高血压、眩晕、心悸、失眠、急性扁桃体炎、中风后遗症
【功效】清热开窍,交通心肾
【说明】属足少阴肾经

然谷
【定位】在舟骨粗隆下缘凹陷中
【主治】咽喉炎、失音不语、月经不调、遗精、黄疸、泄泻、小儿破伤风、糖尿病、足跗痛
【功效】滋阴补肾,清热利湿
【说明】属足少阴肾经

太溪
【定位】在内踝与跟腱之间的凹陷中取穴
【主治】眩晕、耳鸣、视力减退、牙痛、咽喉疼痛、咯血、神经衰弱、肺气肿、慢性腰痛、慢性腹泻、遗精、失眠、足踝痛
【功效】滋阴补肾,清肺止嗽
【说明】属足少阴肾经

太钟
【定位】太溪下0.5寸稍后,当跟腱附着部的内侧凹陷中取穴
【主治】咳血、气喘、腰脊强痛、癫病、月经不调、足跟痛
【功效】滋阴补肾,清热肃肺
【说明】属足少阴肾经

照海
【定位】在内踝正下缘凹陷中取穴
【主治】咽喉干燥、失语、视力减退、月经不调、痛经、尿路感染、癫痫、风湿性关节炎、便秘
【功效】滋阴补肾,清利下焦,清心安神
【说明】属足少阴肾经

复溜
【定位】在太溪上2寸,当跟腱之前缘取穴
【主治】尿路感染、浮肿、遗精、阳痿、自汗、盗汗、腰痛、下肢内侧疾病
【功效】滋阴补肾,清利下焦
【说明】属足少阴肾经

交信
【定位】在太溪上2寸,当复溜与胫骨内侧面后缘之间取穴
【主治】月经不调、功能性子宫出血、腹泻、便秘、睾丸肿痛、膝关节炎、癫痫
【功效】通调冲任,清利下焦
【说明】属足少阴肾经

阴谷
【定位】在腘窝的内侧,当半腱肌腱与

半膜肌腱之间,屈膝取穴
【主治】尿路感染、尿潴留、遗精、阳痿、月经过多、睾丸肿痛、膝节内侧疼痛
【功效】清热利湿,调理经血,滋补肝肾
【说明】属足少阴肾经

百虫窝
【定位】屈膝,在大腿内侧,髌底内侧端3寸,即血海上1寸
【主治】荨麻疹、风疹、蛔虫症
【功效】疏风清热,解毒杀虫
【说明】属经外奇穴

膝眼
【定位】屈膝,在髌韧带两侧凹陷处,在内侧的称内膝眼,在外侧的称外膝眼
【主治】膝关节炎等膝部疾病
【功效】除湿活络,通利关节
【说明】属经外奇穴

胆囊
【定位】在小腿外侧上部,当腓骨小头前下方凹陷处(阳陵泉)直下2寸
【主治】急慢性胆囊炎、胆石症、胆绞痛、胁痛、下肢瘫痪
【功效】清热利胆
【说明】属经外奇穴

阑尾
【定位】在小腿前侧上部,当犊鼻下5寸,胫骨前缘旁开一横指
【主治】急慢性阑尾炎、胃炎、消化不良、下肢瘫痪
【功效】清热化邪,通利腑气
【说明】属经外奇穴

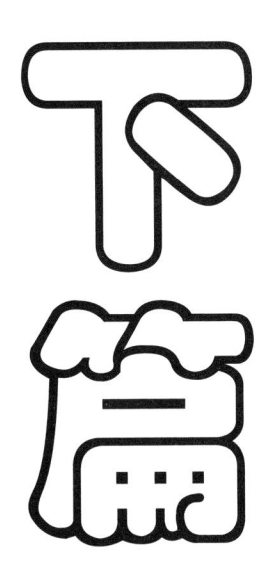

下篇

第十章 隐形针灸经穴疗法治疗慢性疼痛

一、头痛

凡整个头部疼痛以及头的前、后、偏侧部疼痛,总称头痛。头痛是临床最常见的躯体自觉症状,可单独出现亦可见于多种急、慢性疾病。头痛的发病与外感风寒、湿邪,内伤肝、脾、肾有密切的关系(图10-1)。

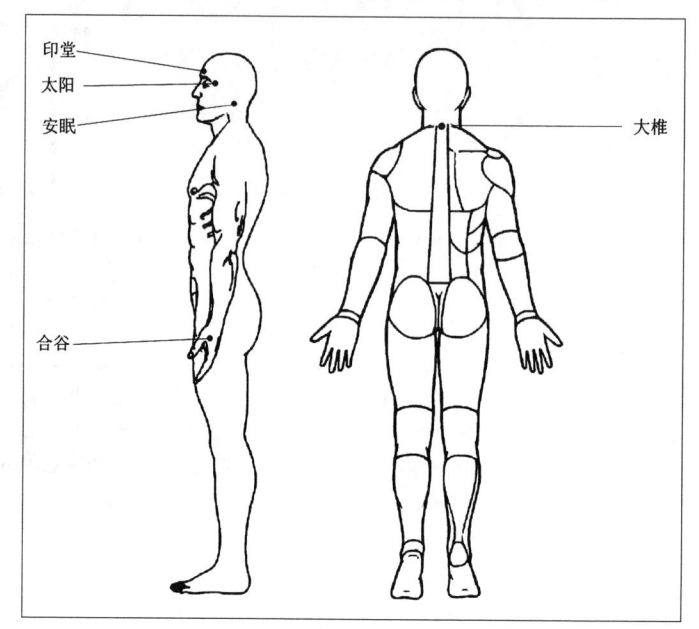

图 10-1

隐形针灸治疗选穴

印堂、太阳、大椎、安眠、合谷、阿是穴以上穴位可同时使用,亦可分组使用,早晚各治疗1次。

早上使用:印堂、大椎、合谷;

晚上使用:太阳、安眠。

两组穴位治疗均可选择阿是穴治疗。

注意事项

常见慢性头痛可单独使用隐形针灸治疗器进行治疗,如果是其他顽固疾病所并发的各种头痛(肿瘤、外伤、感染、药物毒副作用等),还需要辅助其他治疗方法,针对病因进行治疗,方可获取良好的治疗效果。

二、三叉神经疼痛

三叉神经痛是一组病因尚未明了的神经系统常见疾患。多发生于40岁以上人群，单双侧疼痛均可见，但临床多见单侧疼痛。多表现为三叉神经分布区出现撕裂样、触电样、针刺样、切割样等性质的疼痛。该病发病迅速，存在无痛间歇，间歇时间长短各异，短者数秒，长者数年，多呈突然发作并突然停止。每次发作十几秒到数分钟，患者极度痛苦。咀嚼运动、洗脸、刷牙、谈笑等均可诱发（图10-2）。

隐形针灸治疗选穴

人迎、合谷、阳白、下关、颧髎、颊车、阿是穴以上穴位可单独同时使用，发作时随机治疗，亦可以分组长期康复治疗。

第一组：人迎、合谷、阳白、阿是穴；

第二组：下关、颧髎、颊车、阿是穴。

早晚交替治疗，治疗时辅以阿是穴，疗效更为突出。

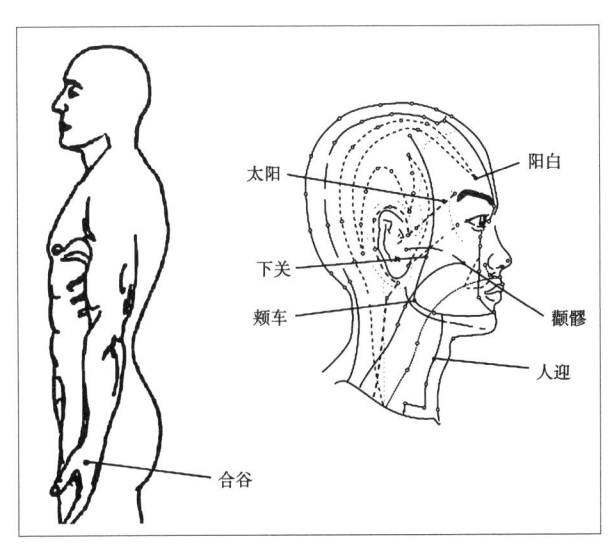

图10-2

三、颈椎病

颈椎病可发于任何年龄，以40岁以上的中老年人为多。其表现常为颈、肩臂、肩胛、上背及胸前区疼痛，臂手麻木，肌肉萎缩，甚至四肢瘫痪。颈椎病是多种疾病的根源，其退行性病变是一个长期、缓慢的过程。

诱发因素

颈椎退行性改变：随着年龄的不同阶段发展，颈椎及椎间盘可发生不同的改变，在颈椎体发生退行性改变的同时，椎间盘也发生相应改变。

外伤因素：在椎间盘退变的基础上，进行剧烈活动或不协调的运动。

慢性劳损：长期处于不良的劳动姿势，椎间盘受到来自各种方面的牵拉、挤压或扭转。

寒冷、潮湿：尤其在椎间盘退变的基础上，受到寒冷、潮湿因素的影响，可造成局部肌肉的张力增加、肌肉痉挛，增加对椎间盘的压力，引起纤维环损害。该病也是目前临床治疗的难题，患者多反复发作，迁延难愈（图10-3）。

隐形针灸治疗选穴
第一组：颈夹脊（双侧）、阿是穴；
第二组：大椎、肩井、曲池、外关。

以上两组穴位早晚各治疗1次，加以疼痛点或不适部位作为阿是穴治疗效果更佳。该病属难治慢性疾病，使用隐形针灸治疗该病时，应长期坚持使用。

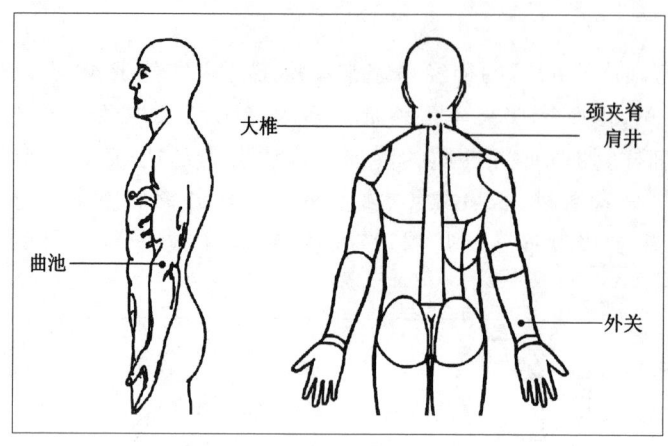

图 10-3

四、颈肌痉挛（落枕）

颈肌痉挛是指颈项强痛，活动受限的一种病症，俗称落枕。多由睡眠姿势不当，枕头不适，使颈部肌肉长时间过分牵拉而发生痉挛。本病多见于成年人，如反复发作可能是颈椎病的征象（图10-4）。

隐形针灸治疗选穴

阿是穴、后溪、悬钟、肩髃、大杼、外关以上穴位根据症状出现随机贴覆，每日一两次。

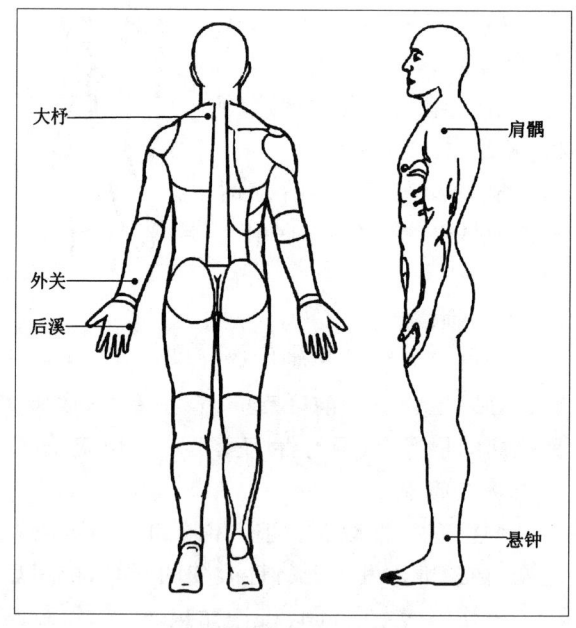

图 10-4

五、扭伤

扭伤是指近关节部的软组织损伤，如皮肤、肌肉、肌腱、韧带、血管等，而未发生骨折、脱位、皮肉破损等症状。主要表现在局部肿胀疼痛，关节活动受限。临床以踝关节扭伤、腕关节扭伤多见（图10-5）。

隐形针灸治疗选穴

腕关节扭伤：阿是穴、阳池、阳谷、合谷、阳溪、内关。

以上穴位每日治疗一两次，直至局部肿胀、淤血、疼痛症状消失为止。

踝关节扭伤：阿是穴、阳陵泉、丘虚、三阴交。

以上穴位每日治疗一两次，直至局部肿胀、瘀血、疼痛症状消失为止。

六、肱骨外上髁炎

肱骨外上髁炎是肱骨外上髁伸肌总腱处的慢性损伤性、无菌性筋膜炎症。本病与

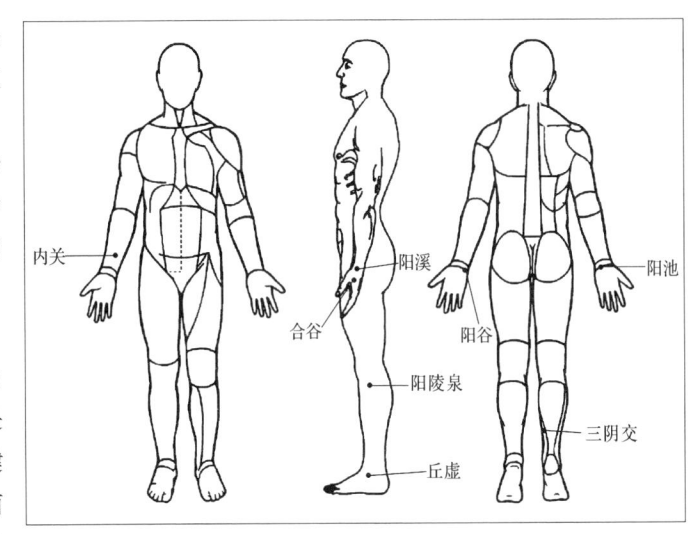

图 10-5

职业有关，如家庭妇女，砖瓦工、木工、网球及羽毛球运动员等，需要用手腕和肘长期反复用力劳动或工作的职业，都容易发生此病，尤其是网球运动员，故该病俗称网球肘。临床表现为肱骨外上髁的疼痛，握物无力，用力握拳或拧毛巾等动作时加剧，疼痛可放射至前臂与肩背部，屈肘时，在肱骨外上髁附近有小范围极为敏感的压痛点，一般局部无肿胀，肘关节活动正常（图 10-6）。

隐形针灸治疗选穴

第一组：阿是穴、曲池、天井、阳陵泉；

第二组：阿是穴、内关、外关、手三里。

以上两组穴位交替使用，早晚各1次，直至症状完全消失为止。

七、肩周炎

肩周炎又称肩关节周围炎，这是肩周肌肉、肌腱、滑囊和关节囊等软组织的慢性炎症，50岁左右的人比较常见。但办公室的工作人员由于长期伏案工作，肩部的肌肉韧带处在

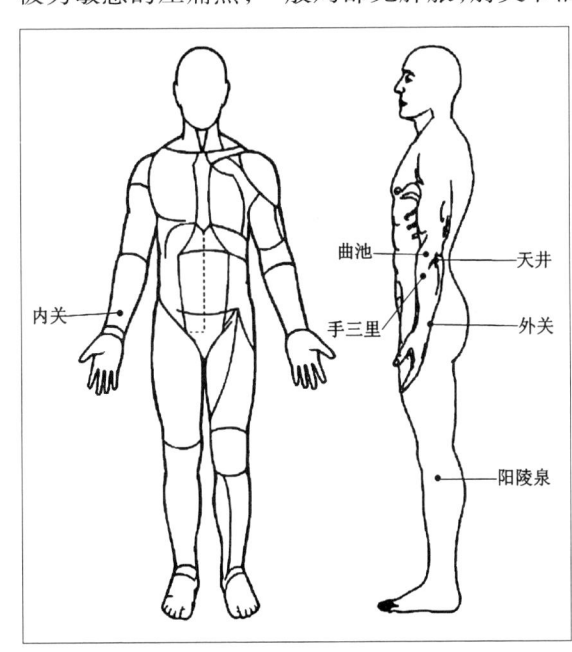

图 10-6

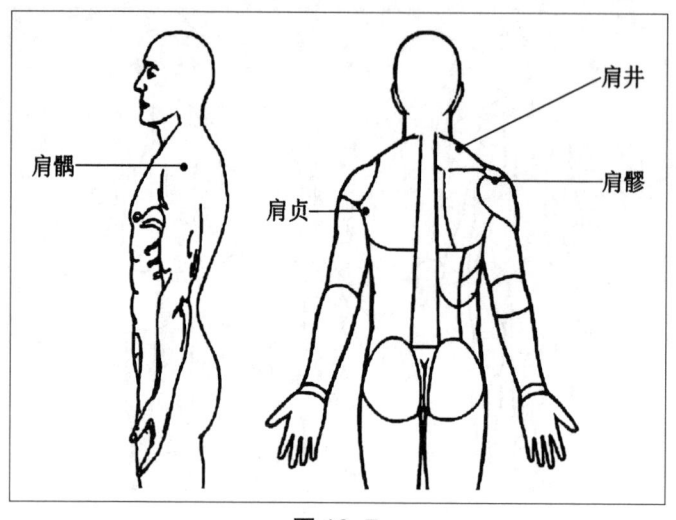

图 10-7

紧张状态,故50岁以下人中也不少见。肩关节周围炎是一种中、老年人的常见病。起病多缓慢,病程较长。主要表现为肩关节疼痛及关节僵直。疼痛可为阵发性或持续性;活动与休息均可出现,严重者一触即痛,甚至半夜会痛醒。部分病人疼痛可向颈、耳、前臂或手放射,肩部可有压痛。由于肩部上下左右活动受到不同程度的限制,病情严重的病人,连刷牙、洗脸、梳头、脱衣、插衣袋等都有一定困难(图10-7)。

隐形针灸治疗选穴

第一组:肩井、肩髃、阿是穴;

第二组:肩髎、肩贞、阿是穴。

上述两组穴位早晚分次治疗,加以疼痛点或不适部位作为阿是穴治疗效果更佳。该病属难治慢性疾病,使用隐形针灸治疗该病时,应长期坚持使用。

八、腰扭伤

腰扭伤是一组因外力迅猛作用与腰部肌肉,引起腰椎周围肌肉撕裂、软组织挫伤,并伴有局部剧烈疼痛,腰椎关节活动障碍的症候群,多见于体力劳动的青壮年人群,临床发病率极高(图10-8)。

隐形针灸治疗选穴

肾俞、腰阳关、委中、阿是穴。

急性腰扭伤患者治疗同时应配合

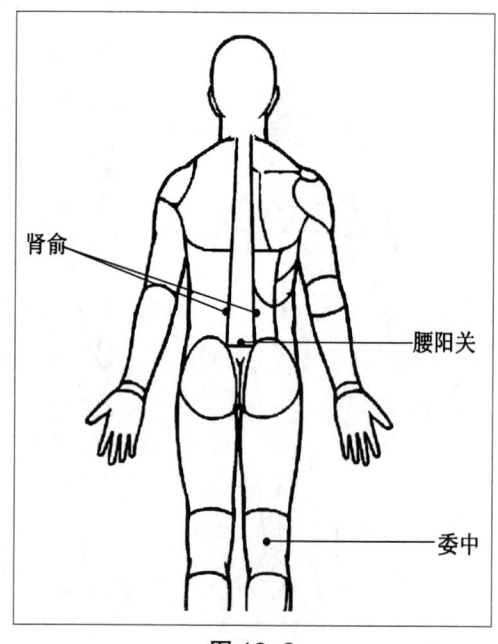

图 10-8

九、腰肌劳损

腰肌劳损是腰部软组织因慢性、损伤性病变所引起的腰痛、腿痛等一系列症状的慢性疾病。其主要的症状为腰部疼痛,时轻时重,早期为间歇性,后期为持续性疼痛,劳累时加重。多为模糊的酸胀痛,范围较广泛,疼痛与劳动、劳累、天气变化有关,适当的活动可减轻,活动过度又会加重,受凉,阴雨天也会加重疼痛,患者常觉弯腰困难,少数患者平卧过久也会疼痛加重(夜间痛)。患者脊柱活动正常,多伴有腰部肌肉紧张,腰部压痛点常不确定(图10-9)。

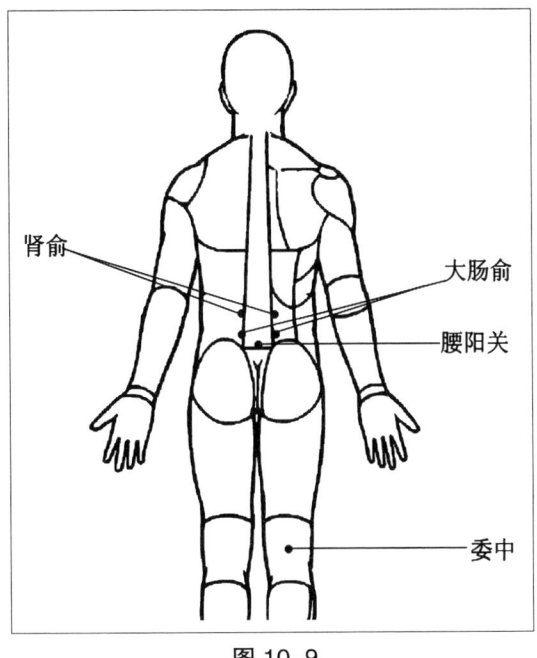

图 10-9

隐形针灸治疗选穴

肾俞、大肠俞、腰阳关、委中、阿是穴。

用隐形针灸治技术疗本病时,配合疼痛部位作为阿是穴治疗,可获更好的疗效,同时还需要注意"三分治、七分养"避免劳累,纠正不良姿势,避免湿冷与受凉。

十、腰椎间盘突出症

腰椎间盘突出症是指椎间盘老化以后,弹性降低,在某种因素下造成纤维环破裂,髓核被挤压出来,压迫刺激周围神经根血管,而出现痛麻等症,发病时腰部呈撕裂样剧痛,屈膝卧床休息后疼痛减轻,活动或咳嗽,喷嚏,均可使疼痛加剧,并沿坐骨神经走行路线向腿部放射,明显受限病程较长的患者,下肢有放射痛合并麻木。患者中有85%病例可引起坐骨神经痛。腰椎间盘突出是腰痛病中发病率最高的疾病,其原因甚为复杂:一是内在因素,主要是退变;二是外在因素,主要是损伤,这两种基本包括椎间盘突出如何产生的原因,损伤占主要因素。二者互为因果。损伤长期导致退变,而退变长期又容易引起损伤。

在日常生活中,腰部活动负重最多,有些人往往存在长期腰部用力不当,姿势和体位不正确,就很容易引起腰部损伤。长期经常反复的损伤和劳损就容易引起椎间盘的损伤。椎间盘组织没有血液供应,靠淋巴的渗透维持营养,20岁后身体发育成熟,椎间盘逐渐开始退变,30岁后更为明显,退变以纤维环为重点,它是造成该症的主因。随着年龄增长,纤维环、髓核软骨板都会发生不同程度的退变。若三者同时发生,则发病率少;若三者退变不协调,则临床中就会多次发病(图10-10)。

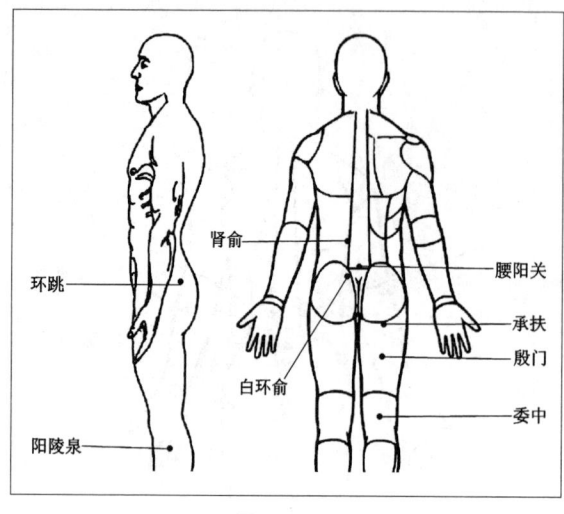

图10-10

隐形针灸治疗选穴

第一组:肾俞、腰阳关、白环俞、阿是穴;

第二组:环跳、承扶、殷门、委中、阳陵泉、阿是穴。

以上两组穴位早晚交替使用,加阿是穴治疗,效果更加理想,该病病程长久,治疗时需长期坚持、规律治疗,并且在日常护理中还要注意避免腰部过劳以及不正确的姿势。

十一、风湿性关节炎

风湿性关节炎是一种与溶血性链球菌感染有关的变态反应性疾病,是风湿热的主要表现之一,以成人多见,受累关节以大关节为主。起病初便侵及下肢关节者占85%,膝和踝关节最为常见,其次为肩、肘和腕,手和足的小关节很少见。

急性风湿性关节炎多数患者有明显的受风湿侵犯而急骤发病史,并有半数患者在发病前1~3周有咽峡炎、扁桃体炎等上呼吸道感染史。全身表现有乏力、食欲减退、烦躁、发热(大多数有高热)、出汗、体温与心率不成正比等。关节炎主要表现为游走性、对称性、复发性。由一个关节转移至另一关节,常对称累及膝、踝、肩、肘、腕等大关节,局部出现红肿热痛等急性炎症表现。关节功能多因肿痛而活动受限,有时关节腔伴有渗出液。部分病人几个关节同时受累。儿童关节炎症状多轻微,或仅1~2个关节受累,成年则较显著。在急性炎症消退后,关节完全恢复正常功能。

慢性风湿性关节炎多有急性风湿性关节炎或不典型的风湿热病史。

主要表现

一般无高热,仅少数病人有低热。关节多为酸痛,呈游走性窜痛或限于一两个关节轻度肿痛,关节功能因疼痛轻度受限。如累及膝关节则行走、上下楼及蹲站时困难。呈反复发作,遇天气变化(刮风、下雨、阴天)时加重。有时四肢出现环形红斑或结节性红斑,说明有风湿活动,应进一步检查。也有的病人心脏并无器质性改变,而常有心悸、胸闷、憋气等现象。应注意观察有否瓣膜损害等器质性改变,应进一步检查排除风湿性心脏病(图10-11)。

隐形针灸治疗选穴

常用主穴:大椎、曲池、内关、足三里;

肩部风湿性关节炎加:肩髃、肩髎;

肘部风湿性关节炎加:尺泽、外关、少海;

腕部风湿性关节炎加:外关、内关、大陵、阳池;

膝部风湿性关节炎加:足三里、梁丘、鹤顶、(内外)膝眼;

踝部风湿性关节炎加:太溪、昆仑、照海、解溪。

急性风湿性关节炎大多一个疗程(10天)便可以完全控制症状;慢性风湿性关节炎治疗时除了要缓解关节局部症状外,还要针对患者全身的风湿病症状进行有效的治疗,可选择大椎、曲池、内关、足三里等穴位,对患者的免疫力,以及身体综合机能进行长期调理,并严密观察,防止其他系统并发症出现。

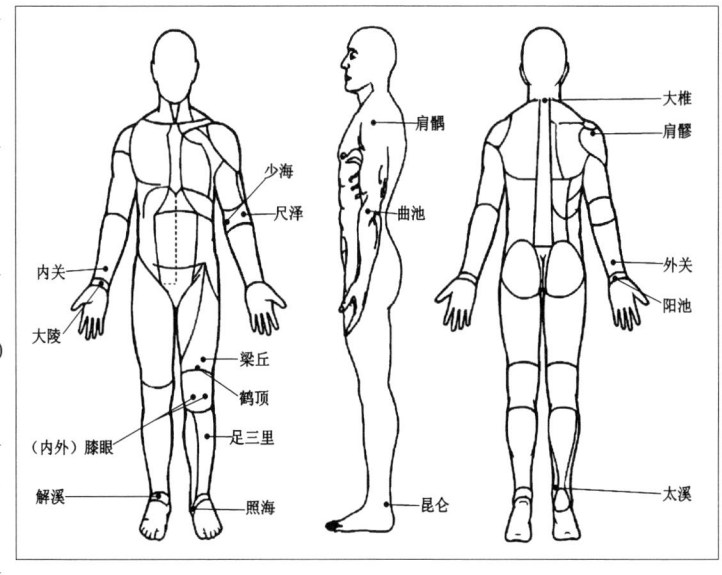

图10-11

十二、类风湿性关节炎

类风湿性关节炎是一种广泛且顽固的慢性疾病,主要病理改变是关节滑膜的细胞浸润,滑膜翳形成,软骨及软骨下骨质的侵蚀。

临床表现

关节肿胀,疼痛和僵硬,并且症状会出现于全身多个关节,多为对称性发病。病情轻微时仅感到局部关节僵硬,疼痛,由于滑膜反复炎症,严重时则会引起病变关节毁坏变形,功能丧失无法活动造成残废。本病起因于机体内免疫系统发生问题,产生许多不必要的抗体(自体抗体,如类风湿性因子 RF),不仅会杀死病菌,同时也破坏身体正常的结构。最常侵犯的部位是四肢小关节,其次是肌肉、肺、皮肤、血管、神经、眼睛等,因此可算是一种全身性的疾病(图 10-12)。

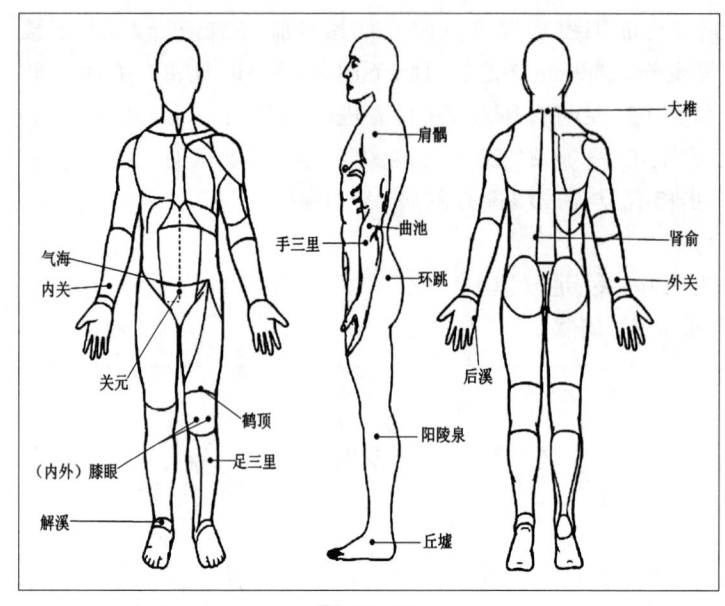

图 10-12

隐形针灸治疗选穴

常用主穴:肾俞、关元、气海、大椎、足三里、阿是穴;

上肢加:肩髃、曲池、手三里、外关、后溪;

下肢加:环跳、鹤顶、阳陵泉、内、外膝眼、解溪、丘墟。

由于该病可侵犯人体多个关节,可将以上穴位按照不同的患病部位分组治疗,并配合患病关节局部阿是穴,早晚各治疗 1 次。治疗时需注意长期、规律、坚持,并注意为患病关节保暖、并积极进行适当的运动康复。

十三、骨质疏松症

骨质疏松症是一种以低骨量和骨组织微结构破坏为特征,导致骨骼脆性增加和易发生骨折的全身性疾病。由于年龄增加和雌激素分泌减少引起钙的吸收、代谢、利用异常是本病的基本病因。随着年龄的增加,骨质疏松症患者伴随而来的腰酸、背疼、弯腰、驼背等现象,在过去认为是自然现象,而实际上是一种老年性疾病。骨质疏松的临床表现:

临床表现

以疼痛最为常见:多为腰背酸疼,其次为肩背、颈部或腕踝部,可因坐位、立位、卧位或翻身时疼痛,时好时坏。

骨骼变形:脊柱骨变形,弯腰、驼背、身材变矮。

骨折：常见骨折部位是脊椎骨（压缩性、楔型）、腕部（桡骨头）和髋骨（股骨颈）（图10-13）。

隐形针灸治疗选穴

腰阳关、肾俞、命门、三阴交、委中、阿是穴。

因为该病的病因比较明确，目前临床通过调理内雌激素代谢、补充钙质等方法可获得一定疗效，在使用隐形针灸技术治疗本病时应辅以适当的补钙疗法，可获得更好的疗效。

十四、痛风性关节炎

痛风性关节炎是血尿酸增高，尿酸盐在关节中沉积，刺激关节并引起一系列炎症反应所造成的。痛风性关节炎分为急性痛风性关节炎和慢性痛风性关节炎两种类型，前者发作后可以恢复，不留后遗症。后者往往不可恢复，而且在慢性的基础上仍可有反复的急性发作，使关节损害不断加重。

身体任何一个关节均有累及的可能，但下肢关节是好发的部位，尤其是下肢的远端，如第一跖趾关节，是痛风最常发作的关节部位。其他关节也可发生，如足背、足踝、膝关节、腕、肘关节，偶尔手部指关节也会发作。肩、髋、胸锁、骶髂、下颌关节和脊柱较少累及（图10-14）。

痛风性关节炎的急性发作大多没有预兆。剧痛常在夜间突然发生，且疼痛部位集中，程度剧烈。同时受累的关节表现为发红、发热和肿胀，局部皮肤发亮，触痛明显。大多数痛风会复发。最初偶尔发作，常侵犯一个关节。每次发作持续几天，然后症状完全消失，直到下次发作。但是，随着发作次数的增多，症状会持续更久。发作越频繁，受累的关节就越多。

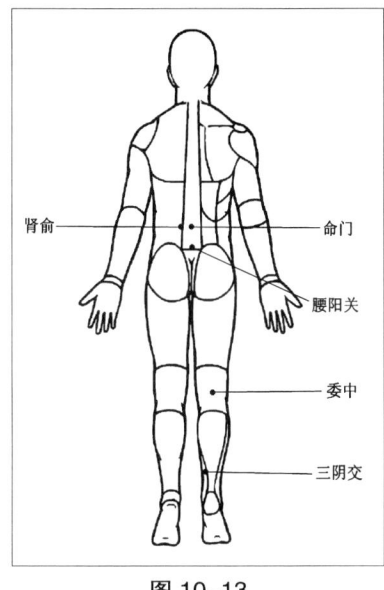

图10-13

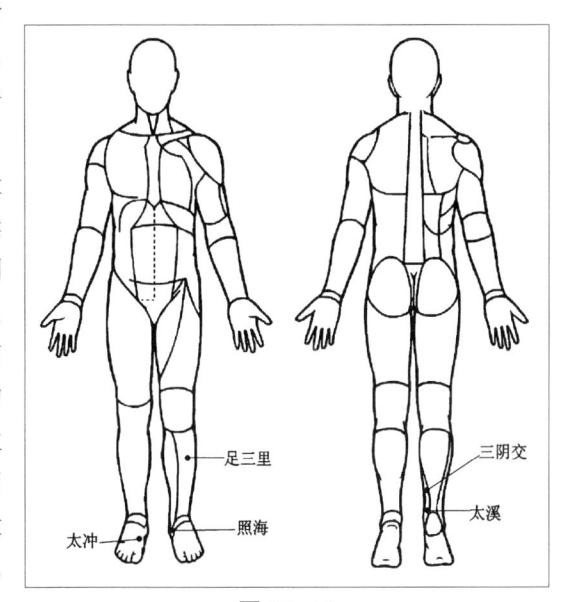

图10-14

随着多个关节同时受累,痛风会发展为慢性。反复发作可造成关节永久性损害,包括长期疼痛和僵硬、活动受限及关节变形。

隐形针灸治疗选穴

三阴交、足三里、太溪、照海、太冲、阿是穴。

该病在使用隐形针灸治疗时,要准确选择循经穴,同时还需要配合患病关节阿是穴进行治疗,通常单独使用隐形针灸治疗技术便可迅速控制症状,如果配合适当的改善嘌呤代谢,降低体内尿酸浓度的治疗方法,效果将更为突出。

十五、肋间神经痛

肋间神经痛是指一根或几根肋间神经支配区的经常性疼痛,临床上通常见到的是继发性肋间神经痛,而原发性肋间神经痛较少见。继发性肋间神经痛是由邻近器官和组织的病变引起,如胸腔器官的病变(胸膜炎、慢性肺部炎症、主动脉瘤等),脊柱和肋骨的损伤,老年性脊椎骨性关节炎,胸椎段脊柱的畸形,胸椎段脊髓肿瘤,特别是髓外瘤,常压迫神经根而有肋间神经痛的症状。还有一种带状疱疹病毒引起的肋间神经炎,也可出现肋间神经痛。

肋间神经痛时有发作性加剧,有时被呼吸动作所激发,咳嗽、喷嚏时疼痛加重。疼痛剧烈时可放射至同侧的肩部或背部,有时呈带状分布。检查时可发现相应皮肤区感觉过敏和相应肋骨边缘压痛,于肋间神经穿出椎间孔后在背部、胸侧壁、前胸穿出处尤为显著(图10-15)。

隐形针灸治疗选穴

期门、内关、三阴交、足三里、阿是穴。

本病继发性较为多见,如确定属于继发性疼痛,应当配合处理诱发因素的治疗方法。

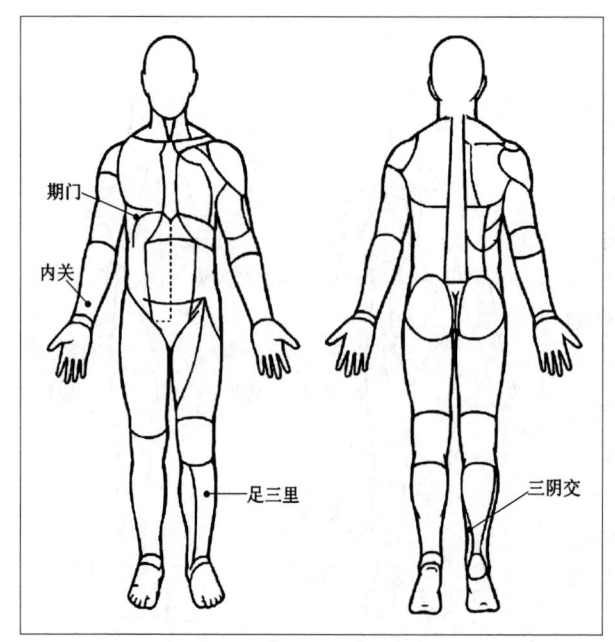

图 10-15

十六、坐骨神经痛

坐骨神经经臀部分布于整个下肢。沿坐骨神经通路极其分布区的疼痛综合征，称为坐骨神经痛。男性青壮年多见。以单侧为多，起病多急骤，急性起病的坐骨神经炎常先出现下背部酸痛和腰部僵直感。病侧下肢疼痛由腰、臀部开始，向大腿后侧，小腿外侧及足背外侧射，多呈"针刺、刀割、触电"样持续或间歇性疼痛。弯腰、咳嗽、喷嚏、大便时均可加重。通常病侧下肢微屈可减轻疼痛。后期可出现患者患肢无力，肌肉松软，伴有小腿、足部麻木感（图10-16）。

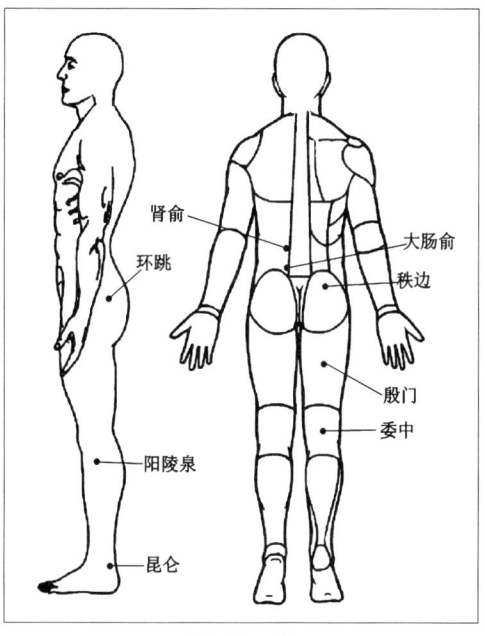

图 10-16

隐形针灸治疗选穴

第一组：肾俞、大肠俞、秩边、环跳、阿是穴；

第二组：殷门、委中、阳陵泉、昆仑、阿是穴。

以上穴位可按腰部和腿部分为两组来治疗，早晚各治疗1次。注意患肢保暖，慢性迁延患者疼痛缓解后及时进行下肢肌力锻炼，防止肌肉萎缩。

十七、腰椎骨质增生

腰椎的骨质增生是因为中年以后，随着年龄的增大，机体各组织细胞的生理功能也逐渐衰退老化，退化的椎间盘逐渐失去水分，椎间隙变窄，纤维环松弛向周边膨出，椎体不稳，纤维环在椎体边缘外发生撕裂，导致髓核之突出，将后纵韧带的骨膜顶起，其下面产生新骨，形成骨刺或骨质增生。也有人认为椎间盘退变萎缩后，椎体向前倾斜，椎体前缘在中线为前纵韧带所阻，两侧骨膜掀起，骨膜下形成新骨。另外，局部的受压因素也是引起骨质增生的主要因素，腰椎椎体边缘受压较重，故此处骨质增生的发生也较常见。

腰椎骨质增生发病缓慢，早期症状轻微不易引起重视，仅表现为腰腿酸痛，时轻时重，尤以久坐、劳累后或晨起时疼痛明显，适当活动或休息后减轻。当椎间盘退变后，椎体变形，相邻椎体间松弛不稳，活动时自觉腰部僵硬，疼痛无力。退变后形成的骨赘刺激，可使腰部僵硬感更加明显，休息时重，稍事活动后减轻，过劳则加剧。一旦增生使脊神经受压，可引起腰部的放射痛，也可以出现腰腿痛及下肢麻木。若椎体的后缘增生而导致椎管狭窄，压迫马尾神经，出现马尾神经受压综合征，临床有间歇性跛行症状。椎体前缘增生及侧方增生时，可压迫刺激附近的血管及自主神经产生机能障碍（图10-17）。

隐形针灸治疗选穴

肾俞、命门、大肠俞、委中、腰阳关、阿是穴。

腰椎骨质增生是多种不良因素长期作用引起，病程迁延，难以治愈，故在使用隐形针灸方法治疗时不可过于急切，应准确选穴、长期坚持治疗。以上穴位可早晚各治疗1次。

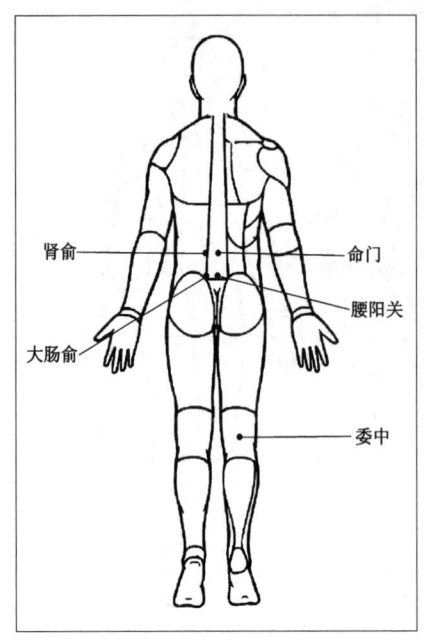

图10-17

十八、牙痛

牙痛是由多种原因（外伤、感染、牙齿固有疾患等）引起的牙齿及牙根部位疼痛症状。各类人群均好发，小儿多为牙釉质破坏引起，青壮年多为感染引起，老年人神经性疼痛较多见。往往起病急骤，患者痛苦不堪，部分患者还会出现疼痛向头面部放散症状（图10-18）。

隐形针灸治疗选穴

太阳、下关、颊车、合谷、阿是穴。

使用隐形针灸技术治疗牙痛止痛效果非常好，也有抗感染的功效。但是需要注意的是：急性化脓性感染引起的牙痛应该及时引流，并配以适当的抗感染治疗。

十九、脉管炎

脉管炎是躯体周围中、小动静脉的一种进展缓慢的阻塞、节段性、非

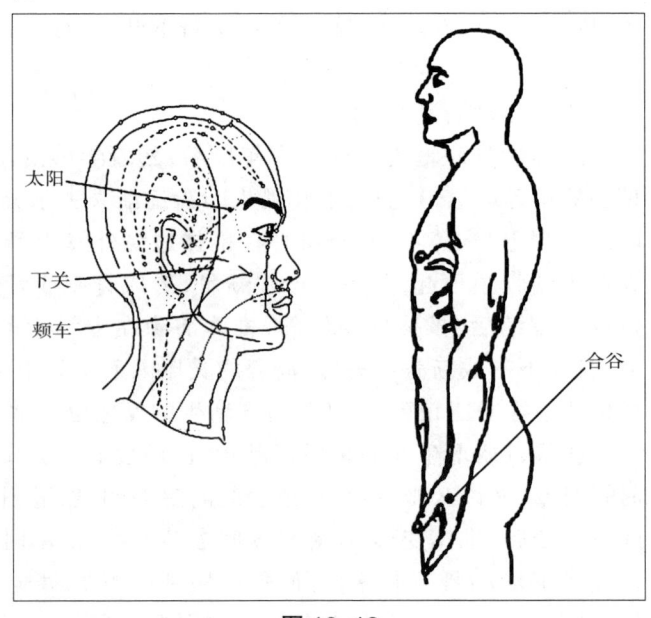

图10-18

化脓性炎症病变。以下肢远端发病较为普遍。由于血管腔发生阻塞，使患肢局部组织缺血缺氧，最后并发溃疡、坏死，导致肢体末端脱落。故常以慢性间歇性跛行及远端肢体疼痛，发绀甚至坏死为其临床特点。本病多发生于青壮年，冬季发病为多（图10-19）。

隐形针灸治疗选穴

上肢：外关、曲池、少海、阿是穴；

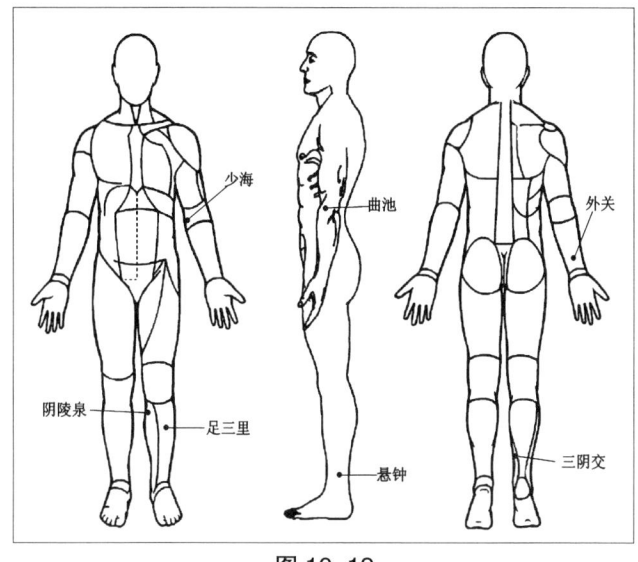

图 10-19

下肢：阴陵泉、悬钟、足三里、三阴交、阿是穴。

使用隐形针灸治疗该疾病，需要选择阿是穴时，若患者出现患病局部溃烂，勿将隐形针灸治疗器械——康复芯片直接贴敷于创面上，以免引起感染。

二十、癌痛

癌痛是临床很难控制的一类疼痛症状，几乎所有恶性肿瘤后期都会出现不同程度、不同部位、不同性质的疼痛。临床多见钝痛、撕裂痛、刀割痛、绞痛等。该系列症状也是严重影响癌症患者生命质量的重要原因（图10-20）。

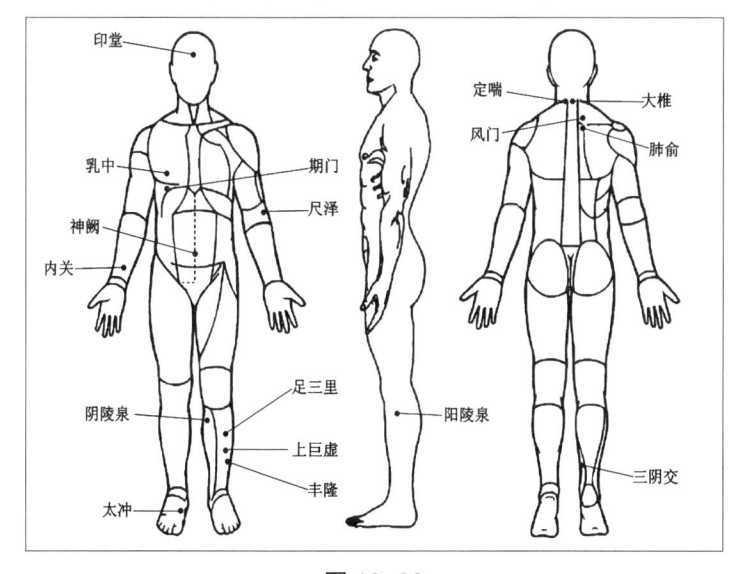

图 10-20

隐形针灸治疗选穴

大椎、内关、印堂、乳中、神阙；

肺癌加：风门、肺俞、定喘、丰隆；

肝、胃、胰癌加：阴陵泉、阳陵泉、期门、尺泽；

肠道肿瘤加：足三里、上巨虚；

妇科肿瘤加：三阴交、太冲。

使用隐形针灸疗法控制各种肿瘤疼痛，还须积极配合放疗、化疗及手术治疗。

第十一章 隐形针灸经穴疗法治疗神经精神疾病

一、面神经炎

面神经炎是之乳突孔内面神经的急性化脓性炎症所致的急性周围性面瘫。此病任何年龄均可发病，以20~40岁最为多见，男性较女性多，多为一侧性，双侧同时发病者少见，任何季节均可发病。临床通常呈急性起病，病前多有风寒或上感病史，往往在晨起洗漱时发现口角漏水，或进食时食物存积于齿龈间，伴闭眼、皱眉困难，同侧耳后、耳内、乳突或面部轻度疼痛，面部有木僵感及出汗减少。或有病侧舌前2/3味觉障碍，或有病侧的泪液分泌减少，病侧面部的出汗障碍（图11-1）。

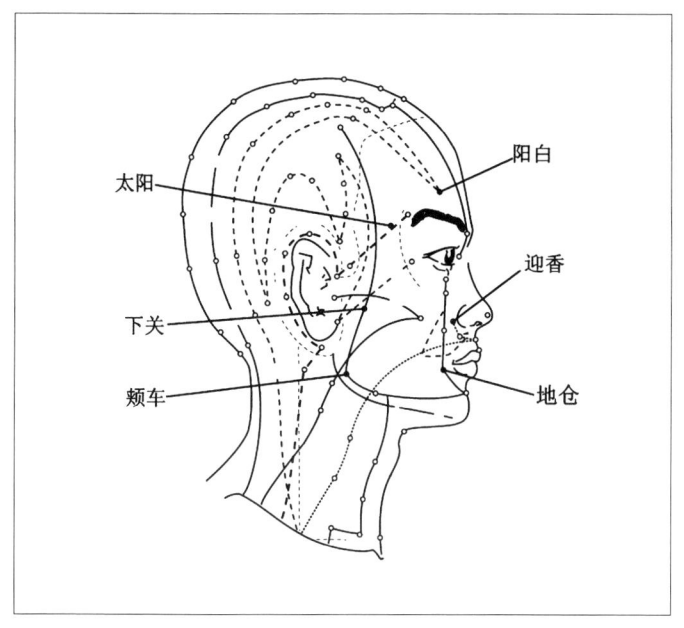

图 11-1

隐形针灸治疗选穴
太阳、下关、颊车、地仓、阳白、迎香。
选择以上穴位治疗，每日一两次。

二、面肌痉挛

面肌痉挛又称半侧颜面痉挛或面肌抽搐，为阵发性半侧面肌的不自主抽搐。通常抽搐仅限于一侧面部，

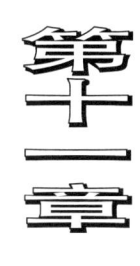

无神经系统其他阳性体征。原发性面肌抽搐病人多数在中年以后起病,女性较多。病起时多为眼轮匝肌间歇性抽搐,逐渐缓慢地扩散至一侧面部的其他面肌。入睡后抽搐停止,两侧面肌均有抽搐者甚少见。少数病例于病程晚期可伴有患侧面肌轻度瘫痪(图11-2)。

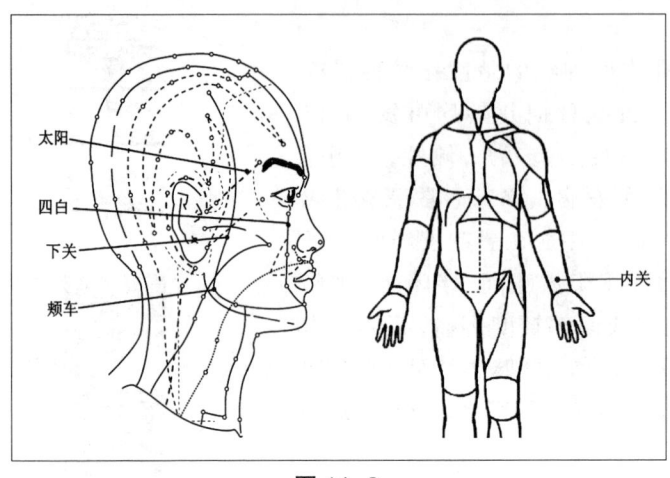

图 11-2

隐形针灸治疗选穴
太阳、下关、颊车、内关、四白。选择以上穴位治疗,每日一两次。

三、中风

中风是急性脑血管疾病。是指脑部局灶性血液循环发生障碍,导致以不同程度的意识障碍及神经系统局部受损为特征的一组疾病。如脑出血、蛛网膜下腔出血,脑血栓,脑栓塞等。本病以一侧上下肢瘫痪无力,口眼歪斜,舌强直,语言障碍为主症。兼见口角流涎,吞咽困难等表现。本病多发生在中年以上,尤其多见于高血压和脑动脉硬化患者(图11-3)。

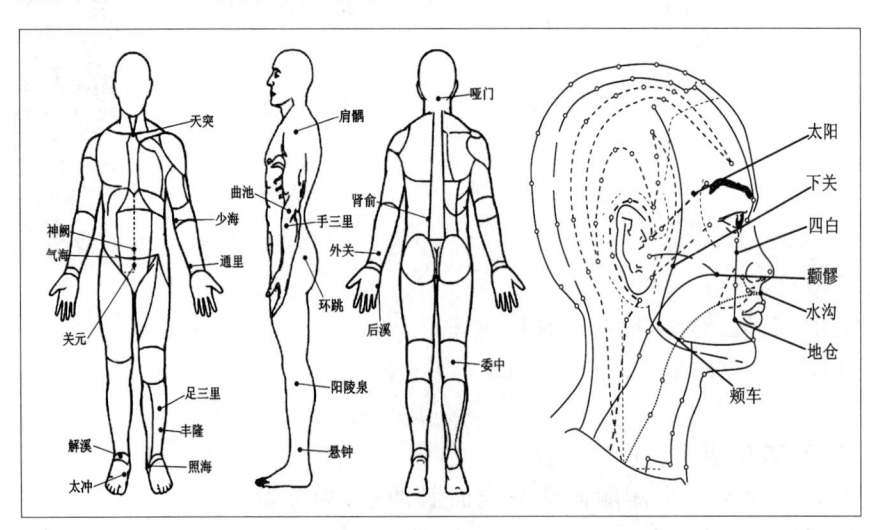

图 11-3

隐形针灸治疗选穴
常用穴位：关元、神阙、气海、肾俞、水沟、太冲、丰隆；
牙关紧闭加：地仓、颊车；
失语加：通里、哑门；
吞咽困难加：照海、天突；
上肢偏瘫取：肩髃、曲池、外关、后溪、手三里、少海；
下肢偏瘫取：环跳、委中、阳陵泉、足三里、解溪、悬钟；
口眼歪斜取：太阳、四白、下关、地仓、颊车、颧髎。

中风后遗症是目前临床难治的疑难病症，使用隐形针灸治疗该疾病时，一定要注意长期、规律治疗，并且要对功能障碍的器官功能进行积极的运动康复锻炼，并且还要严密观察心脑血管系统疾病，防止再次出现脑血管意外。

四、震颤麻痹（帕金森病）

震颤麻痹也称帕金森病，是以肌张力增强和震颤为特征的锥体外系病变。一般将原因不明者称为震颤麻痹，查明原因者根据其原因命名为综合征（PS）。震颤麻痹发病年龄多在40多岁，男多于女。其基本症状包括震颤、肌肉强直、运动减少或运动消失，以及位置感觉和躯体平衡功能紊乱；继发或伴发症状有发音障碍、痴呆、抑郁症、口涎过多等（图11-4）。

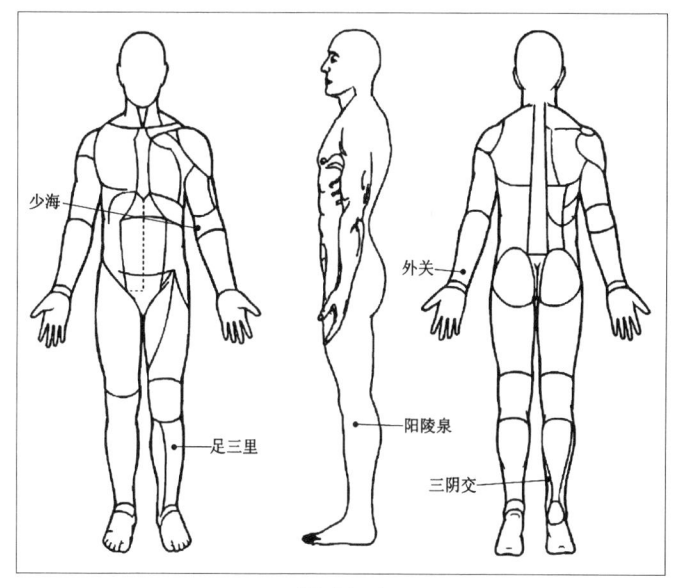

图 11-4

隐形针灸治疗选穴
少海、外关、阳陵泉、足三里、三阴交。

该疾病病程较长，属难治慢性疾病，使用隐形针灸治疗本病时应长期坚持治疗，切不可随意中断、停止治疗，同时要注意躯体功能障碍的器官的功能康复锻炼。

五、脑血管硬化症

脑动脉硬化症指脑动脉粥样硬化、小动脉硬化、玻璃样变等动脉管壁变性所引起的非急性弥漫性脑组织改变和神经功能障碍,多见于50岁以上人群,男性多于女性,女性患者多见于绝经期以后。患者常诉头痛、头晕或眩晕、耳鸣、脑鸣、疲乏无力、嗜睡或失眠多梦,注意力不集中,记忆力减退,特别是记忆力下降,情绪不稳、急躁、多疑、固执、喜怒无常、肢体麻木、震颤、表情淡漠或盲目乐观,性情孤僻,沉默寡言或自言自语,语无伦次。反应迟钝,理解力或判断力差,计算困难,二便失禁,严重时产生动脉硬化性痴呆(图11-5)。

隐形针灸治疗选穴

第一组:肝俞、肾俞、足三里、外关;

第二组:太阳、印堂、内关、合谷、三阴交。

使用隐形针灸治疗该疾病时,可以将上诉两组穴位分早晚2次治疗,并要注意规律、长期治疗,如果伴发其他脑血管疾病时应该及时对症处理。

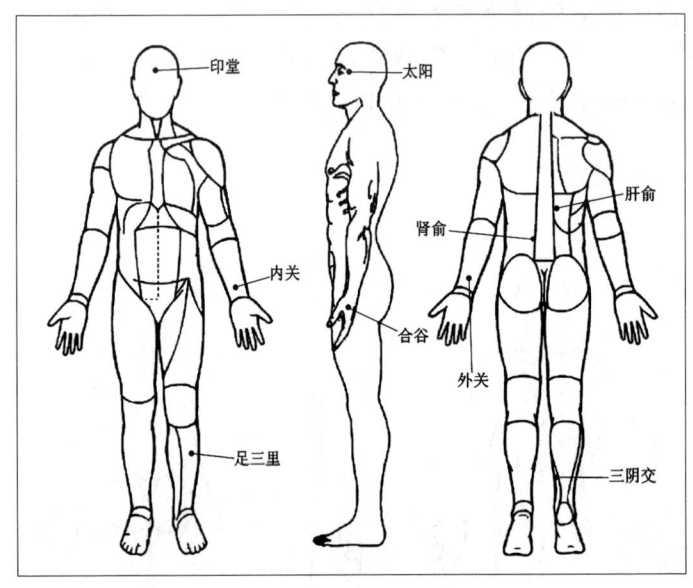

图11-5

六、老年性痴呆

该病是一组慢性进行性脑功能退化性疾病,以痴呆为主要表现,病理改变以大脑萎缩和变性为主。早期症状为人格改变,患者变的主观、任性、固执,自私狭隘、不喜与人交往,对家庭缺乏情感,情绪不稳、易激惹。有时吵闹,无故打骂家人,缺乏羞耻感及道德感,病情加重时,表现低级意想增强,当众裸体,性欲亢进,甚至发生违法行为。另一重要症状是记忆力障碍,以近期记忆减退尤为显著,如忘记刚刚做完的事,忘记吃过饭又要进餐,出门以后迷路等(图11-6)。

隐形针灸治疗选穴

第一组:肝俞、肾俞、三阴交、太冲;

第二组:太冲、关元、内关、足三里、三阴交;

第三组:大椎、心俞、命门、神门。

本病属临床难治慢性疾病，通常出现症状时患者脑功能退化病情已经较为严重，治疗时不可急切，应该长期坚持，并规律选穴治疗，以上三组穴位可早晚交替使用，症状缓解、控制后也需要长期坚持康复治疗。

七、癫痫病

癫痫病是反复发作的神经元异常放电所致的暂时性发作性脑功能失调。发作形式最常见的为大发作。大发作以意识丧失和全身抽搐为特征。小发作以短暂性意识障碍为特征，多见于儿童和少年。局限性癫痫发作历时较大发作长，有的局部抽动可达数小时或数日，称为连续性局部性癫痫。精神运动性发作也称颞叶癫痫，多发于成人，属于继发性癫痫，可出现自动症、错觉感、精神感觉异常性发作和思维障碍发作和情感障碍发作等（图11-7）。

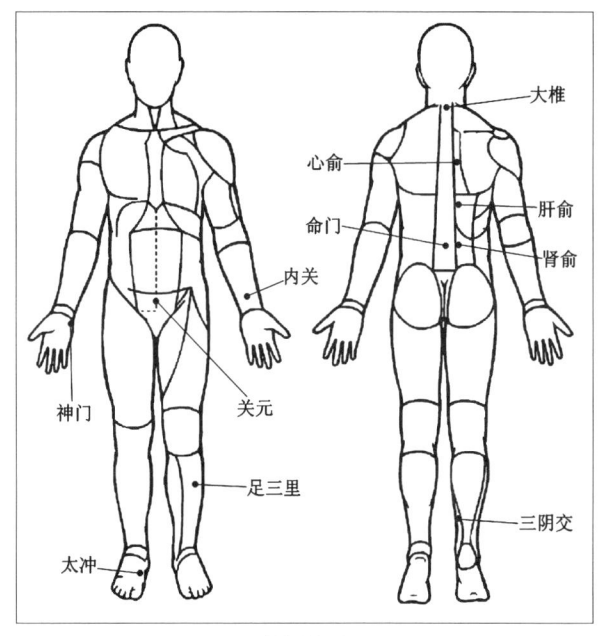

图11-6

隐形针灸治疗选穴

第一组：水沟、腰奇、印堂、乳中；

第二组：心俞、肾俞、神门、三阴交、大椎；

第三组：丰隆、鸠尾、足三里、大敦。

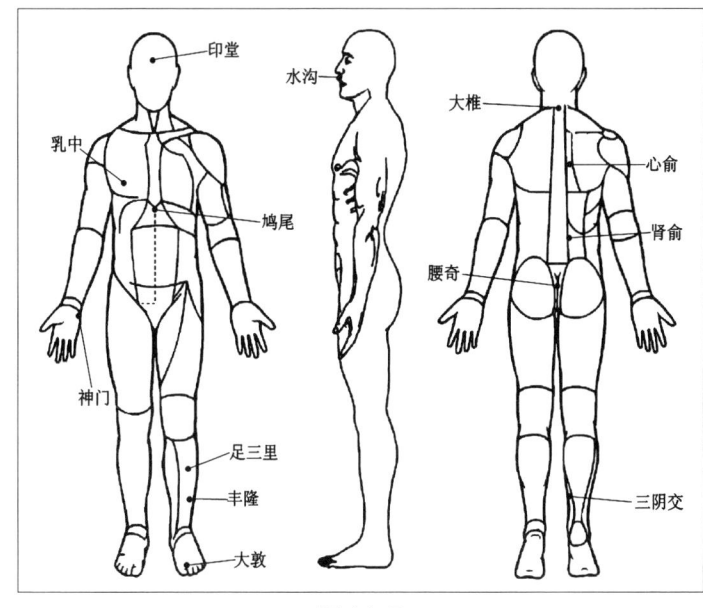

图11-7

癫痫病通常急骤发作，发作期治疗时还须配合使用化学药物控制急性症状，间歇期可以长期坚持使用以上穴位治疗，上述三组穴位可分次交替使用。

八、癔病

癔病又称歇斯底里症，是常见的一种神经官能症，系指在某种素质基础上因精神因素而引起的精神障碍或运动障碍，或感觉障碍性疾病。

主要临床表现

精神障碍：可表现为时哭时笑，言语增多，愤怒粗暴，打滚吵闹或表现为朦胧状态，或表现为木僵状态。

感觉障碍：可表现为感觉异常，缺失或过敏，也有表现为视觉障碍，以视力下降为多见。

自主神经和内脏神经功能障碍：表现为呕吐者较常见且顽固。

运动障碍：以痉挛发作较常见。此症一般女性多见，多发于青年人（图 11-8）。

隐形针灸治疗选穴

第一组：后溪、太溪、印堂、乳中、膻中；

第二组：内关、三阴交、扶突、天突、期门、合谷。

使用隐形针灸治疗该病时还需要配合正确的心理辅导，同时要严密观察以防止与其他精神类疾病混淆。

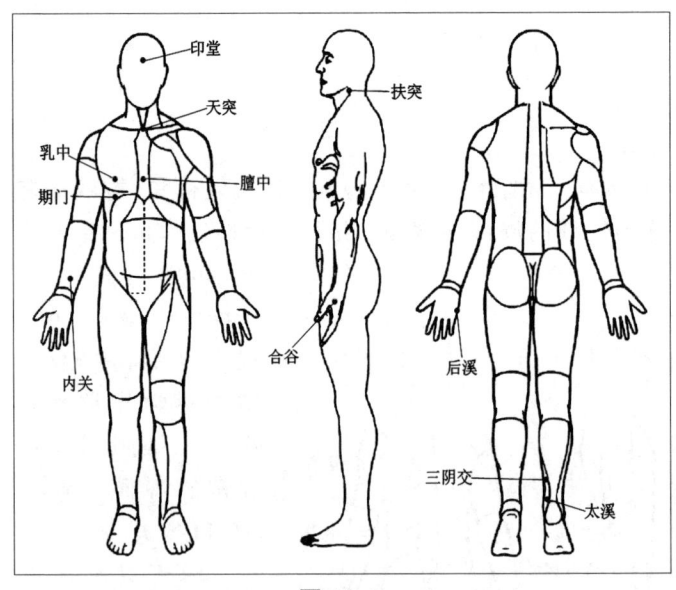

图 11-8

九、抑郁症

抑郁症属于情感性疾病，是一组以显著情绪低落为主要特征精神障碍，患者常伴有思维、行为改变和躯体不适、睡眠障碍等多种症状。引起抑郁症的原因极为复杂，现代神经生物学研究表明：神经递质 5-羟色胺的缺乏或活性降低是抑郁症患者共有的神经系统病理改变。抑郁症病程长，症状多，临床常规的对抗治疗很难根除。由于该病对患者情绪的严重影响，使患者产生强烈的自杀愿望,被称为"第一心理杀手"(图11-9)。

隐形针灸治疗选穴

第一组:印堂、乳中、三阴交、内关、足三里;

第二组:大椎、心俞、肝俞、神门、丰隆。

以上两组穴位交替使用,早晚各1次,病情严重的患者还需要配合心理治疗,或短时间服用抗抑郁药物缓解症状。

十、眩晕症(梅尼埃病)

眩晕症为临床常见病,是内耳一种非炎性疾病,多由膜迷路内部积水膨胀引起,故又

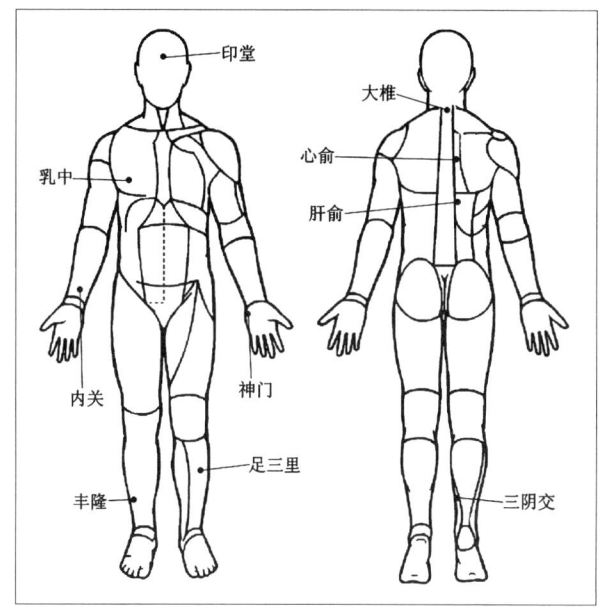

图11-9

称为"内淋巴积水病"。主要临床表现为阵发性眩晕、耳鸣、听力减退、头部胀满等症状。好发于40~50岁的中年人,男女发病率无显著差异。

梅尼埃病属中医脑病的"眩晕"范畴。本病的确切病因尚不清楚,一般认为本病的发生可能与精神紧张、情绪波动、疲劳及变态反应、代谢障碍、物理刺激或维生素缺乏引起内耳自主神经功能紊乱有关(图11-10)。

隐形针灸治疗选穴

第一组:肝俞、肾俞、中脘、内关、三阴交;

第二组:足三里、太冲、听宫、关元、太阳。

以上两组穴位交替使用、早晚各1次。

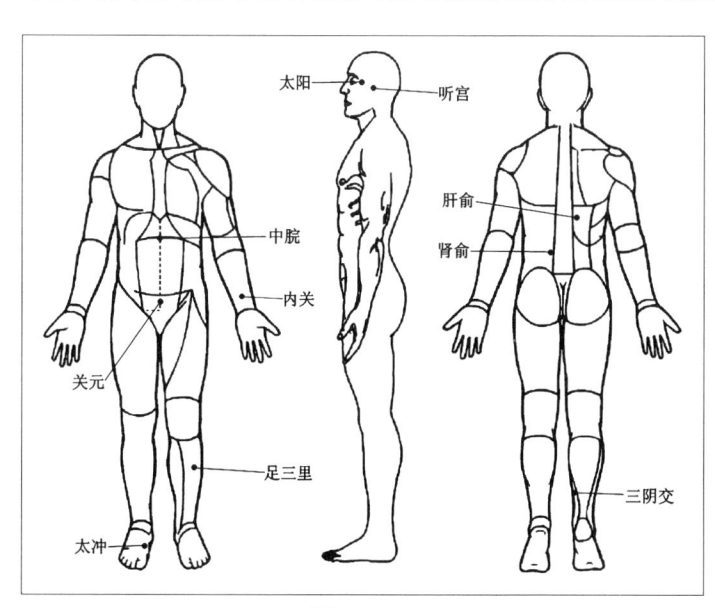

图11-10

十一、睡眠障碍

睡眠障碍是睡眠量的异常,如睡眠缺少(失眠、不眠)或睡眠过多(嗜睡);睡眠质的异常,如在睡眠时发生某些症状,如梦行证或眠中惊醒,使睡眠量受到影响。患有精神病的人常有睡眠障碍。

日常生活中,最常见的睡眠障碍要数失眠了。失眠可表现为入睡困难、睡眠短而早醒、醒后不能再入睡、睡眠浅而易警醒、通宵不眠。精神过度紧张、焦虑、恐惧、兴奋可引起入睡困难及易惊醒。神经衰弱和忧郁症可表现为长期失眠,并伴有头痛、头重、眩晕、健忘、注意力不集中、心跳、手颤、乏力、精神疲乏,易烦躁、激动等症状,忧郁症者以晨醒过早和时常觉醒为特点。神经衰弱者则主诉通宵不能熟睡和入睡困难,易觉醒等。如果入睡困难和时常觉醒是由其他病痛引起的,如瘙痒、疼痛、鼻塞、气喘、呼吸困难、尿频、恶心、呕吐、腹胀、腹泻、心悸等,可针对病因进行治疗。如果长期使用某些药物时,也可引起失眠,如利血平、麻黄素、氨茶碱等。如果是颈髓外伤、肿瘤、脑动脉硬化、内分泌疾病、慢性中毒等大脑的弥散性器质性疾病引起的失眠,多表现为睡眠时间减少,间断易醒,且伴有智力减退等症状,甚则移行为嗜睡,并转入意识丧失(图 11-11)。

隐形针灸治疗选穴

第一组:大椎、内关、安眠;

第二组:心俞、三阴交、神门。

以上两组穴位交替使用,早晚各 1 次,睡前 1 小时治疗,效果更理想,如果睡眠障碍是继发于其他疾病,还需要针对原发病进行治疗。

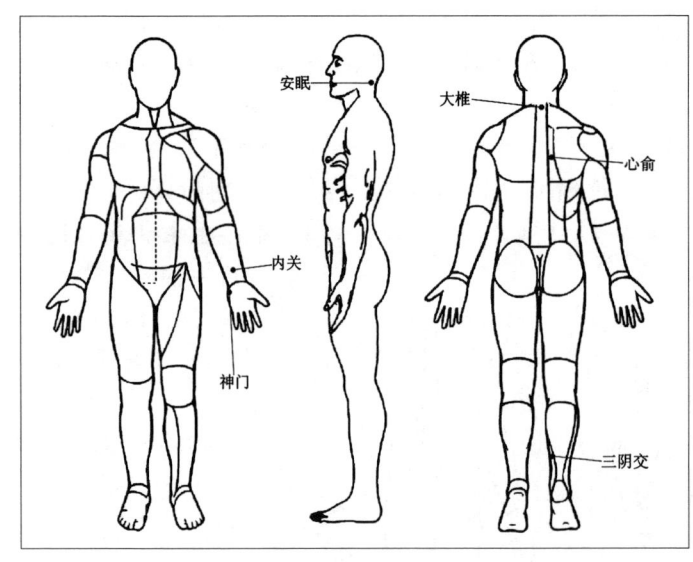

图 11-11

第十二章 隐形针灸经穴疗法治疗呼吸系统疾病

一、慢性支气管炎

慢性支气管炎是气管、支气管黏膜及其周围组织的慢性炎症，临床上以咳痰反复发作为特点，寒冷地区多见此病发病年龄在40岁以上，且病程较长，迁延难愈（图12-1）。

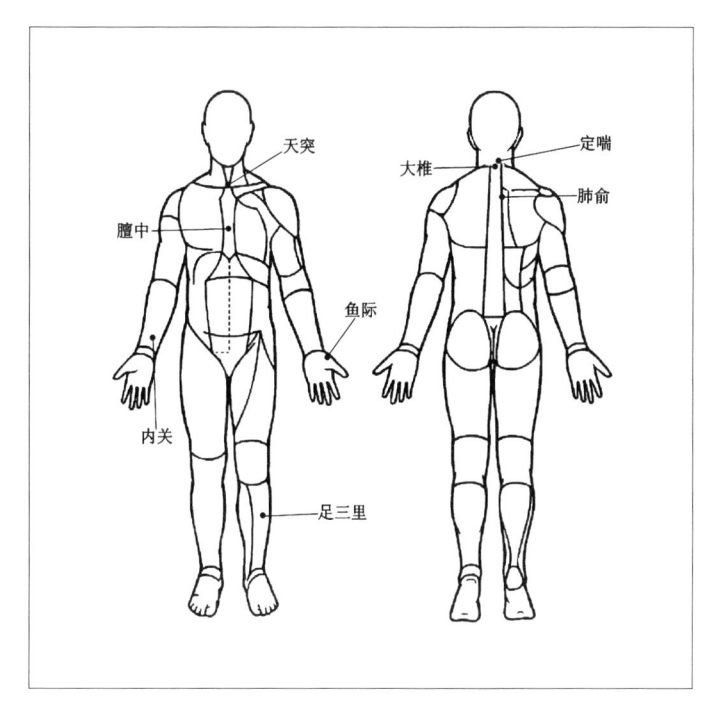

图 12-1

隐形针灸治疗选穴

第一组：大椎、天突、膻中、肺俞；

第二组：内关、定喘、足三里、鱼际。

慢性支气管炎发作期都伴有不同程度的呼吸道感染，在出现感染症状时还需要配合适当的抗感染治疗。以上两组穴位交替使用，早晚各1次，可长期进行康复治疗。

二、支气管哮喘

支气管哮喘是一种由过敏原或其他因素引起的变态反应性疾病，临床常表现为发作性呼吸困难，并伴有哮鸣音、兼见胸闷、气急、咳嗽多痰。本病好发作于秋冬季节,且许多患者都在12岁以前开始发病(图12-2)。

隐形针灸治疗选穴

第一组:内关、定喘、天突、肺俞;

第二组:脾俞、肾俞、列缺、足三里、鱼际。

支气管哮喘多为过敏引起,在急性发作期要注意配合使用抗过敏治疗,如果患者处于哮喘持续状态,还需要配合扩张支气管等处理急重症状的治疗方法。以上两组穴位交替使用,发作期早晚各1次,间歇期每日1次,可长期进行康复治疗。本病用隐形针灸冬病夏治,预防哮喘发病效果良好。

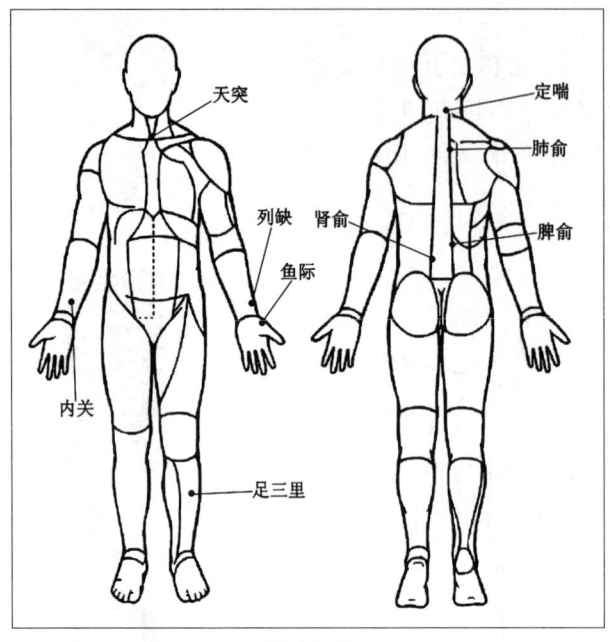

图 12-2

三、支气管扩张

支气管扩张是指气管解剖结构上出现不可复原性的扩张和变形,或有化脓性的病变。其特点是反复的咳嗽、咳痰、咯血,支气管壁破坏和管腔扩张。听诊肺下叶有湿啰音。胸片呈肺纹理粗乱,或有轨道状、卷发圈状阴影,支气管造影显示特征扩张改变,一年四季均可发病,以中老年人多见(图12-3)。

隐形针灸治疗选穴

肺腧、太渊、太溪、内关、大椎。

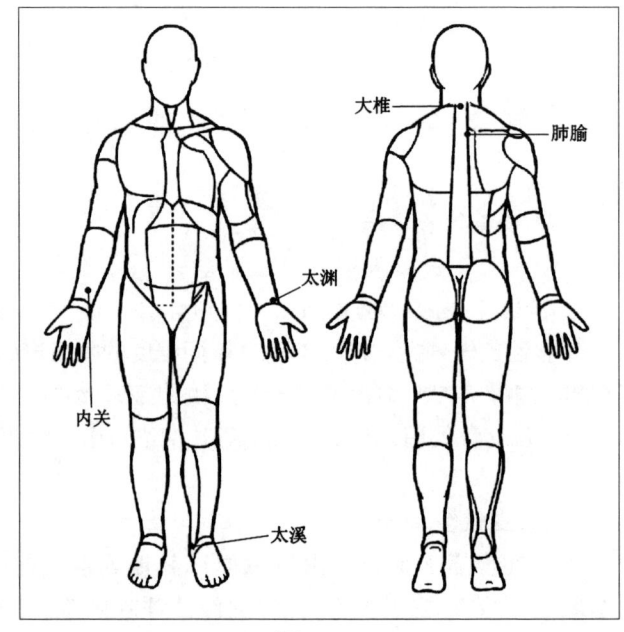

图 12-3

支气管扩张都伴有不同程度的呼吸道感染,在出现感染症状时还需要配合抗感染治疗。以上穴位交替使用,早晚各 1 次,可长期进行康复治疗。

四、感冒

感冒是临床最常见的上呼吸道感染性疾病,早期由病毒感染引起,中后期伴有细菌继发感染。常见有鼻塞、流涕、流泪、喷嚏、咳嗽、头痛、发热等症状,该病有自限性,病程为 5~7 天(图 12-4)。

隐形针灸治疗选穴

大椎、外关、曲池、印堂。

上述穴位每日使

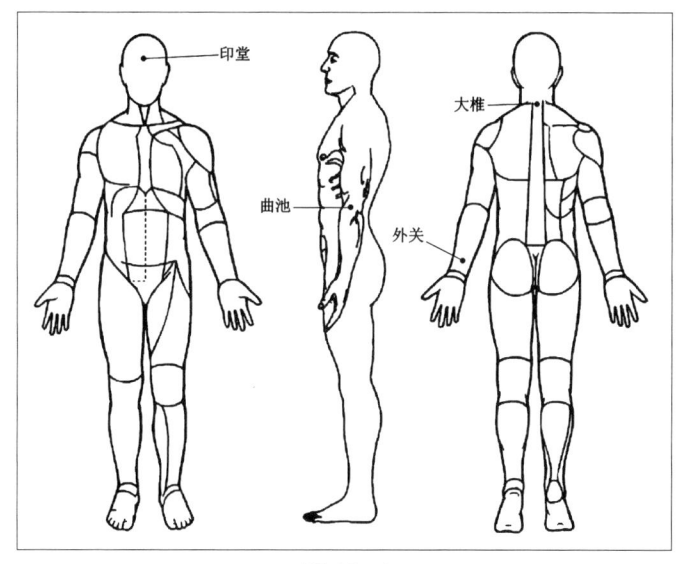

图 12-4

用 2 次,早晚各 1 次,感冒初期可单独使用隐形针灸进行治疗,治疗效果理想。

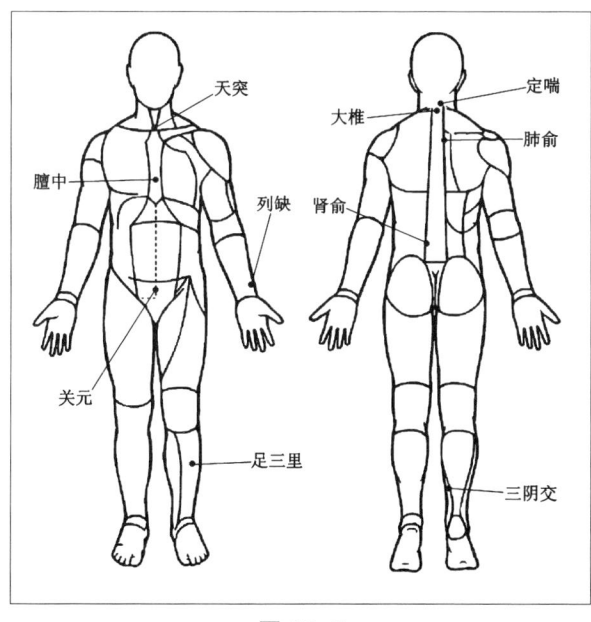

图 12-5

五、肺气肿

肺气肿是指终末细支气管远端部分,包括呼吸细支气管、肺泡管、肺泡囊和肺泡的持久性扩大,并伴有肺泡壁的破坏。患者常有反复咳嗽、咳痰或哮喘病史,早期肺气肿可无明显不适,随病情发展可出现气短、气促、胸闷、疲乏无力、纳差等症状,寒冷季节或呼吸道感染时,咳嗽、咳痰和气急加重。并可出现紫绀及肺动脉高压症,最后导致呼吸衰竭和右心衰竭(图 12-5)。

隐形针灸治疗选穴

第一组：肺俞、肾俞、定喘、关元、足三里；

第二组：列缺、天突、膻中、三阴交、大椎。

以上两组穴位交替使用，早晚各1次，若伴有感染症状，需配合抗感染治疗，病情平稳后积极进行肺功能锻炼，如做呼吸操。

第十三章 隐形针灸经穴疗法治疗消化系统疾病

一、食管炎

食管炎是食管由多种理化因素的作用引起的急性或慢性炎性病变。早期多数患者症状比较轻微，不易被察觉。临床分为化学性、机械性、感染性损伤所致。但其中以胃液反流所导致的反流性食管炎最为多见。

临床表现

进食后食管段有灼热感、疼痛、吞酸、嘈杂、呕吐等症状，进食酸性食物时症状更为明显，如果伴发食管黏膜水肿、痉挛时可有明显的吞咽困难（图13-1）。

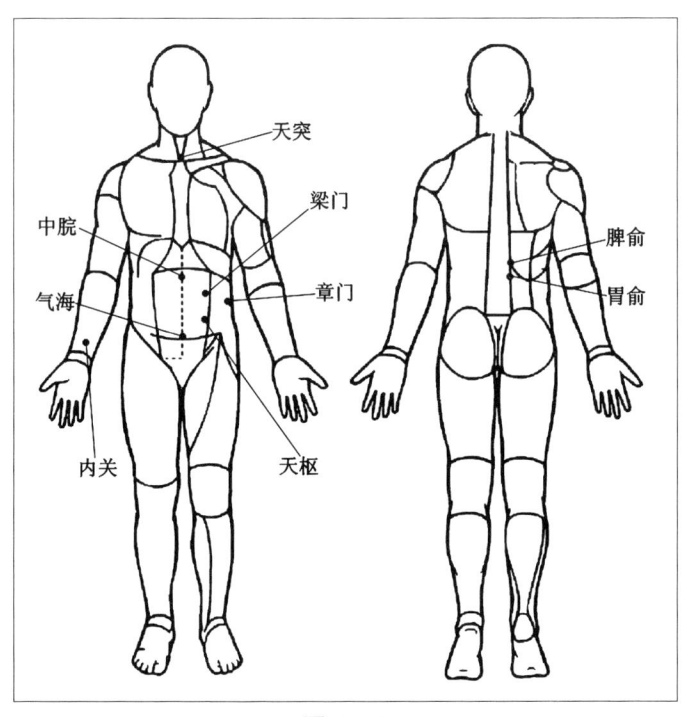

图 13-1

隐形针灸治疗选穴

第一组：中脘、天突、内关、脾俞、胃俞；

第二组：气海、章门、梁门、天枢、中脘。

以上两组穴位交替使用，每日一两次，治疗期间患者应注意饮食结构调整，避免过硬、辛辣和酸性食物摄入。严重的反流性食管炎有吞咽困难者，还需要配合其他对症治疗方法。

二、急性胃肠炎

急性胃炎是由各种不同原因引起的胃黏膜甚至胃壁的急性炎症，因常伴有肠炎，故后者又称胃肠炎。多因进食不慎引起，好发于夏秋季，以上腹痛为主要症状。若伴有肠炎，则中、下腹部亦会出现疼痛，并伴有腹泻，日数次甚至十余次。严重者可出现发热、脱水，甚至电解质紊乱、酸中毒和休克（图 13-2）。

隐形针灸治疗选穴

第一组：内关、中脘、足三里、天枢、脐周四穴；

第二组：上巨虚、曲泽、大肠俞、脐周四穴。

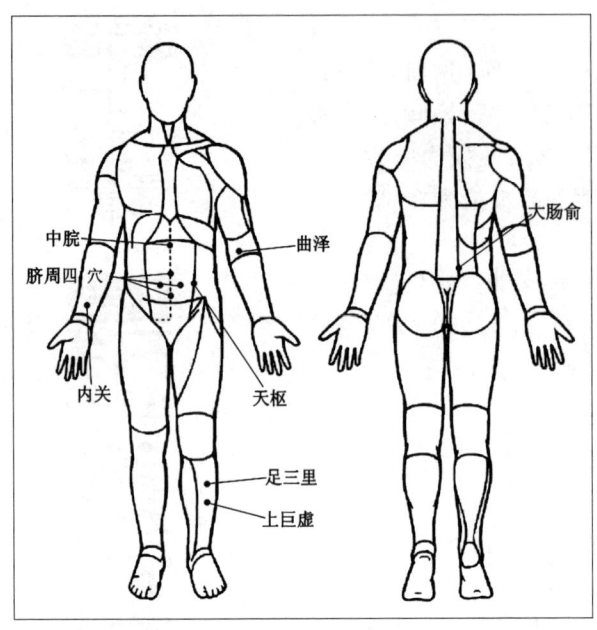

图 13-2

以上两组穴位交替使用，每日 2 次，直至疾病康复为止。急性重症期，须配合抗感染、补液、调节水电解质紊乱等治疗。

三、慢性胃炎

慢性胃炎为胃黏膜非特异性慢性炎症，临床表现多无特异性症状，一般有阵发性或持续性上腹部不适，胀痛或烧灼感，反复持久的轻度恶心食欲不振、口苦、进食饱胀、呕吐等症状。常反复发作，以 20～40 岁男性多见。但萎缩性胃炎则以 40 岁以上为多见。本病为临床常见病、多发病之一（图 13-3）。

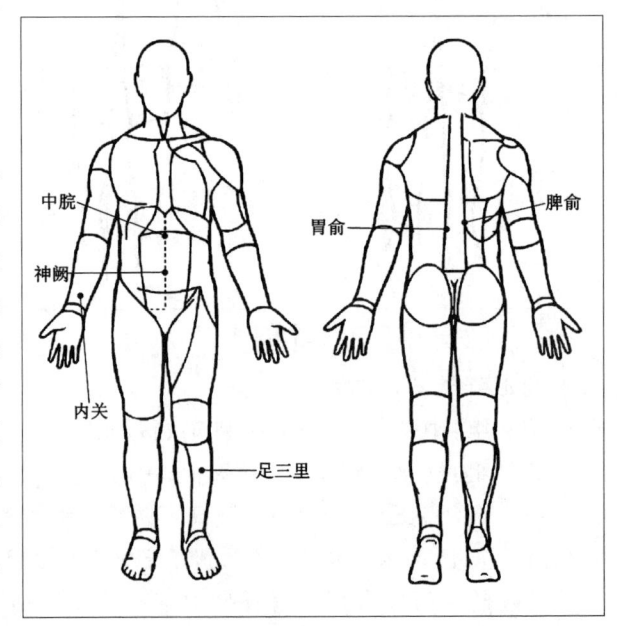

图 13-3

隐形针灸治疗选穴

中脘、神阙、足三里、胃俞、脾俞、内关。

使用隐形针灸治疗慢性胃炎时,若处于急性发作期每日早晚各治疗1次,并配合抗炎、抗酸治疗;若处于病情稳定期,则每日治疗1次,可长期坚持康复治疗,直至临床治愈。

四、消化性溃疡

消化性溃疡指胃与十二指肠溃疡。临床以慢性反复发作的上腹部疼痛为特点。胃溃疡多在饭后疼痛,而十二指肠溃疡多在空腹时疼痛,腹痛的性质多为隐痛、烧灼样疼痛、钝痛、饥饿痛或剧痛。同时还伴有嗳气、反酸、流涎、恶心、呕吐等症。本病可发生于任何年龄,但以青壮年为多,且男性多于女性,二者之比为3:1(图13-4)。

隐形针灸治疗选穴

第一组:中脘、神阙、足三里、关元、章门;

第二组:脾俞、胃俞、期门、内关、梁门。

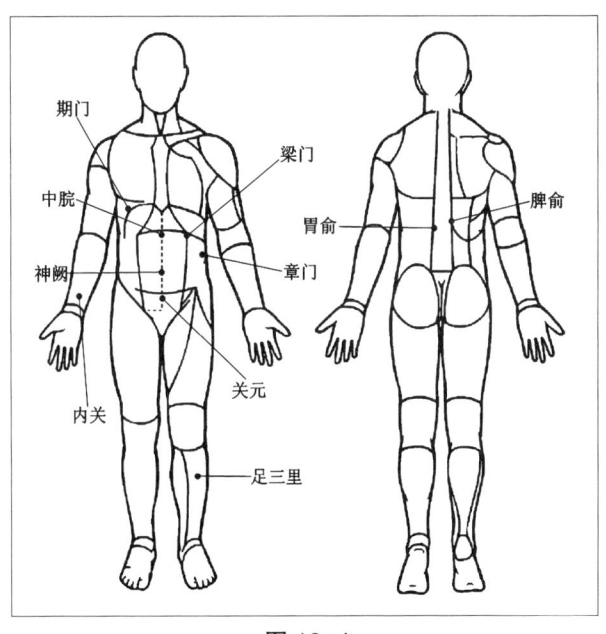

图13-4

使用隐形针灸治疗消化性溃疡时,若在溃疡急性发作期,以上两组穴位交替使用,早晚各1次,若症状严重,疼痛剧烈,还须配合抗酸、解痉、止痛治疗;若病情处于稳定期,则单独使用隐形针灸治疗,每日1次,可长期坚持使用。治疗期间注意规律进食与合理搭配饮食结构。

五、膈肌痉挛

膈肌痉挛又称呃逆,是一侧或双侧膈肌的阵发性痉挛,伴有吸气期声门突然关闭,发出短促的特别声音。常可见于健康人,如快速吞咽干燥食物较少饮水,多可自行消失;但呃逆也发生于腹腔手术后或为某些疾病时的一种严重临床表现。膈肌局部,膈神经或迷走神经受刺激时也可发生呃逆,这种神经反射在一定程度上又受中枢神经的影响。该症其他诱发因素也非常复杂，可继发于多种疾病，临床多采取对症治疗（图13-5）。

隐形针灸治疗选穴

天突、中脘、内关、足三里、膈俞。

以上穴位可于该病症发作时治疗，早晚各治疗1次。若患者患有长期膈肌痉挛，则需要持续、规律使用隐形针灸治疗。

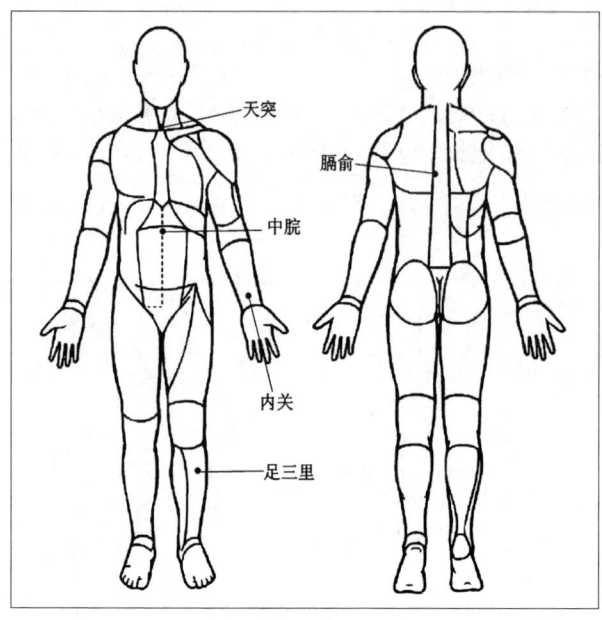

图13-5

六、慢性肠炎

慢性肠炎是临床相当常见的消化系统疾病，以排便次数增多，粪便稀薄为主要临床表现。同时伴有肠鸣亢进，阵发性腹痛，便后减轻等症状，大部分该病患者对抗生素治疗不敏感，且病程漫长，迁延难愈（图13-6）。

隐形针灸治疗选穴

第一组：脐周四穴（脐上下左右2寸处）、气海；

第二组：中脘、足三里、神阙、天枢、胃俞。

以上两组穴位交替使用，早晚各1次。

七、肠易激综合征

肠易激综合征是常见的肠道（大肠或小肠）功能性疾病，是由肠管的蠕动、分泌功能异常引起。主要表现为腹痛、腹泻、便秘。腹痛的部位多在左下腹，少数位于脐旁；

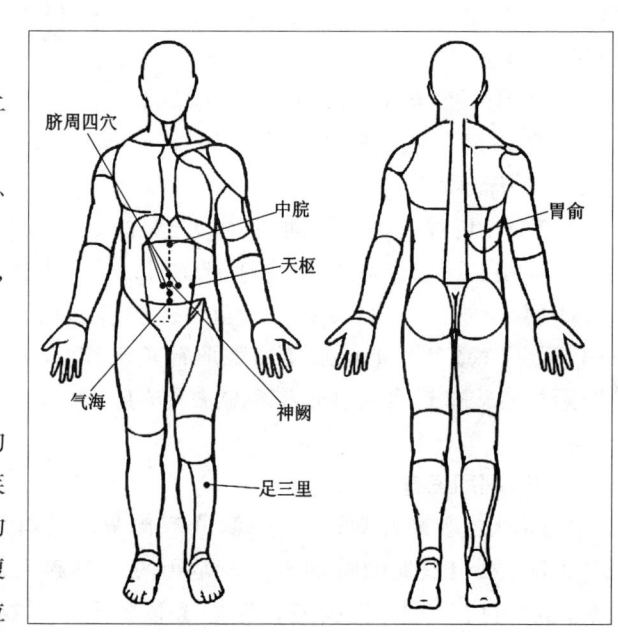

图13-6

腹泻可为溏、浠、水样便，或者与便秘交替出现。多发于中年人群，女性多于男性（图13-7）。

隐形针灸治疗选穴

第一组：脐周四穴（脐上下左右2寸处）、足三里；

第二组：脾俞、胃俞、大肠俞、中脘、气海。

以上两组穴位交替使用，发作期早晚各1次，病情稳定后每日1次，效果良好。

八、结肠功能紊乱

本病为常见的肠道功能性疾病，临床主要表现为不定时的脐周或左下腹部疼痛，并有腹泻、便秘交替出现，但必须在排除气质性肠结疾病及其他脏器功能失常引起的结肠功能紊乱的基础上才能诊断为此病。

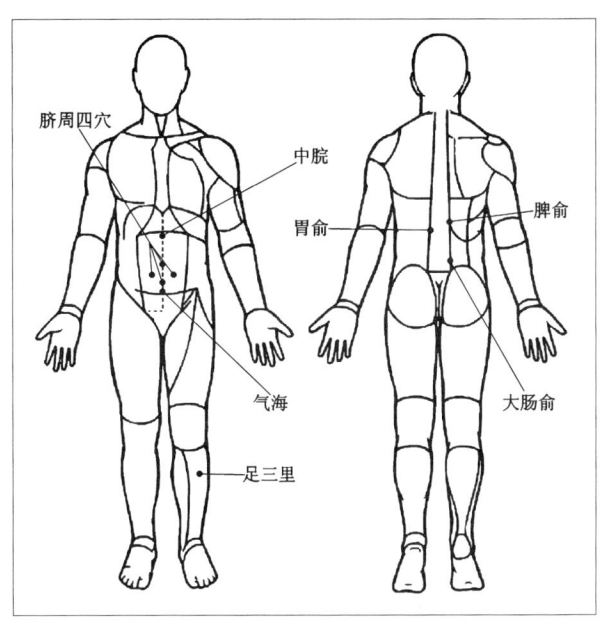

图 13-7

临床主要表现为：不定时的脐周或者左下腹部疼痛，便后减轻，并伴有腹胀、腹泻、便秘等症状（图13-8）。

隐形针灸治疗选穴

第一组：脾俞、胃俞、足三里、关元、气海；

第二组：中脘、上巨虚、天枢、内关、足三里。

以上两组穴位交替使用，每日一两次，直至症状消失。症状缓解后，若长期使用，可起到调理肠胃功能、防止本病复发和其他胃肠疾病出现的作用。

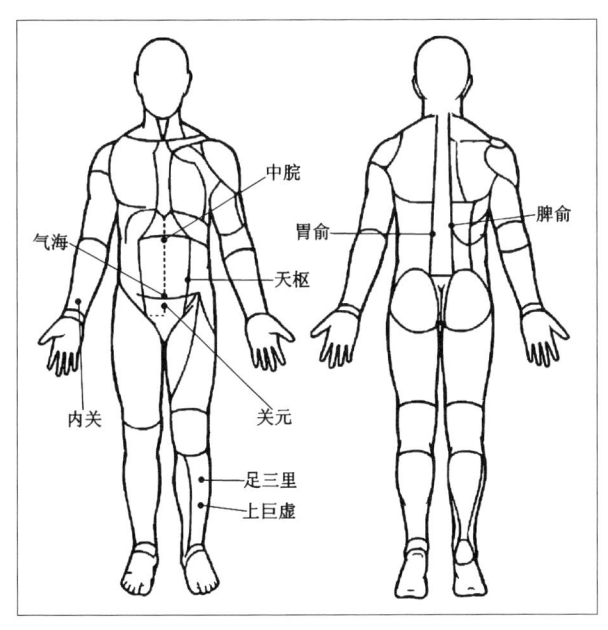

图 13-8

九、胰腺炎

胰腺炎有急性、慢性之分。急性胰腺炎是由于胰腺阻塞、感染、创伤引起胰腺本身急性炎性改变。临床症状剧烈,以急性上腹剧痛、高热、黄疸等症状为主,重症者可出现感染性休克。慢性胰腺是胰腺的复发性或者持续性炎性改变。临床症状相对急性病变较轻(图 13-9)。

隐形针灸治疗选穴

第一组:中脘、天枢、内关、足三里、胃俞;

第二组:膈俞、脾俞、中脘、陷谷、太白、行间。

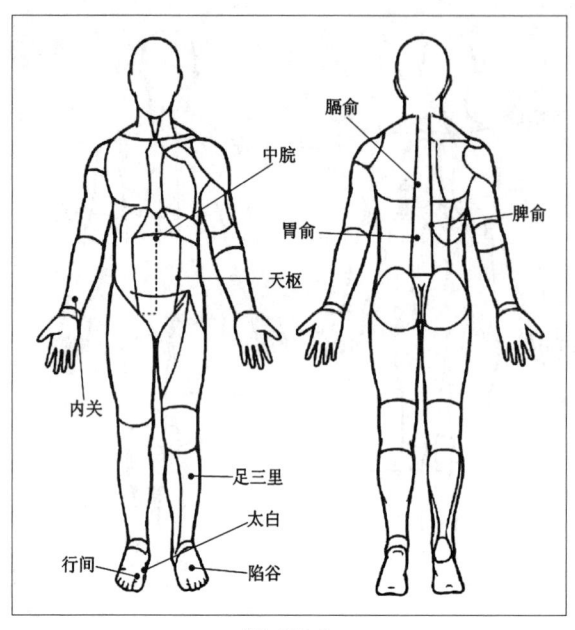

图 13-9

以上两组穴位交替使用,每日一两次。急性期感染症状较重者,还须配合抗感染治疗,以防止并发症出现。慢性胰腺炎患者可长期坚持使用,直至康复为止。

十、脱肛

由腹内压增高引起的直肠黏膜或直肠壁全层脱出与肛门之外称为脱肛,或称直肠脱垂。本病多见与老年人和儿童,可根据严重程度分为部分脱垂和完全脱垂。本病的发病因素比较多,儿童发育不全、老年多病,营养不良,长期便秘、腹泻,排尿困难,多次分娩,慢性咳嗽,重体力劳动均可诱发本病(图 13-10)。

隐形针灸治疗选穴

第一组:气海、足三里、长强、脾俞、白环俞、大肠俞;

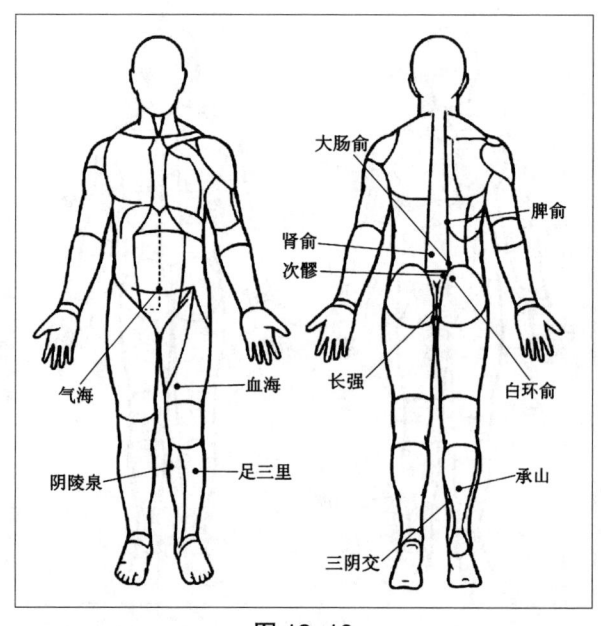

图 13-10

第二组：次髎、肾俞、三阴交、阴陵泉、血海、承山。

以上两组穴位交替使用，每日一两次。至症状缓解为止。

十一、便秘

便秘是指大便干燥、秘结，排便时间延长，虽有强烈便意，但排出困难（图13-11）。

隐形针灸治疗选穴

第一组：支沟、承山、神阙、足三里；

第二组：关元、气海、天枢、肾俞、三阴交。

以上两组穴位交替使用，每日1次。

十二、慢性肝炎

慢性肝炎是指病程在半年以上的肝脏慢性炎症性疾病。慢性肝炎根据临床表现和病理变化分为慢性活动性肝炎和慢性持续性肝炎两种。慢性肝炎主要是由乙型肝炎或非甲非乙型肝炎病毒的感染引起的；某些药物（异烟肼、阿司匹林、甲基多巴等）、酒精中毒及慢性肠道炎症也可以引起本病。此外，铁贮存过多的血色病、铜贮存过多而引起的肝豆状核变性及自体免疫性疾病（如甲状腺炎、肾小球肾炎、干燥综合征等）都可引起慢性肝炎。慢性活动性肝炎患者，临床表现除全身乏力、肝区疼痛、头昏、失眠、黄疸、腹胀、食欲不振、体重减轻等症状外，还可见面色黝黑、下肢浮肿、有出血倾向以及男子乳房发育、女子闭经、痤疮、多毛等表现。腹部可触及肝脾轻度或中度肿大，有压痛，两手掌樱红呈肝掌，面、颈、胸部有蜘蛛痣。慢性持续性肝炎患者，临床表现多为肝区不适、腹胀、隐痛、乏力、纳食差、下肢酸软等，部分患者有头晕、胸闷、心悸、失眠、思想集中能力减退等神经官能症表现（图13-12）。

隐形针灸治疗选穴

第一组：肝俞、胆俞、足三里、阳陵泉、上脘；

第二组：章门、期门、太溪、曲池、三阴交。

使用隐形针灸治疗慢性肝炎时，如果患者处于慢性肝炎活动期，还需要配

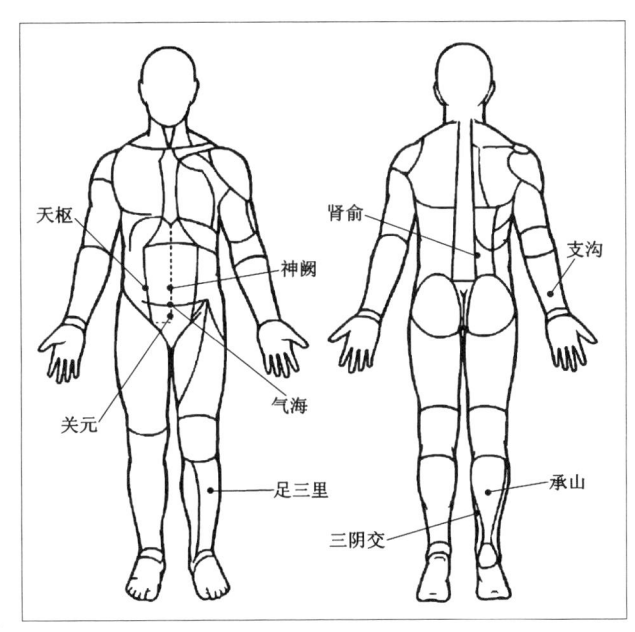

图 13-11

合保护肝细胞的药物治疗,若属于病毒性肝炎则需要给予抗病毒治疗;以上两组穴位每日使用2次,早晚交替使用,可长期进行治疗,直至临床治愈。

十三、脂肪肝

脂肪肝是指由于各种原因引起的肝细胞内脂肪堆积过多的病变。正常肝内脂肪占肝重的3%~4%,如果脂肪含

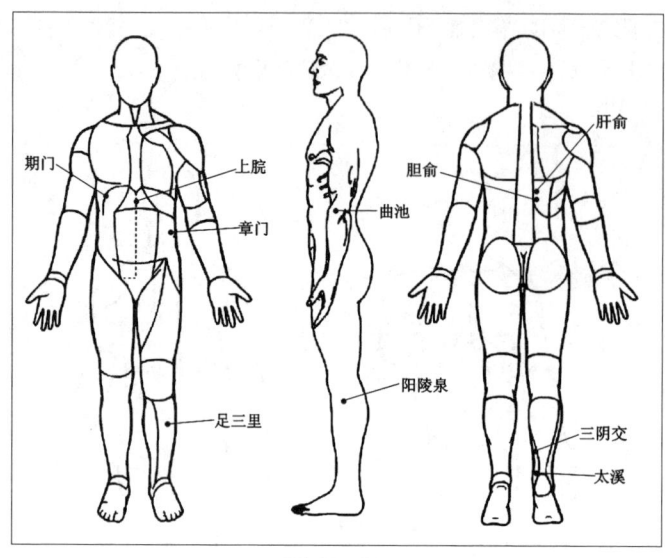

图 13-12

量超过肝重的5%即为脂肪肝,严重者脂肪量可达40%~50%,脂肪肝的脂类主要是甘油三酯。脂肪肝一般可分为急性和慢性两种。急性脂肪肝类似于急性、亚急性病毒性肝炎,比较少见,临床症状表现为疲劳、恶心、呕吐和不同程度的黄疸,并可短期内发生肝昏迷和肾衰,严重者可在数小时死于并发症,如果及时治疗,病情可在短期内迅速好转;慢性脂肪肝较为常见,起病缓慢、隐匿,病程漫长。早期没有明显的临床症状,一般是在做B超时偶然发现,部分病人可出现食欲减退、恶心、乏力、肝区疼痛、腹胀以及右上腹胀满和压迫感。由于这些症状没有特异性,与一般的慢性胃炎、胆囊炎相似,因而往往容易被误诊误治(图13-13)。

隐形针灸治疗选穴

第一组:足三里、内关、膻中、期门、关元;

第二组:肝俞、脾俞、肾俞、中脘、气海。

以上两组穴位交替使用,早晚各1次,急性期需配合保

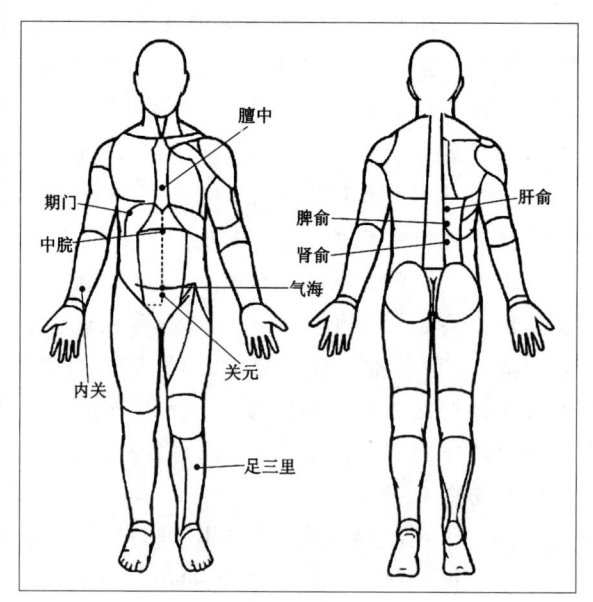

图 13-13

护肝细胞、防止并发症的治疗措施,慢性脂肪肝可用隐形针灸长期进行治疗,每日1次。

十四、慢性胆囊炎

慢性胆囊炎是胆囊纤维组织增生及慢性炎性细胞浸润性疾病,是最常见的胆囊疾病,临床表现为上腹或右上腹不适感,持续性钝痛或右肩胛区疼痛、腹胀、胃灼热、嗳气、反酸和恶心等症状顽固不愈,在进食油煎或脂肪类食物后可加剧,也可有餐后发作的胆绞痛(图13-14)。

隐形针灸治疗选穴

第一组:阿是穴、鸠尾、胆囊穴、足三里、章门;

第二组:胆俞、肝俞、中脘、支沟、期门、日月。

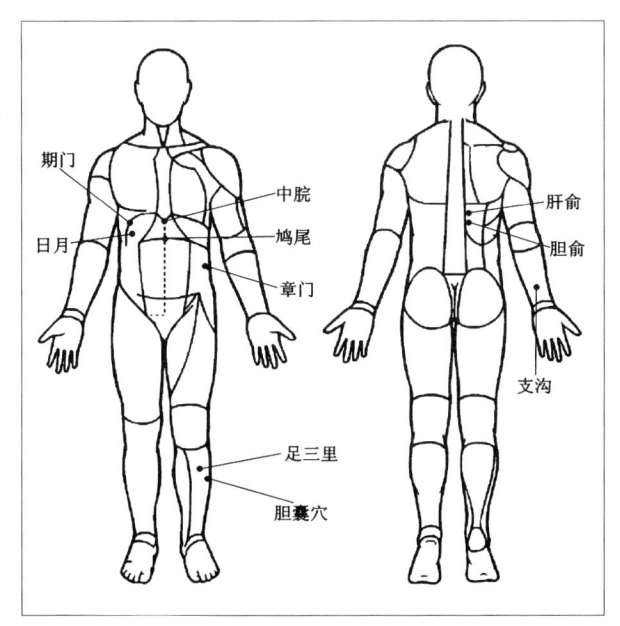

图13-14

以上两组穴位早晚交替使用,每日2次,伴发感染症状或慢性胆囊炎急性发作期需要配合抗炎、解痉治疗。病情稳定后可长期进行治疗,每日1次。

十五、胆结石

胆结石是胆汁在胆囊内和胆管内凝固产生的结石。急性发作可引起胆绞痛,中上腹或右上腹剧烈疼痛,坐卧不安,大汗淋漓,面色苍白,恶心,呕吐,甚至出现黄疸和高热。但也有症状不典型,不感疼痛的,称"无疼性胆结石"。肝、胆结石主要是指胆囊结石、胆管结石。胆囊结石发生于胆囊内;胆管结石就复杂些,可分为原发性胆管结石和继发性胆管结石。继发性胆管结石来源于胆囊内的结石下陷,分布于胆总管;原发性胆管结石来源于胆管系统,它分为肝内胆管、肝外胆管结石。肝内胆管结石多发生于右肝后叶与左肝外叶(图13-15)。

隐形针灸治疗选穴

胆囊穴、胆俞、期门、中脘、阳陵泉。

上述穴位早晚各使用1次,若结石嵌钝、堵塞引起的急性剧烈疼痛,或诱发化脓性感染,则需要抗炎或手术治疗。

十六、痔疮

痔疮，在医学上称为痔病，是一种十分常见的疾病。由肛周静脉曲张，血液回流受阻，慢性感染等因素引起。民间有"十人九痔"的说法。痔的近代概念为肛管上部的正常肛垫。肛垫的病理性肥大，即谓痔病，俗称"痔疮"。痔疮以肛门锯齿线为界，分为内痔与外痔。外痔的症状以疼痛瘙痒为主。而内痔则以流血及便后痔疮脱出为主，内痔依严重度再分为四期：仅有便血情形的为第Ⅰ期；无论有无出血，便后有脱垂情形，但能自行回纳者为第Ⅱ期；脱垂严重，必须用手推回肛门的为第Ⅲ期；最严重的第Ⅳ期为痔疮平时也脱垂于肛门外，无法回纳肛门内（图13-16）。

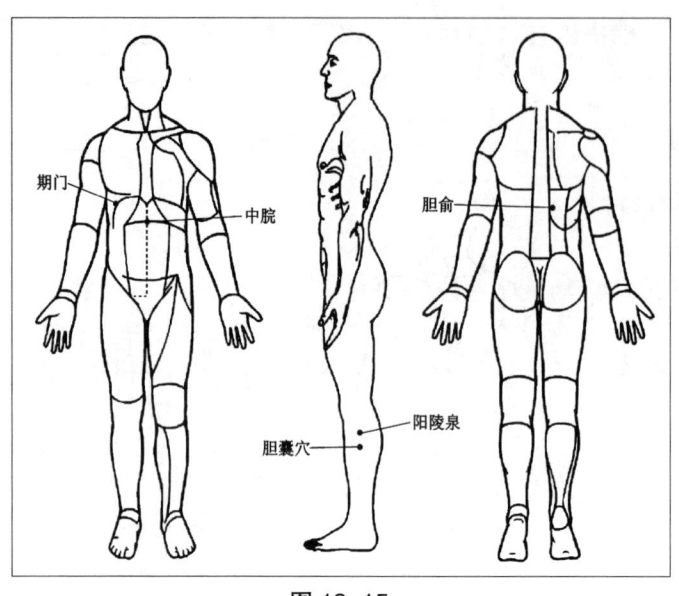

图13-15

隐形针灸治疗选穴

第一组：长强、承山、关元、气海；

第二组：次髎、足三里、二白。

以上两组穴位交替使用，每日一两次。若伴有出血、感染等症状，还需要配合止血及抗感染等治疗措施。症状缓解后亦可长期使用，可收到保护肛肠功能、防止痔疮复发的作用。

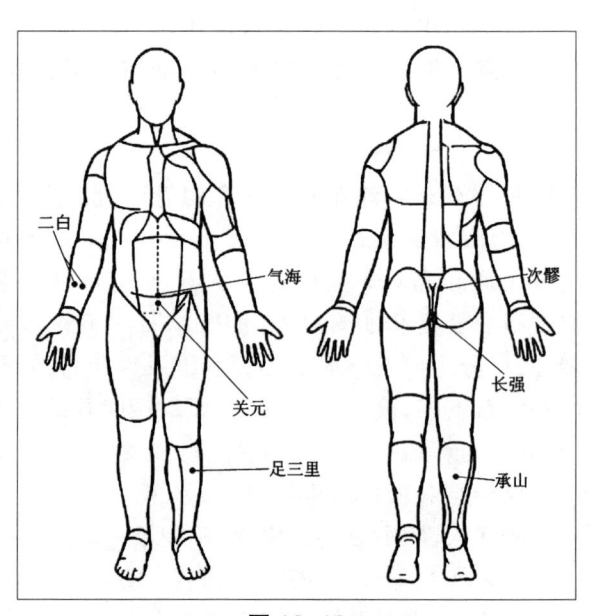

图13-16

第十四章 隐形针灸经穴疗法治疗循环系统疾病

一、高血压病

高血压病又称原发性高血压。是以动脉血压升高，尤其是舒张压持续升高为特点的全身慢性血管疾病，临床上凡是收缩压高于 21.33kPa，舒张压高于 12.66kPa。具有二者之一项即可诊断为高血压。并伴有全身症状，如头痛、头晕、头胀、耳鸣、眼花、失眠、心悸等，其中头痛头晕为本病常见症状，也可见头部沉重，颈项有板紧感。本病为一种严重危害健康的常见多发疾病，其发病率随年龄的增长而增高，40 岁以上增高迅速（图 14-1）。

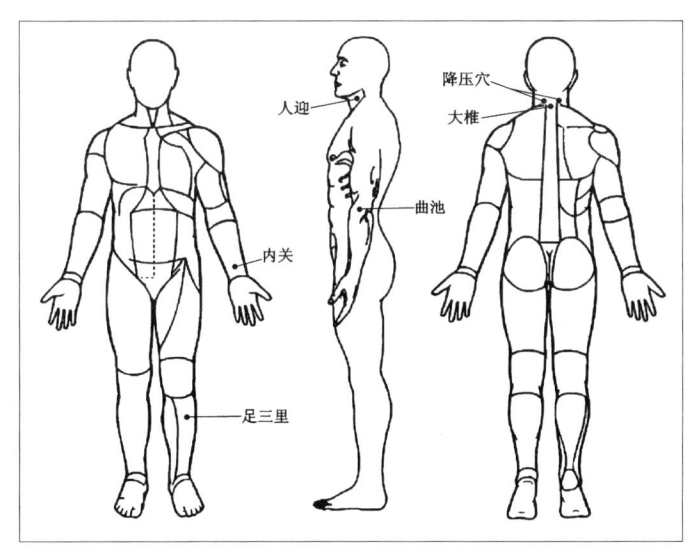

图 14-1

隐形针灸治疗选穴

大椎、内关、人迎、降压穴、足三里、曲池。

选择以上穴位使用隐形针灸治疗器控制高血压，常规每日治疗 1 次。隐形针灸治疗高血压病时，应根据症状不同适时调整穴位，以控制症状为目标，症状得到有效改善的同时，血压控制效果也较好。血压骤然升高，或者出现高血压危象时，则需要配合其他治疗措施，以保证患者生命安全。

二、高脂血症

由于脂肪代谢或运转异常使血浆一种或多种脂质

高于正常称为高脂血症。脂质不溶或微溶于水，必须与蛋白质结合以脂蛋白形式存在，因此，高脂血症通常为高脂蛋白血症，即血清脂蛋白浓度升高。目前已经公认高脂血症包括高胆固醇血症、高甘油三酯血症及二者都高的复合性高脂血症。临床化验检查血脂包括：

总胆固醇：正常值为 2.9～6.0mmo/L；

甘油三酯：正常值为 0.22～1.70mmo/L；

低密度脂蛋白：正常值为 0.78～2.2mmo/L。

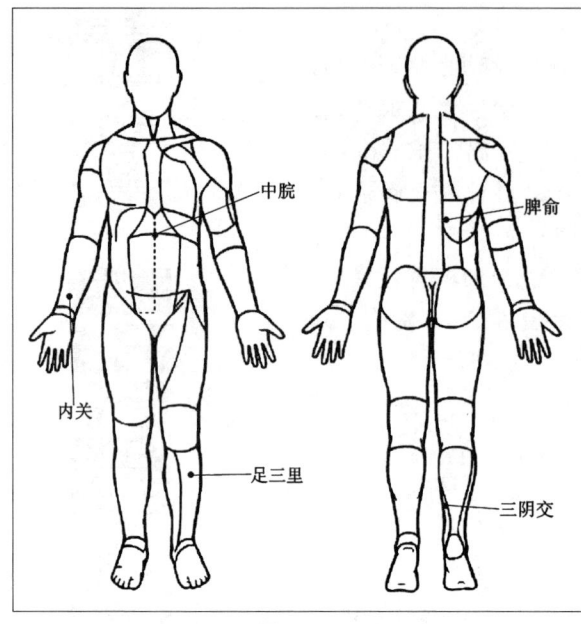

图 14-2

高于此范围即被认为属高脂血症（图 14-2）。

隐形针灸治疗选穴

内关、中脘、脾俞、足三里、三阴交。

使用以上穴位，每日治疗 1 次，高血脂患者可长期坚持使用隐形针灸治疗，并注意低脂饮食，积极运动。

三、冠心病

冠心病，全称冠状动脉粥样硬化性心脏病，系由心脏冠状动脉发生粥样硬化，而使管腔狭窄或阻塞，导致心肌缺血缺氧而引起的心脏病。临床主要表现为胸闷、心悸、心前区刺痛，心烦易怒、头晕耳鸣等。本病多发生在

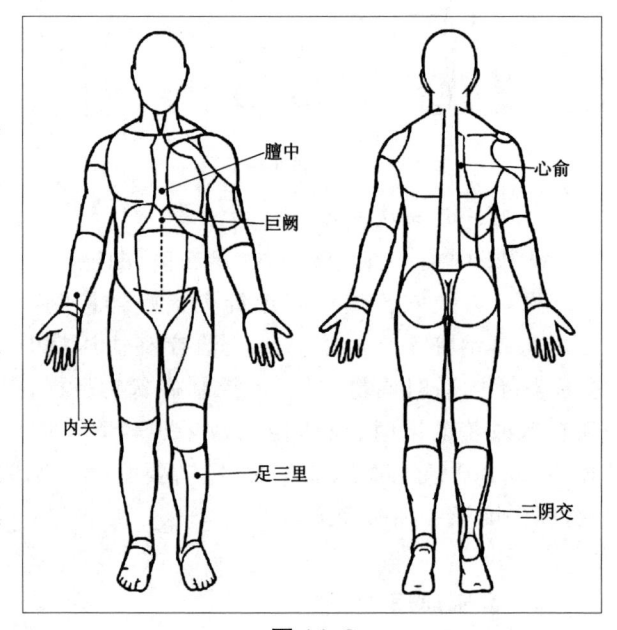

图 14-3

40岁以上，男多于女，脑力劳动者多于体力劳动者，是危害大众健康的高发常见病（图14-3）。

隐形针灸治疗选穴

心俞、巨阙、膻中、内关、足三里、三阴交。

使用隐形针灸作为冠心病长期康复治疗，以上穴位每日治疗1次；若患者处于急性心肌缺血状态，应该配合扩血管治疗措施，以防止心肌梗死出现。

四、心律失常

心律失常又称心律失常，是指心脏冲动的起源和节律、传递顺序以及冲动在心脏各部位的传导速度中任何一个环节发生异常者。常见病因病理有窦性心动过速、心动过缓、心律不齐、病态窦房结综合征，房室传导阻滞。临床表现主要有心悸（心动过速心率在100～150次/min，心动过缓心率低于60次/min）、胸闷、气急、眩晕、甚则心前区疼痛（图14-4）。

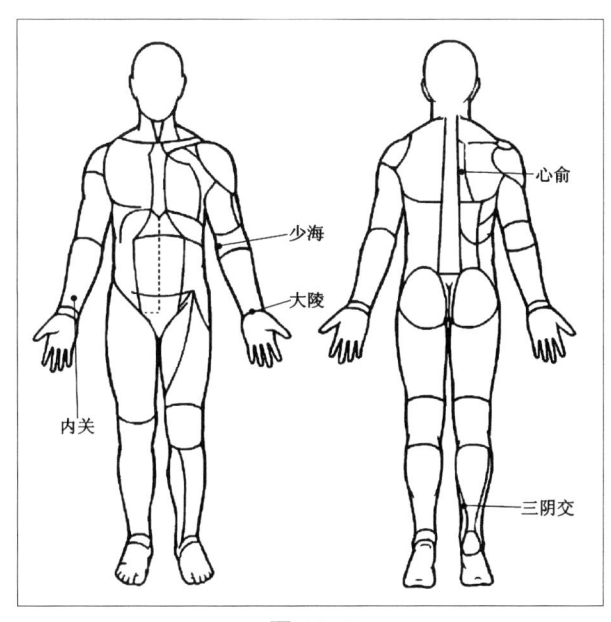

图14-4

隐形针灸治疗选穴

内关、心俞、三阴交、大陵、少海。

选用以上穴位常规康复治疗，每日1次。若患者处于急性重症期，需配合抗心律失常药物治疗，以防出现其他严重并发症，而危及患者生命。

五、心血管神经官能症

心血管神经官能症是一种比较特别的疾病，它的症状表现在心血管、呼吸系统方面，但检查结果又表明一切正常；明明患者感觉很不舒服，却就是检查不出疾病。有时还会引起抑郁症，严重影响到患者的学习和工作。这种疾病又称为神经性血循环衰弱症，焦虑性神经官能症等。该病好发于女性，在青年或中年人当中这种问题也比较常见，尤其是比较内向、工作紧张的人，患者的年龄一般在20～40岁。具体的病因还不清楚，与个人的体质、神经、行为、外周环境、遗传等因素有关。一般来说，患者的性格本身比较忧郁、焦虑、忧愁，当精神上受到刺激或工作紧张时，往往不能使自己很好地适应于环境的改变，结果发病或使症状加重。很多患者的家人中有同样的疾病或其他类型的神经官能症（图14-5）。

隐形针灸治疗选穴

心俞、内关、三阴交、阿是穴。

该病以自觉躯体症状为主要表现，患者的脏器功能基本完全正常，使用隐形针灸治疗时，以上穴位组方每日治疗1次，直至症状完全消失。

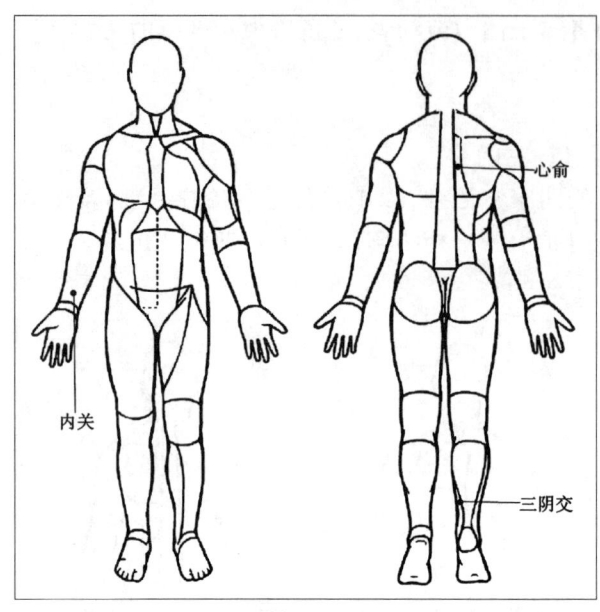

图14-5

第十五章 隐形针灸经穴疗法治疗泌尿系统疾病

一、慢性前列腺炎

慢性前列腺炎是男性泌尿生殖系统常见疾病,多发于 20～40 岁青壮年。其常见症状如下。

1. 排尿症状:尿频、轻度尿急、尿痛或排尿时烧灼感,并可放射到阴茎头部。清晨尿道口有黏液。可出现终末血尿,排尿困难,甚至尿潴留。

2. 局部症状:后尿道、会阴部、肛门部不适,重坠感和饱胀感,下蹲粘或大便时尤为甚。

3. 疼痛是慢性前列腺炎主要表现之一。局部痛常在会阴部、后尿道、肛门;反射痛常在膝以上,膈以下,腰痛多见。

4. 性功能障碍可见性欲减退或消失、射精痛、血精、阳痿、遗精、早泄以及发育不全。

5. 精神症状表现为乏力、头晕、眼花、失眠、精神抑郁(图 15-1)。

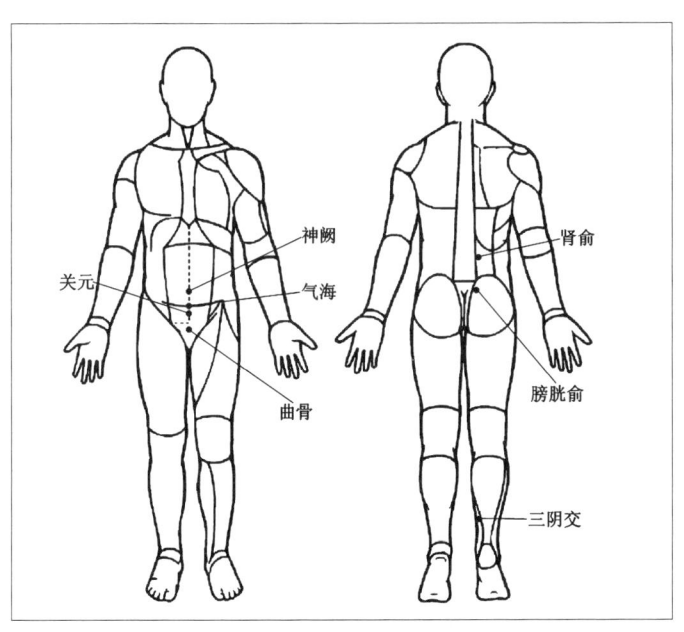

图 15-1

隐形针灸治疗选穴

肾俞、关元、气海、膀胱俞、神阙、三阴交、曲骨。

慢性前列腺炎是一种慢性顽固疾病,病程长,迁延难愈,使用隐形针灸治疗本疾病时要遵循长期坚持、规律使用的原则,以上穴位每日治疗一两次。

二、前列腺增生

前列腺增生有前列腺良性增生和恶性增生之分,本病为老年男性疾病,40岁以上的男子在病理上均有不同程度的前列腺增生,50岁以后才逐渐出现症状,发病率随年龄增长而逐渐增高。临床表现早期有尿频、尿急、排尿困难,起初排尿踌躇,开始时间延迟,后期出现排尿迟缓,射程不远,尿线变细无力,或尿流中断,尿末淋漓,尿意不尽感。晚期可有尿失禁、血尿,前列腺增生中有40%～60%的病例可出现急性尿潴留(图15-2)。

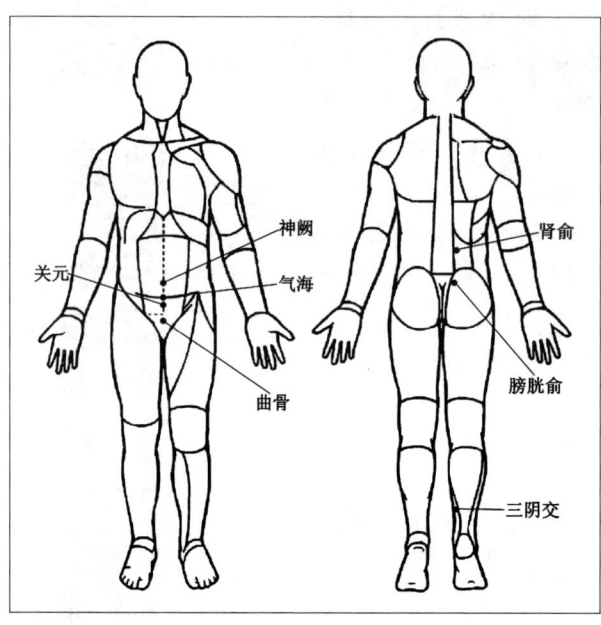

图15-2

隐形针灸治疗选穴

肾俞、关元、气海、膀胱俞、神阙、三阴交、曲骨。

慢性前列腺增生是一种慢性顽固疾病,病程长,迁延难愈,使用隐形针灸治疗本疾病时要遵循长期坚持、规律使用的原则。以上穴位每日治疗一两次,症状消失后,亦可长期坚持康复治疗,以防复发。

三、慢性肾炎

慢性肾炎又称慢性肾小球肾炎。是由多种疾病引起的原发于肾小球的慢性炎症性疾病。临床上以尿道异常改变(蛋白尿、血尿及管型尿)、水肿、高血压及肾功能损害等为其特征。病程迁延,晚期可出现肾功能衰竭。本病可发生在不同年龄,尤以青壮年为多,男性发病率高于女性(图15-3)。

隐形针灸治疗选穴

第一组:肾俞、关元、气海、三阴交;

第二组:膀胱俞、神阙、曲骨、大横。

第十五章　隐形针灸经穴疗法治疗泌尿系统疾病　·163·

以上两组穴位早晚各治疗 1 次。该病迁延难愈，必须长期坚持治疗，规律使用，准确选穴，肾功能损害的重症病人还须配合其他常规治疗措施，病情平稳者可以长期使用隐形针灸进行康复治疗。

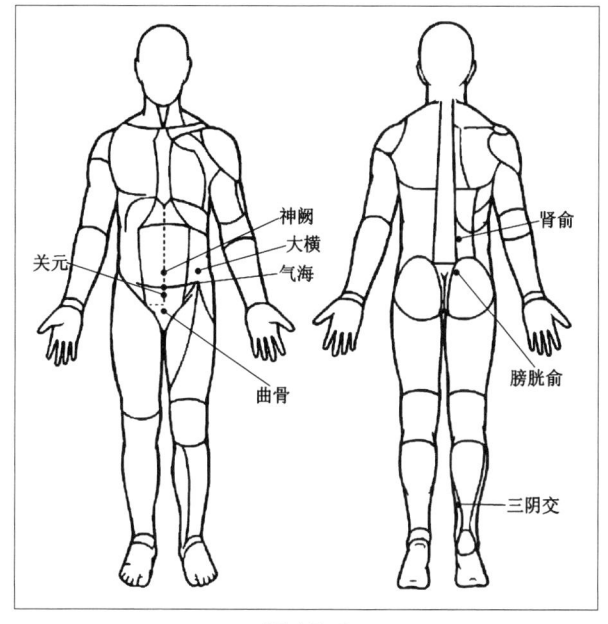

神阙
大横
气海
关元
曲骨

肾俞
膀胱俞
三阴交

图 15-3

第十六章 隐形针灸经穴疗法治疗骨科疾病

一、骨折

由外力伤害,或者自身骨质病变引起的骨质断裂,并伴有骨质周围软组织损伤,和患处功能障碍的疾病。多发生于体力劳动的青壮年男性和患有骨质疏松的中老年人(图 16-1)。

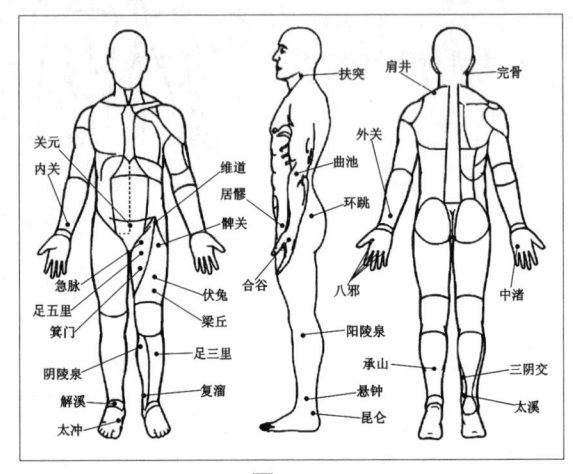

图 16-1

隐形针灸治疗选穴

锁骨骨折:完骨、扶突、肩井、曲池、外关、足三里、阿是穴;

腕骨骨折:合谷、解溪、阿是穴;

掌骨骨折:内关、中渚、阿是穴;

指骨骨折:合谷、八邪、阿是穴;

肋骨骨折:合谷、内关、阴陵泉、阳陵泉、阿是穴;

胸腰椎骨折:局部阿是穴;

盆骨骨折:阳陵泉、关元、足三里、三阴交、阿是穴;

股骨颈骨折:太冲、太溪、足三里、急脉、环跳、阳陵泉、箕门;

股骨干骨折:居髎、维道、足五里、髀关、伏兔、足三里;

髌骨骨折:伏兔、梁丘、足三里、阳陵泉、阿是穴;

胫腓骨骨折:足三里、阳陵泉、阴陵泉、悬钟、承山、阿是穴;

踝骨骨折:对侧合谷、内关,患侧三阴交、足三里、复溜、阿是穴;

跟骨骨折：对侧合谷、曲池，患侧太溪、昆仑。

全身各处骨折部位均可作为阿是穴治疗，开放性骨折不可将隐形针灸直接置于创面上，以免引起感染；对于外石膏固定者，可在石膏板上相对于人体穴位处凿数个孔，以便于放置隐形针灸治疗器。对于骨折后运动功能受损者可在取下外固定设备后长期康复治疗。

以上穴位组合每日使用一两次，可加快骨折的康复。

二、骨关节脱位

骨关节脱位是由外力致使人体各关节周围韧带、肌腱过度牵拉、甚至断裂，引起关节头滑出关节囊，出现关节畸形，伴关节功能障碍的疾病。局部常伴红肿、疼痛。多发生于青壮年体力劳动者，男性发病率高于女性（图 16-2）。

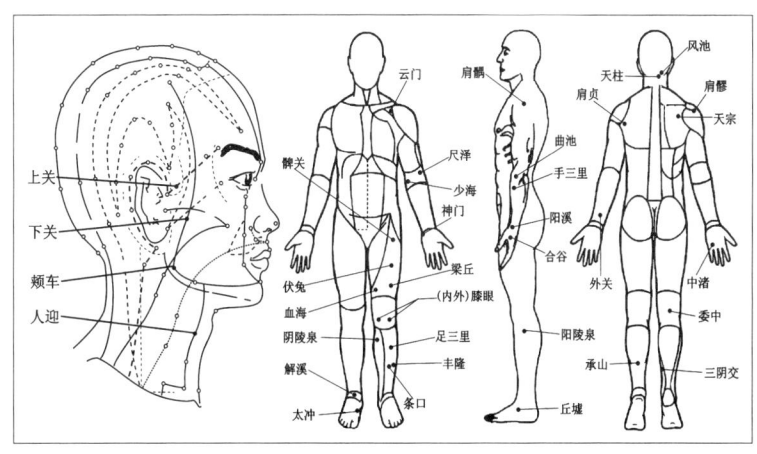

图 16-2

隐形针灸治疗选穴

下颌关节脱位：上关、下关、颊车、人迎、阿是穴；

寰环节脱位：风池、天柱、阿是穴；

肩关节脱位：肩髃、肩髎、肩贞、天宗、条口、外关；

肩锁关节脱位：神门、阿是穴、云门、肩髃、肩髎；

肘关节脱位：曲池、尺泽、少海、外关、中渚、阿是穴；

掌指关节脱位：合谷、阳溪、手三里、曲池、阿是穴；

髋关节脱位：髀关、伏兔、足三里、丰隆、血海、三阴交；

髌骨脱位：内、外膝眼、阳陵泉、阴陵泉、委中、足三里；

膝关节脱位：伏兔、承山、梁丘、委中、承山、阳陵泉、阴陵泉；

踝关节脱位：中渚、阴陵泉、太冲、解溪、丘墟、阿是穴。

以上全身各处骨关节脱位的治疗选穴每日治疗一两次，若关节脱位严重，有石膏外固定者，可在石膏板上凿数孔，以便于放置隐形针灸器。习惯性关节脱位患者，可长期使用以上穴位进行康复治疗，直至康复为止。

第十七章 隐形针灸经穴疗法治疗妇科疾病

一、痛经

痛经是妇女在行经期间或经期前后数日内,出现以小腹部为主的疼痛,甚至剧痛难忍,常可伴面色苍白、冷汗淋漓、手足厥冷、恶心呕吐等症,并随着月经周期发作,亦称"行经腹痛"。该病为青年妇女常见病之一(图 17-1)。

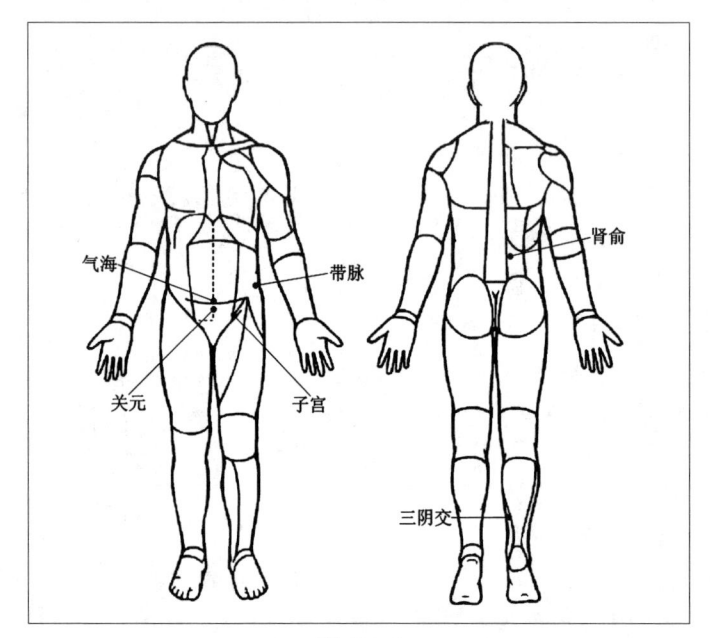

图 17-1

隐形针灸治疗选穴

关元、气海、子宫、带脉、肾俞、三阴交。

患者可按以上穴位组合,在经期前一周开始治疗,每日 1 次,经期痛经症状严重者可每日治疗 2 次,或疼痛出现时随机治疗。疼痛症状控制后,亦可每日或隔日治疗 1 次,作为女性妇科保健治疗。

二、带下症

带下症是指由妇女阴道内流出如脓、涕状黏稠液体,中医认为本病与带脉功能失常有关,故称为带下症。临床又有白带和黄带之分。病理性白带按其致病因素的不同可分为非炎症性和炎症性,以及异物刺激等多种原因。黄带是指妇女阴道口内流出淡黄色黏稠液体，甚则色脓如茶，有臭味，同时伴有小腹疼痛。多见于急慢性宫颈炎、盆腔炎患者。常见感染病原体为一般化脓菌、淋球菌、结核杆菌、滴虫、阿米巴原虫等所致（图 17-2）。

隐形针灸治疗选穴

第一组：脾俞、肾俞、带脉、足三里、三阴交；

第二组：阴陵泉、命门、太溪、中极、行间。

以上两组穴位交替使用，每日一两次，直至症状消失。症状缓解后，亦可长期使用，可收到女性生殖系统保健的作用。

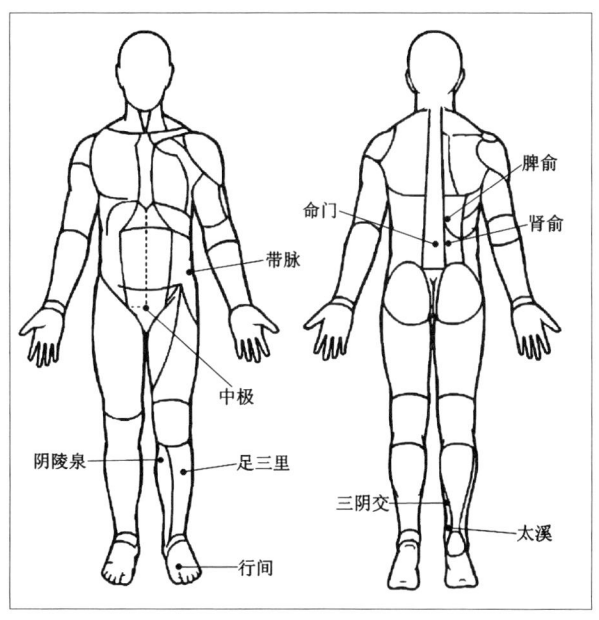

图 17-2

三、阴痒

阴痒是妇科常见的一种病症，主要症状是外阴及阴道瘙痒，甚则痛痒难忍，坐卧不安，可波及肛门周围，大都伴有不同程度的带下，亦称为外阴瘙痒。引起该病的原因非常多，如糖尿病、卵巢功能失调、滴虫性阴道炎、老年性阴道炎、霉菌性阴道炎、外阴白斑等。少部分患者由精神紧张引起（图 17-3）。

隐形针灸治疗选穴

第一组：中极、曲骨、次髎、三阴交、太溪；

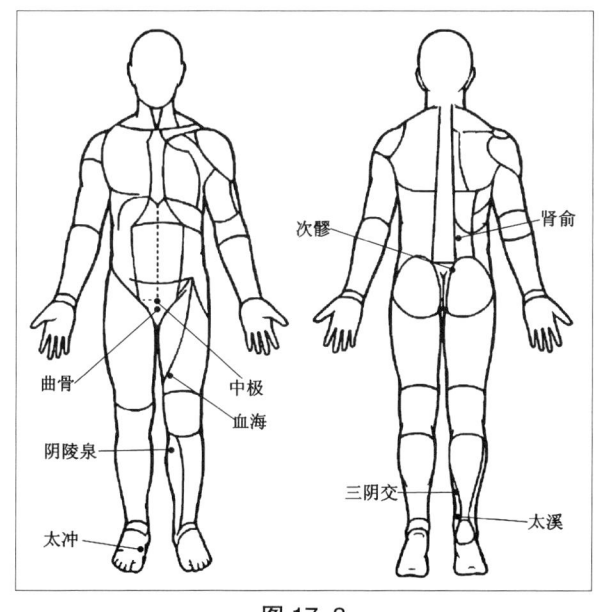

图 17-3

第二组：血海、阴陵泉、太冲、曲泉、肾俞。

以上两组穴位交替使用,每日一两次。急性期患者瘙痒症状严重难以忍受,可配合外用洗剂或其他止痒方法治疗。

四、月经不调

月经不调指月经的期、量、色、质的异常,并伴有其他症状者,统称为月经不调。包括月经期提前、推后和无规律,月经量过多、过少,月经淋漓不净以及月经色质的改变。主要表现为经期不定,经量时多时少,经水淋漓不净,心烦易怒,食欲不振,夜寐不安,小腹胀满,头晕眼花,大便时秘时溏(图17-4)。

隐形针灸治疗选穴

气海、三阴交、血海、关元;

月经先期加:太冲、脾俞;

月经后期加:公孙、足三里;

月经先后不定加:肾俞、太溪;

月经过少加:足三里、脾俞。

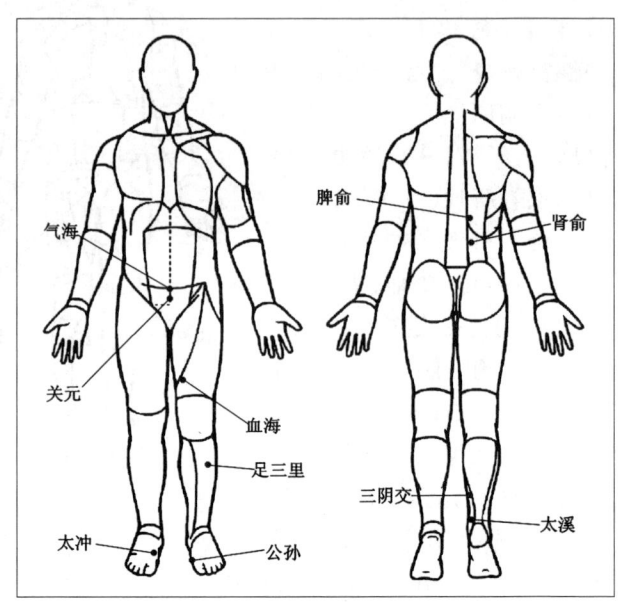

图 17-4

使用隐形针灸治疗月经不调,可按以上选穴方案每日治疗一两次。症状消失后取上述穴位长期治疗,亦可起到女性妇科保健作用。

五、妇科炎症

妇科炎症最主要的便是盆腔炎,泛指内生殖器官的炎症(子宫、输卵管和卵巢炎)、盆腔结缔组织炎及盆腔腹膜炎。临床主要表现为高热、恶寒、头痛、下腹疼痛,阴道分泌物增多,脓样,有臭味,月经失调,尿频或排尿困难,腰腹部坠胀,便秘、恶心、呕吐等(图17-5)。

隐形针灸治疗选穴

附件炎:关元、子宫、血海、三阴交、中极、肾俞;

盆腔炎:带脉、阴陵泉、行间(适用于急性湿热症);

肾俞、脾俞、三阴交、带脉、关元(适用于慢性虚症)。

以上穴位每日治疗一两次，症状完全控制后，作为女性妇科保健亦可长期坚持使用。

六、更年期综合征

更年期综合征是妇女在更年期出现的以自主神经系统功能紊乱为主要的症候群。主要症状为三大方面：

1. 由于卵巢功能紊乱衰退及激素水平降低而发生的症状，如潮红、出汗、心悸、血压不稳定等。

2. 神经、精神症状，如头痛、疲倦、易激动、忧虑、抑郁、失眠、思想不集中、紧张、不安及情绪波动等。

3. 新陈代谢性障碍，表现为肥胖、关节痛、骨质疏松症状（图17-6）。

隐形针灸治疗选穴

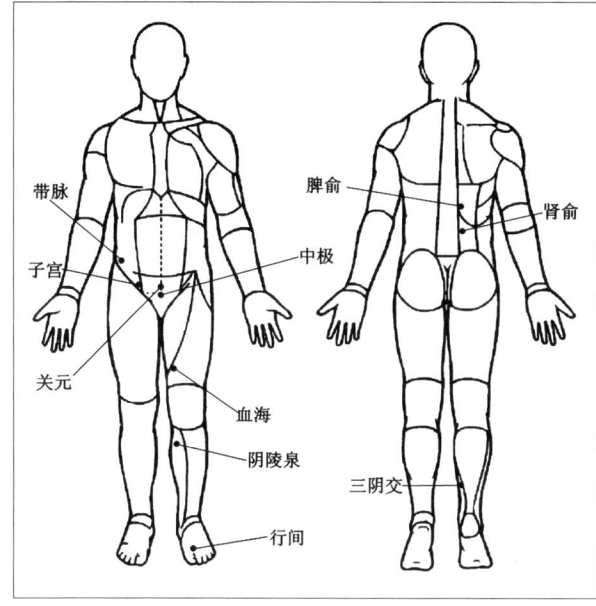

图 17-5

第一组：肾俞、肝俞、神门、内关、印堂；

第二组：大椎、三阴交、太冲、太溪。

以上两组穴位交替使用，早晚各治疗1次，躯体症状缓解后，亦可作为更年期保健康复治疗长期使用，每日1次即可。

七、不孕症

凡婚后同居3年以上（男子无病，且双方均未采取避孕措施）而未受孕者，称原发性不孕。婚后曾有过妊娠，经分

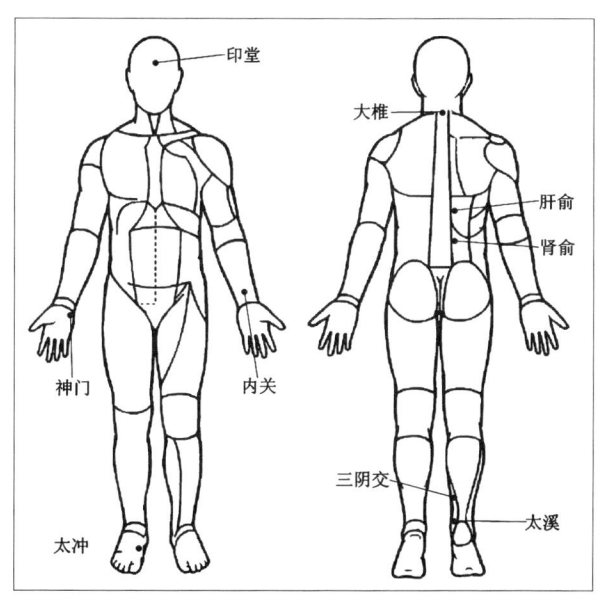

图 17-6

娩或流产后相距3年以上未避孕而不再受孕者,称继发性不孕(图17-7)。

隐形针灸治疗选穴

第一组:肾俞、太溪、照海、关元、气海;

第二组:足三里、三阴交、中极、归来、子宫;

第三组:中极、气冲、丰隆、阴陵泉、血海。

以上3组穴位交替使用,每日2次。

八、乳腺增生

乳腺增生是由于人体内分泌功能紊乱而引起乳腺结构异常的一种疾病。临床表现为乳房胀痛,具有周期性,常发生或加重于月经前期或月经期。乳房肿块常为多发性、扁平性或呈串珠状结节,大小不一。质韧不硬,周界不清,推之可动,一般经前增大、经后缩小,病程长,发展缓慢,此病多发于30~40岁妇女(图17-8)。

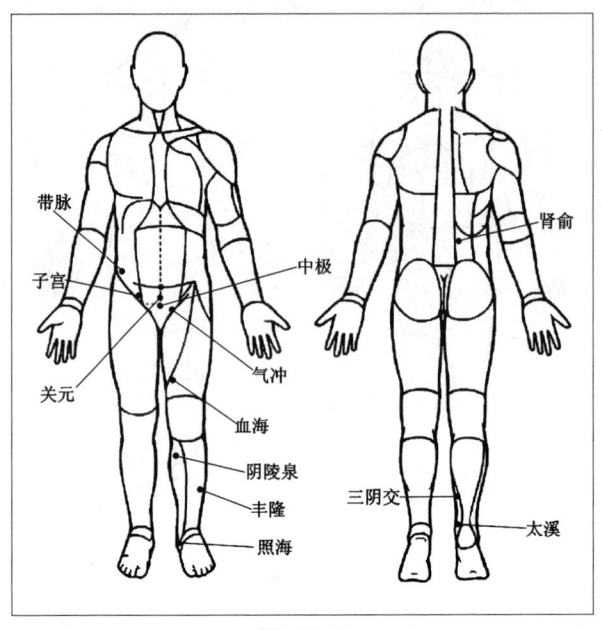

图 17-7

隐形针灸治疗选穴

第一组:膻中、肝俞、屋翳、乳根、期门、阿是穴;

第二组:内关、天宗、合谷、太冲、肺俞(患侧)、心俞(患侧);

第三组:肝俞、阳陵泉、三阴交、足三里、肩井、阿是穴。

以上3组穴位交替使用,每日2次,也可作为女性乳房保健,预防乳腺增生和乳腺

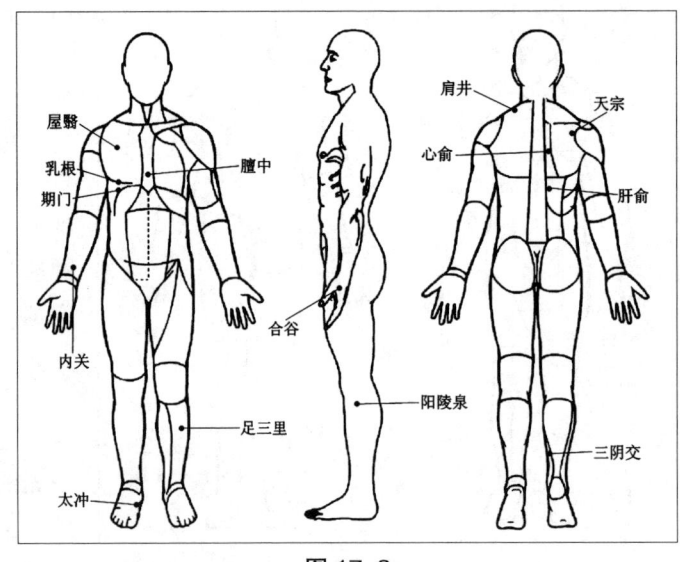

图 17-8

癌的长期保健治疗。

九、产后缺乳症

妇女产后两日以上没有乳汁分泌,或者分泌过少,或早哺乳期内,原来乳汁分泌正常,继之乳汁分泌减少,甚至全无,不够喂养婴儿的统称产后缺乳症。除乳房发育不良外,多数与产妇营养不良、自主神经功能紊乱、精神刺激,心情不畅有关。临床主要表现为缺乳,根据导致缺乳的原因不同还会有面色苍白、疲乏、食欲下降、胸肋胀闷、情绪抑郁等多种症状(图 17-9)。

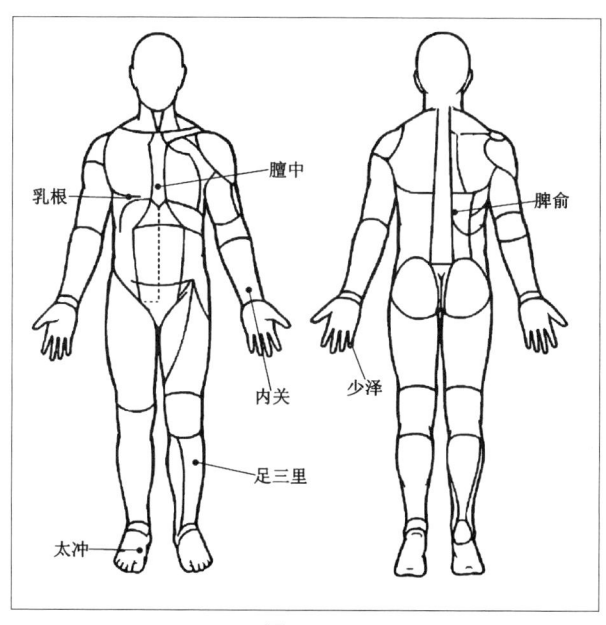

图 17-9

隐形针灸治疗选穴

第一组:膻中、乳根、少泽、内关、太冲;

第二组:阿是穴(乳头上下左右各 1 寸四点)、足三里、脾俞。

以上两组穴位交替使用,每日 2 次,直至乳汁症状分泌,全身伴发症状消失为止。如果缺乳症继发于其他疾病,则需配合要针对原发病的治疗措施。

十、子宫脱垂

子宫脱垂是指子宫从正常位置沿阴道下降子宫颈外口达坐骨棘水平以下,甚至子宫全部脱出于阴道口外,并常伴发阴道前、后壁膨出。本病多见于经产妇,与生育多有密切关系。临床上根据其脱垂的程度分为三度。

Ⅰ度为子宫颈下垂到坐骨棘水平以下,不超越阴道口,距处女膜缘少于 4cm;

Ⅱ度为子宫颈及部分子宫体脱出于阴道口外;

Ⅲ度为子宫颈及子宫体全部脱出于阴道口外。

临床表现为站立或劳动时会阴部下坠感,走路与劳累时腰酸加重。症状越明显,脱垂程度越重,尤其在经期盆腔瘀血,症状更加严重,还常伴月经过多;肿物自阴道脱出,初起当腹压增加时脱出,经休息或卧床后能自动回缩。病情发

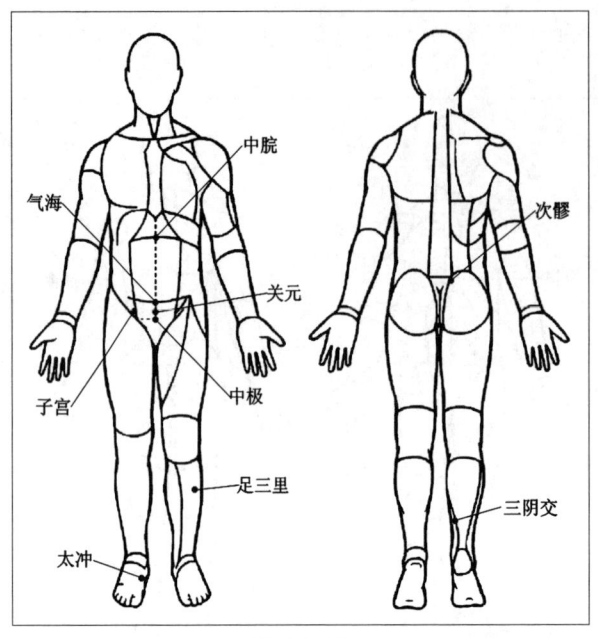

图 17-10

展则脱出的肿物越来越大,甚则终日脱于阴道外。局部上皮增厚,黏膜角化,又因长期与内裤摩擦而发生糜烂或溃疡感染,渗出脓性分泌物;且还伴有尿潴留,排尿困难,尿路感染,甚至导致张力性尿失禁。子宫脱垂严重时输尿管常发生移位,弯曲,易引起输尿管积水、肾盂积水。直肠膨出时,有排便困难(图17-10)。

隐形针灸治疗选穴

第一组:气海、中脘、三阴交、子宫、关元;

第二组:中极、足三里、次髎、太冲。

以上两组穴位交替使用,早晚各1次。若伴有局部溃烂、感染症状,应配合抗感染治疗。

十一、子宫肌瘤

子宫肌瘤为子宫良性肿瘤的一种,多发生在30~50岁之间的妇女,尤其不孕妇女常见。本病的发生于长期过度的卵巢雄性激素刺激有关。此外,由于子宫肌瘤还常见于未婚、丧偶及性生活不协调的妇女,亦有人认为长期性生活失调引起的盆腔慢性充血也是诱发本病的一个原因。本病的主要表现有子宫出血、肿块、白带增多及不孕等。它也是女性生殖系

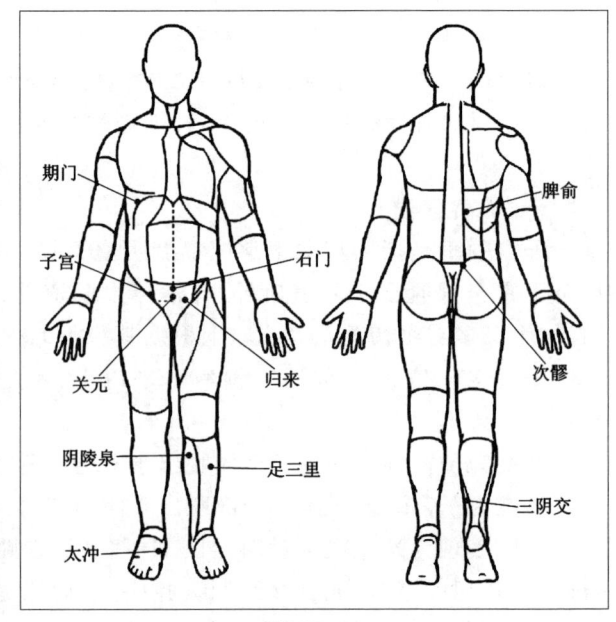

图 17-11

统最常见的良性肿瘤(图 17-11)。

隐形针灸治疗选穴

第一组:子宫、石门、次髎、归来、三阴交;

第二组:足三里、关元、脾俞、阴陵泉、期门、太冲。

以上两组穴位交替使用,每日 1 次两次。若为巨大的肿瘤,伴严重的子宫出血等症状,应配合手术、止血、对症治疗。病情平稳后可长期坚持治疗,直至瘤体消失。

十二、妊娠反应

妊娠反应是妇女在妊娠早期常见的生理症状,由孕期妇女体内激素水平失衡引起。一般发生于妊娠 6~12 周,常伴有恶心、呕吐、汗多、失眠以及情绪改变等症状,部分孕妇还会出现发热,甚至贫血症状。此时期的孕妇容易出现营养失调。如果反应症状过重,不仅危害孕妇的健康,还会影响腹内胎儿的生长发育(图 17-12)。

隐形针灸治疗选穴

第一组:中脘、幽门、足三里、阴陵泉、丰隆;

第二组:膻中、天枢、内关、太冲。

以上两组穴位交替使用,每日使用一两次,若妊娠反应剧烈,呕吐剧烈,食纳极差引起的水电解质失衡、营养不良,还需要配合补液及补充能量等治疗措施。

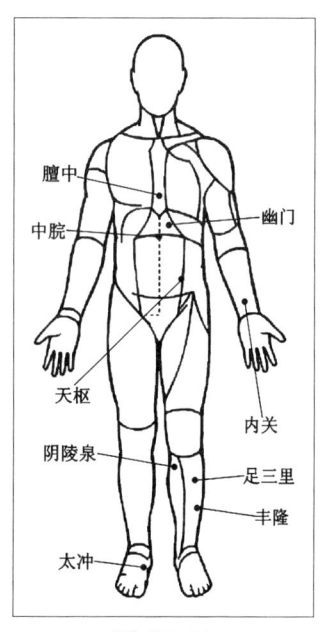

图 17-12

第十八章 隐形针灸经穴疗法治疗男科疾病

一、阳痿

阳痿是指男性在有性欲的状态下,阴茎不能勃起进行正常性交;或者阴茎虽能勃起,但不能持续足够的时间和硬度,无法完成正常性生活。若平素性生活正常,偶尔由于一时性疲劳、重病、焦虑、醉酒等原因不能勃起或起而不坚现象不属于病态(图18-1)。

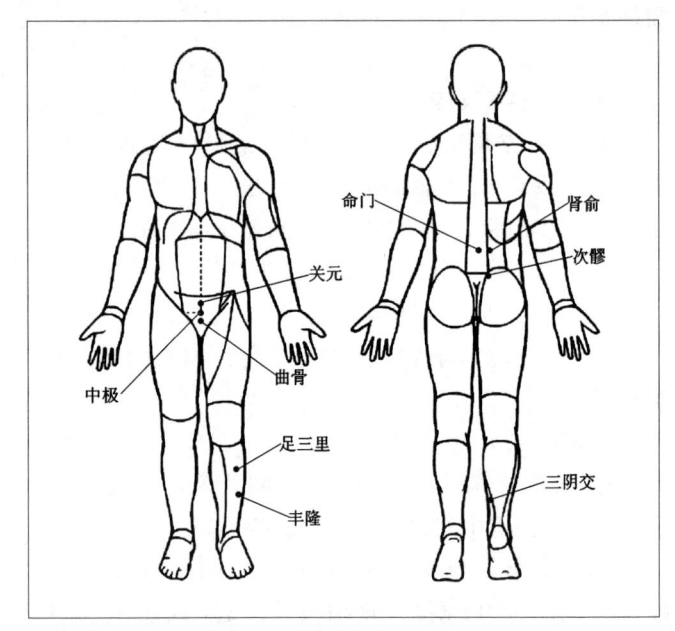

图 18-1

隐形针灸治疗选穴

第一组:丰隆、关元、三阴交、次髎;

第二组:肾俞、命门、足三里、中极、曲骨。

以上两组穴位交替使用,早晚各1次。性能力正常的男性亦可以长期使用上述穴位进行治疗,可起到延缓衰老,强身健体,增强免疫的作用。

二、遗精

遗精是指不因性生活或手淫、口淫等其他直接刺激而发生精液自然外泄的一种现象。其中因"夜梦"而发生的称为"梦遗",亦称为"滑精"。一般体健男性每月遗精一两次属于正常现象,所谓精满自溢,不属于病态。本病所论述的范围是指：精液不正常的频繁遗泻，或梦遗，或不梦而遗，甚至清醒时亦滑漏，并伴有精神萎靡、腰膝酸软、头晕乏力、失眠健忘等全身症状（图 18-2）。

隐形针灸治疗选穴

第一组：关元、三阴交、志室、次髎、内关；

第二组：肾俞、大赫、足三里。

以上两组穴位交替使用，早晚各 1 次。性能力正常的男性亦可以长期使用上述穴位进行治疗，可起到延缓衰老，强身健体，

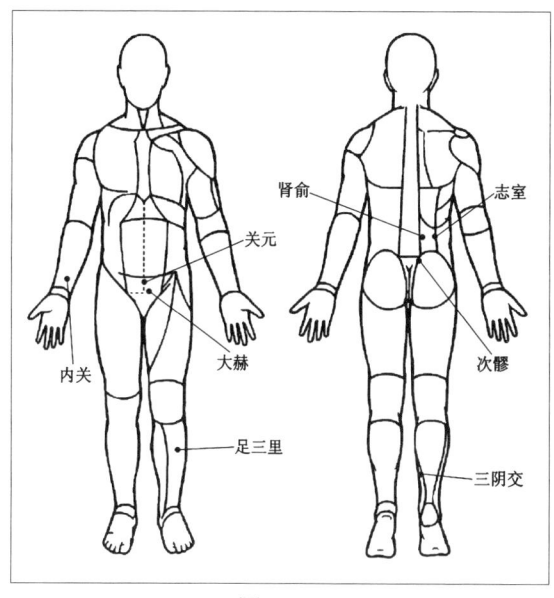

图 18-2

增强免疫的作用。

三、早泄

早泄一般指性交时过早射精的现象。轻者当阴茎插入半分钟至两分钟，双方均没有达到性满足时即射出精液；重者表现为男女身体刚刚接触，阴茎还没插入阴道，或者刚进入或进入阴道仅抽送数次即射精，不能进行正常性生活，并伴有头晕、耳鸣、腰膝酸软、精神萎靡不振、失眠多梦或口苦肋痛等症状。若因新婚激动、疲劳、酒后偶尔发生早泄，不属病态（图 18-3）。

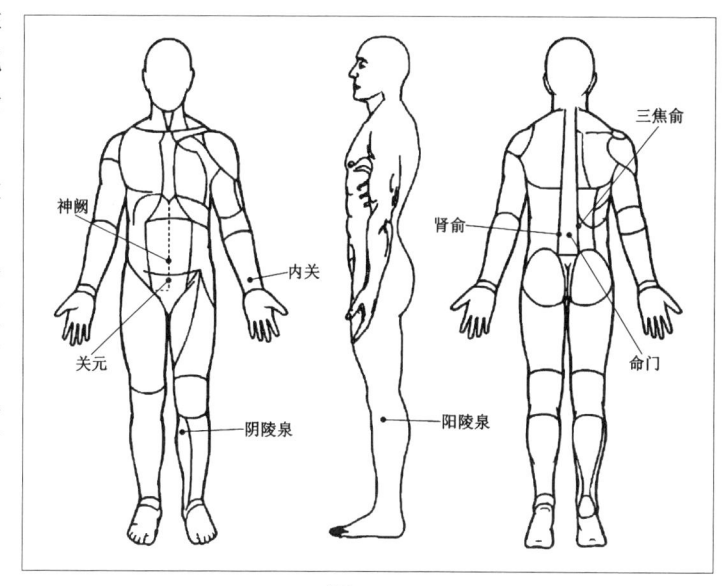

图 18-3

隐形针灸治疗选穴

第一组：阳陵泉、阴陵泉、关元、肾俞；

第二组：三焦俞、内关、命门、神阙。

以上两组穴位交替使用，每日 2 次，性能力正常的男性亦可以长期使用上述穴位进行治疗，可起到延缓衰老，强身健体，增强免疫的作用。

四、不育症

不育症是指夫妇婚后同居 1 年以上，未用避孕措施而发生妻子未能生育，原因发生在丈夫的病症。详细地区分，过去曾分为男性不育症和男性不育症两种。男性不育症是指丈夫可使妻子怀孕，但胎儿不能存活，如发生流产、死胎等；而男性不育症则指丈夫不能使妻子怀孕。当前不再详细区分以上两种情况，而统称为男性不育症（图 18-4）。

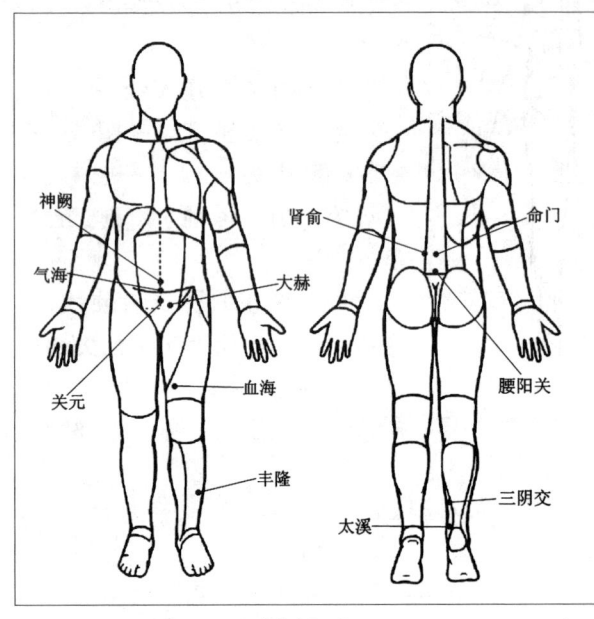

图 18-4

隐形针灸治疗选穴

第一组：大赫、三阴交、关元、气海、太溪、丰隆；

第二组：肾俞、腰阳关、命门、神阙、血海。

以上两组穴位交替使用，每日 2 次，性能力正常的男性亦可以长期使用上述穴位进行治疗，可起到延缓衰老，强身健体，增强免疫的作用。

五、睾丸炎、附睾炎

睾丸炎、附睾炎为一般化脓菌所致的非特异性炎症，以局部突然肿胀疼痛，阴囊发红、发热及坠胀感为其主要临床表现。临床分为急性与慢性两种，多由前列腺、精囊或后尿道逆行感染引起（图 18-5）。

隐形针灸治疗选穴

第一组：关元、归来、三阴交、太冲、小肠俞；

第二组：大椎、曲池、大敦、照海、下巨虚。

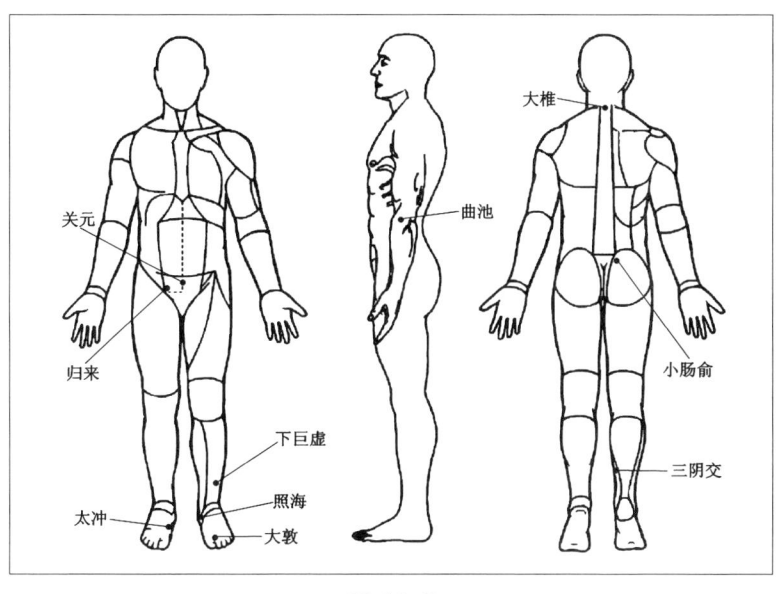

第十八章 隐形针灸经穴疗法治疗男科疾病 · 177 ·

图 18-5

以上两组穴位交替使用,每日 2 次。急性期感染、疼痛症状严重者,需要配合抗炎对症处理。

第十九章 隐形针灸经穴疗法治疗五官科疾病

一、过敏性鼻炎

过敏性鼻炎（医学上称变态反应性鼻炎），是耳鼻喉科、头颈外科的常见病之一。根据发作时间的不同，过敏性鼻炎可分为季节性和常年性两大类。后者由常年致敏物引起，多与螨虫、真菌等有关，称常年性过敏性鼻炎病人主要表现为阵发性打喷嚏、鼻子大量流清水样鼻涕、鼻子发痒，严重者会出现眼睛痒、鼻塞、嗅觉减退等症状。如果不及时治疗会造成鼻窦炎、中耳炎、鼻息肉、支气管哮喘等（图19-1）。

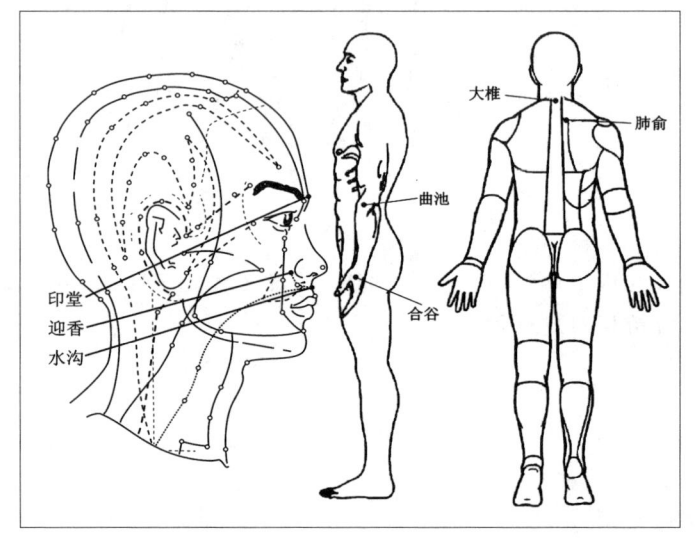

图 19-1

隐形针灸治疗选穴
第一组：印堂、合谷、肺俞、大椎；
第二组：迎香、曲池、水沟。
以上两组穴位交替使用，每日2次。

二、鼻窦炎

鼻窦炎为鼻窦黏膜非特异性炎症，本病主要分为急性和慢性两类，病因多而复杂。急性鼻窦炎多由鼻腔急性炎症引起，慢性鼻窦炎常因急性鼻窦炎未能彻底治愈，反复发作而形成。另外游泳时污水进入鼻窦、邻近器官感染扩散，鼻腔肿瘤妨碍鼻窦引流，以及外伤

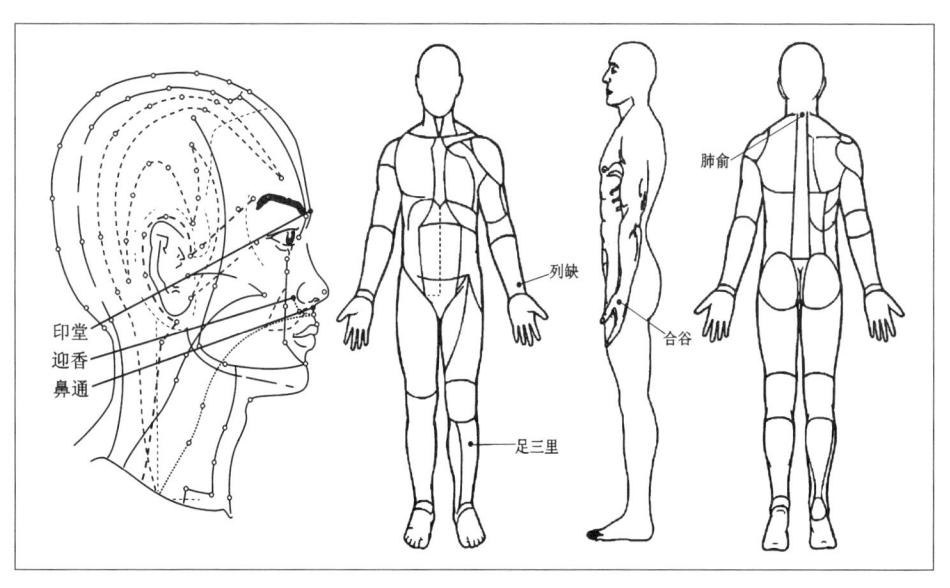

图 19-2

感染均可引发该病。其主要临床表现为：头痛、鼻塞、流涕、嗅觉障碍、鼻道积脓等症状（图 19-2）。

隐形针灸治疗选穴

第一组：印堂、迎香、列缺、合谷；

第二组：大椎、肺俞、鼻通、足三里。

以上两组穴位交替使用，每日 2 次。如果患者病情较严重，鼻腔已化脓性感染，则需要配合使用抗感染治疗。

三、慢性咽炎、扁桃腺炎

慢性咽炎系咽黏膜的慢性炎症，多为急性咽炎反复发作或延误治疗转为慢性，或者各种鼻病后因鼻阻塞而长期张口呼吸及鼻腔分泌物下流致长期刺激咽部，或慢性扁桃体炎、龋病等影响所致，也可因各种物理及化学因素刺激：如粉尘、颈部放疗、长期接触化学气体、烟酒过度等，另外，全身因素如各种慢性病等都可继发本病。主要分为慢性单纯性咽炎、慢性肥厚性咽炎、萎缩性或干燥性咽炎。主要表现为咽部可有各种不适感觉，如异物感、发痒、灼热、干燥、微痛、干咳、痰多不易咳净，讲话易疲劳，或于刷牙漱口，讲话多时易恶心作呕。

慢性扁桃腺炎也是临床相当常见的上呼吸道慢性炎症，它是扁桃体非特异性炎症，由口腔、鼻腔长期慢性炎症刺激引起，与人体免疫系统功能紊乱也有密切关系，患者常表现为，扁桃体红肿、疼痛甚则出现化脓灶，常伴有恶寒、发热等躯体症状(图19-3)。

隐形针灸治疗选穴

第一组:天突、合谷、人迎、阿是穴;

第二组:足三里、照海、鱼际、扁桃体穴。

以上两组穴位交替使用,每日2次。如果患者病情较为严重,伴化脓性感染者,则需要配合使用抗感染治疗。

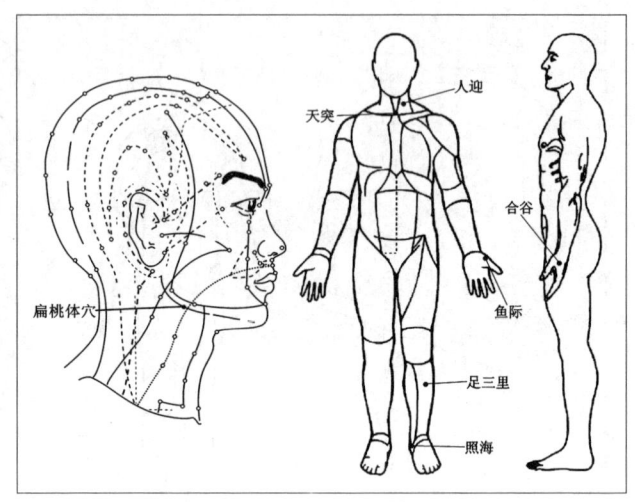

图 19-3

四、耳鸣耳聋

耳聋、耳鸣是指听觉异常的两种症状。耳鸣是以自觉耳内鸣响为主症,耳聋则以听力减退或听力丧失为主症,耳聋往往由耳鸣发展而来。两者在病因病机及针灸治疗方面大致相同,故合并论述(图19-4)。

隐形针灸治疗选穴

第一组:耳门、翳风、中渚、三阴交;

第二组:听官、外关、侠溪、完骨。

以上两组穴位交替使用,每日2次,耳聋患者治疗时不可急切,需坚持长期使用。

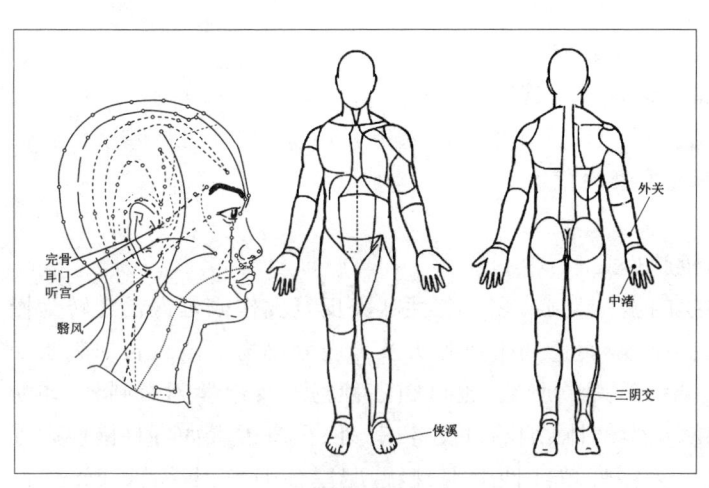

图 19-4

第二十章 隐形针灸经穴疗法治疗眼科疾病

一、白内障

任何晶状体的混浊都可称为白内障,但是当晶状体混浊较轻时,没有明显地影响视力而不被人发现或被忽略而没有列入白内障行列。白内障是最常见的致盲和视力残疾的原因。引起白内障的因素很多,老年人因年龄新陈代谢功能减退导致的白内障是最常见的"老年性白内障"。其他全身疾病如糖尿病也常并发白内障,眼局部外伤是继发性白内障的一个重要原因,眼球穿孔异物进入晶状体必然会发生白内障,即或没有穿孔的眼部挫伤也可以引起白内障。其次眼内炎症(如葡萄膜炎),眼内疾病(如视网膜脱离、眼内肿瘤)都能引起白内障。先天性白内障可以发生在出生前或出生后,而家族遗传因素也可使儿童白内障早期发生(图20-1)。

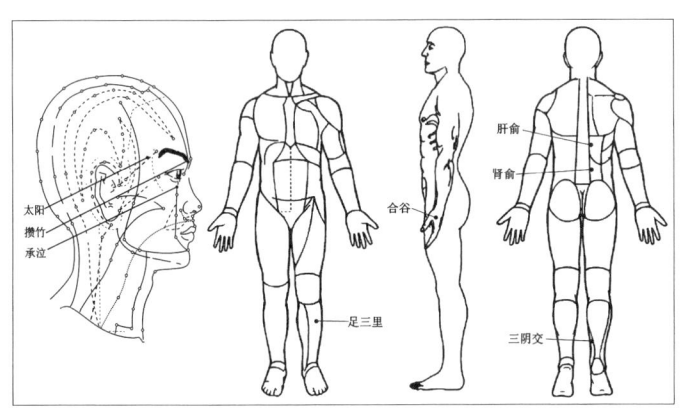

图 20-1

隐形针灸治疗选穴

第一组:太阳、承泣、攒竹、合谷;

第二组:肾俞、足三里、三阴交、肝俞。

以上两组穴位交替使用,早晚各1次。病情缓解后,亦可长期坚持使用,可起到保护视力,防止该病复发,以及防止其他眼病的作用。

二、近视

近视是指眼睛在不用调节的情况下,5m远的平等光线经屈光系统屈折后,聚集在视网膜前,在视网膜上

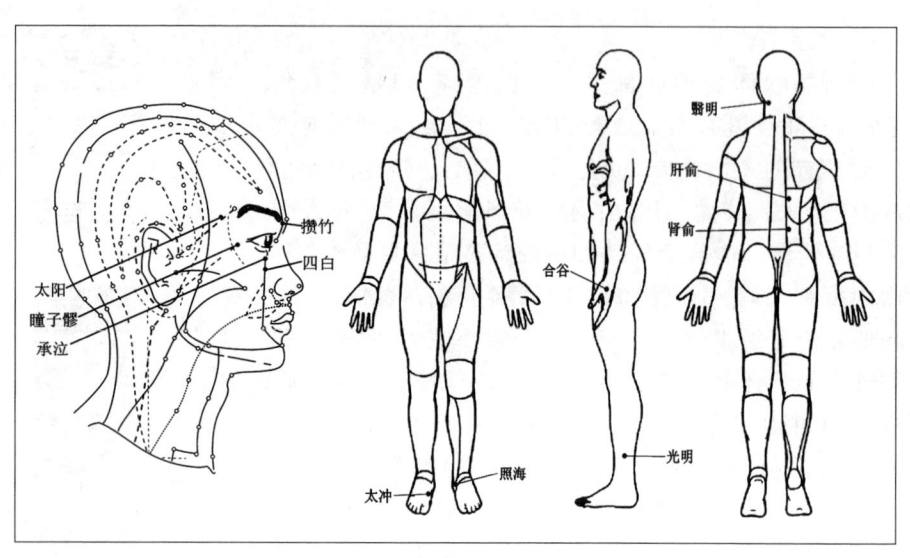

图 20-2

不能形成清晰的物像。因此,近视眼患者看清远方的物体,需要缩短与物体之间的距离,比如将物体移近、移动身体,或者佩戴凹透镜。近视眼患者的主要表现就是看远处物体不清楚,即所谓远视力减退。这给工作、学习和生活带来极大的不便。我们常看见近视的人喜欢眯眼视物,这是为了减少视网膜上的物像模糊的程度。但持续眯眼,眼肌紧张可以引起眼疲劳,而出现视物模糊,眼球酸胀,甚至头痛等症状。近视患者还喜欢将书本离眼很近,长时间近距离看书、写字后,会使眼的调节功能失去平衡,亦会出现明显的视疲劳。如果眼肌持续过度紧张,则会使近视程度加深,形成恶性循环。另外,患近视的儿童,由于视远物不清,大多不喜欢户外活动,而喜欢看书、看电视、玩电脑等室内活动,这必然又促使发育期近视患者的近视程度逐渐发展(图 20-2)。

隐形针灸治疗选穴

第一组:承泣、翳明、攒竹、太阳、四白、光明;

第二组:肝俞、肾俞、太冲、照海、合谷、瞳子髎。

以上两组穴位交替使用,2 次每日,在治疗近视期间,还需要配合调整视物姿势,防止视力疲劳。近视缓解后,依然可长期坚持使用,可起到保护视力,防止眼病的作用。

三、远视

远视是指眼在不使用调节时,平行光线通过眼的屈光系统屈折后,焦点落在视网膜之后的一种屈光状态。因而要看清远距离目标时,远视眼需使用调节以增加屈光力,而要看清近目标则需使用更多的调节。当调节力不能满足这种需要时,即可出现近视力甚至远视力障碍。远视眼的视力,由其远视屈光度的高低与调节力的强弱而决定。轻度远视,用少部分调节力即可克服,远、近视力都可以正常,一般无症状。这样的远视称为隐性远视。

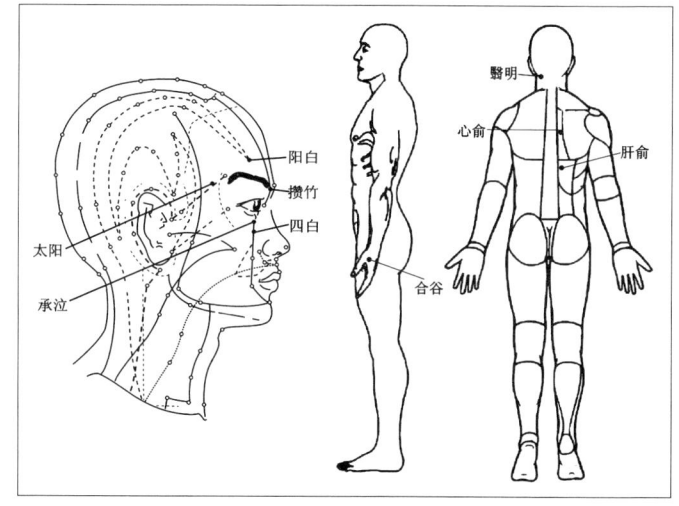

图 20-3

稍重的远视或调节力稍不足的,因而远、近视力均不好。这些不能完全被调节作用所代偿的剩余部分称为显性远视,隐性远视与视之总合称为总合性远视。远视眼由于长期处于调节紧张状态,很容易发生视力疲劳症状(图 20-3)。

隐形针灸治疗选穴

第一组:承泣、太阳、攒竹、翳明;

第二组:肝俞、心俞、阳白、四白、合谷。

以上两组穴位交替使用,每日 2 次。远视缓解后,依然可长期坚持使用,可起到保护视力,防止眼病的作用。

四、弱视

弱视是视觉剥夺和(或)双眼相互作用异常所引起的单侧或双侧视力减退,眼科检查时没有可察觉的器质性病变,可分为:①斜视性弱视;②屈光参差性弱视;③形觉剥夺性弱视;④屈光不正性弱视;⑤先天性弱视。目前国际上没有弱视的统一的标准,严格地说视力低于正常者(1.0)都是弱视。1988 年定的标准是治疗所有视力低于 0.8 的弱视,我国规定(1985 年)将无明显器质性病变,而矫正视力低于 0.9 者列为弱视,按程度弱视可为分轻度弱视(视力为 0.8～0.6);中度弱视(视力为 0.5～0.3);重度弱视(视力为小于等于 0.1)(图 20-4)。

隐形针灸治疗选穴

第一组:承泣、攒竹、太阳、阳白、合谷;

第二组:肾俞、肝俞、翳明、光明、太溪。

以上两组穴位交替使用,每日 2 次。弱视缓解后,依然可长期坚持使用,可

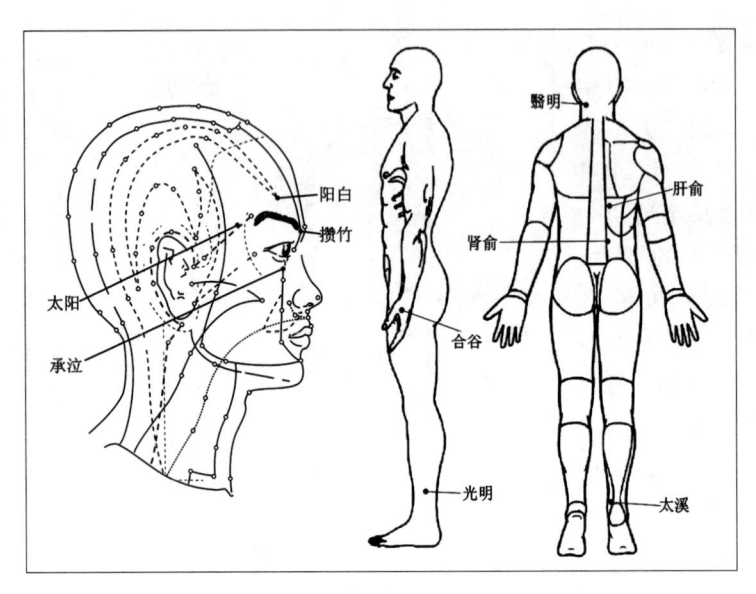

图 20-4

起到保护视力,防止眼病的作用。

五、青光眼

青光眼是以房水排出障碍→眼压升高→视神经损伤→视野缺损为共性的一组疾病群。眼内压升高通常是由于眼的泵系统异常引起,排出管道堵塞或被覆盖,而睫状体不断地产生房水,积聚在眼内多余的房水压迫眼睛的最薄弱点眼后部的视神经,长时间过高的眼内压损害了部分视神经,表现为视力逐渐减退,甚至失明。青光眼通常是双眼发病,但是首先在一侧眼睛表现出来。最常见的青光眼房水积聚非常缓慢,一般无任何不适或疼痛的症状,一些少见的青光眼类型的症状很严重。如视力模糊、头疼或眼疼、恶心或呕吐、灯光周围的彩虹光晕及突然失去视力。所有年龄均可发生青光眼。从儿童到老人,但超过 35 岁的人,高度近视,糖尿病人更易产生青光眼(图 20-5)。

隐形针灸治疗选穴

第一组:太阳、承泣、攒竹、合谷、足三里;

第二组:瞳子髎、阳白、四白、翳明、外关。

以上两组穴位交替使用,每日 2 次。眼压下降、症状缓解后,依然可长期坚持使用,可起到保护视力,防止本病复发和其他眼病发生的作用。

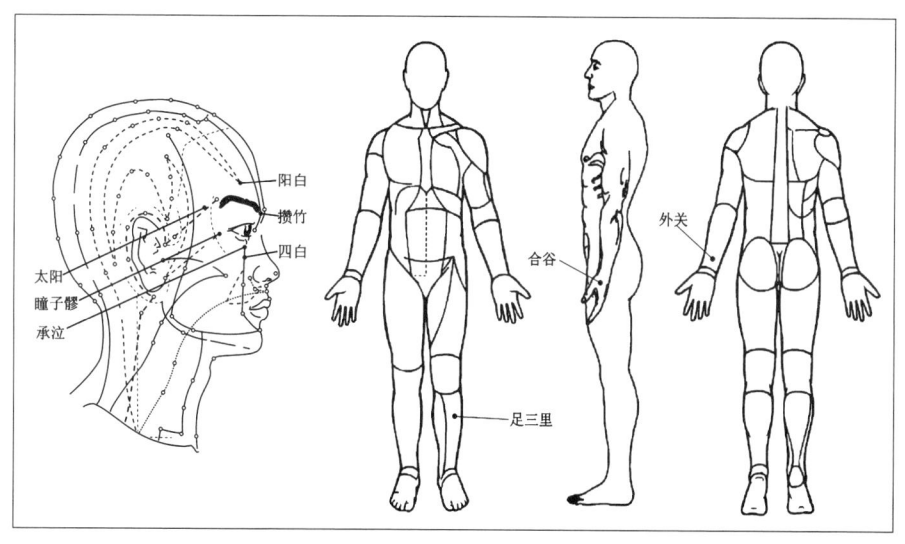

图 20-5

六、干眼症

干眼症是眼睛分泌泪液的量或质出现异常，引起的泪膜不稳定及眼球发生损害，从而导致眼部不适的一类症状。正常人的眼睛会不断分泌泪液，然后通过眨眼，使泪液均匀地涂在角膜和结膜表面，形成泪膜，以保持眼球湿润、不干燥。正常人每分钟眨眼 20 次左右，若少于 10 次眼球仍可保持泪膜完整。由多种原因引起的眨眼次数少于 4～5 次 /min 后，亦可引起干眼症和眼睛酸胀不适。干眼症可分为缺泪型干眼症和蒸发过强型干眼症（图 20-6）。

隐形针灸治疗选穴

第一组：承泣、攒竹、太阳、迎香；

第二组：四白、少泽、后溪、阳白。

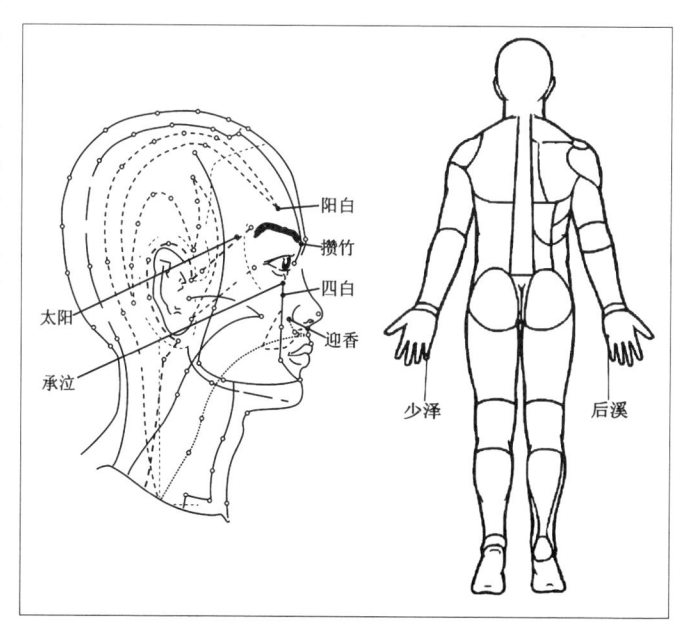

图 20-6

以上两组穴位交替使用,每日 2 次。症状缓解后,依然可长期坚持使用,可起到保护视力,防止本病复发和其他眼病发生的作用。

七、沙眼

沙眼是由沙眼衣原体所引起的一种慢性传染性角膜结膜炎,偶有急性发作,然后进入慢性过程。因其在睑结膜表面形成粗糙不平的外观,形似沙粒,故名沙眼。潜伏期 5～14 天,双眼患病,多发生于儿童或少期。轻的沙眼可以完全无自觉症状或仅有轻微的刺痒,异物感和小量分泌物,重者因后遗症和并发症累及角膜,有怕光、流泪、疼痛等刺激症状,自觉视力减退(图 20-7)。

隐形针灸治疗选穴

承泣、太阳、合谷、曲池。

以上穴位每日治疗 2 次,早晚各 1 次,直至症状消失。急性期眼球异常分泌物增多,故需配合眼药治疗,可缩短病程。

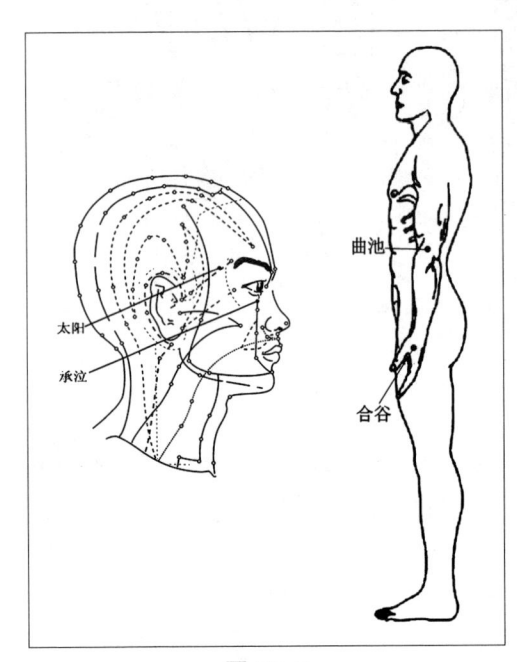

图 20-7

八、眼疲劳

眼疲劳也称视力疲劳,是眼睛持续看近物时,睫状肌持续处于紧张状态的结果,患者感觉眼内发胀、发酸、灼热,严重时可有头痛、头晕、注意力不集中,甚至有恶心现象。很多眼病和慢性疾病都会诱发眼疲劳(图 20-8)。

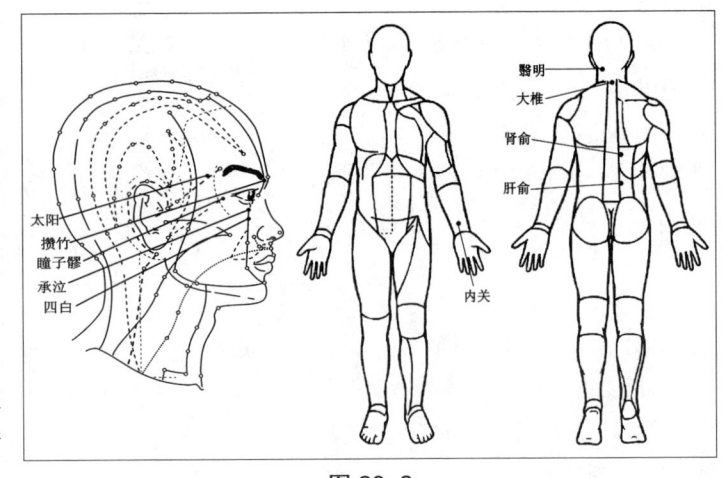

图 20-8

隐形针灸治疗选穴

第一组：承泣、攒竹、太阳、翳明、四白；

第二组：肝俞、肾俞、瞳子髎、大椎、内关。

以上穴位每日治疗 2 次，早晚各 1 次。症状缓解后，依然可长期坚持使用，可起到保护视力，防止本病复发和其他眼病发生的作用。

九、急性结膜炎

急性结膜炎是由多种病原体感染引起的眼结膜非特异性感染性疾病，有传染性和流行性，传染方式为接触传染。好发于春夏季。临床分为急性传染性结膜炎、流行性角膜结膜炎、流行性出血性结膜炎。反复或剧烈的结膜炎可破坏结膜分泌细胞功能，后遗结膜干燥症。若炎症波及角膜可出现不同程度的视力障碍。本病发病急骤，临床表现为目灼热疼痛，结膜充血、水肿，眼睛红肿，产生大量脓性或黏液性分泌物，流泪、畏光。少部分患者还会出现发热、恶寒等外感症状（图 20-9）。

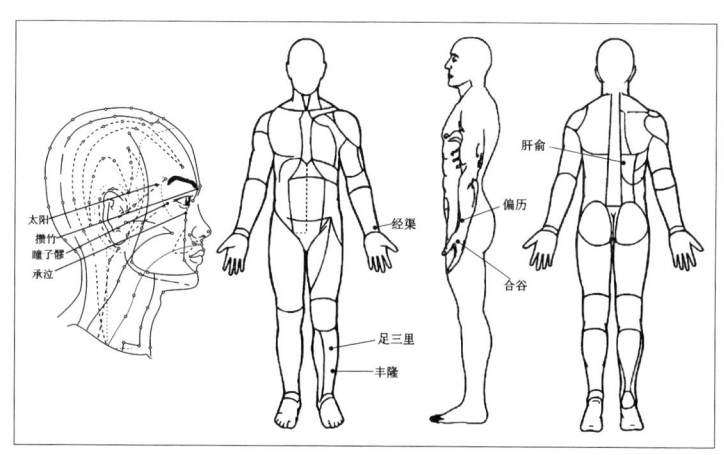

图 20-9

隐形针灸治疗选穴

第一组：肝俞、足三里、太阳、合谷、承泣；

第二组：经渠、偏历、丰隆、攒竹、瞳子髎。

以上两组穴位交替使用，每日 2 次。急性期眼部症状较重者，可配合局部对症治疗。

十、慢性泪囊炎

慢性泪囊炎是由泪道排泄不畅，泪液长期积滞于泪囊内，造成泪囊慢性炎症。本病大都继发于鼻泪管狭窄，少数由鼻窦炎、外伤和其他感染引起。临床表现为患眼泪囊区无痛或轻微痒痛，频繁泪下，内眦部常有胶粘脓浊泪液渗出，相对应部位皮色如常，泪囊不肿或稍微隆起一小核，小者如豆，大者如枣，指压泪囊区有黏液，或脓液自泪窝渗出（图20-10）。

隐形针灸治疗选穴

第一组：攒竹、太阳、承泣、合谷、外关；

第二组：攒竹、太阳、承泣、足三里、丰隆、曲池。

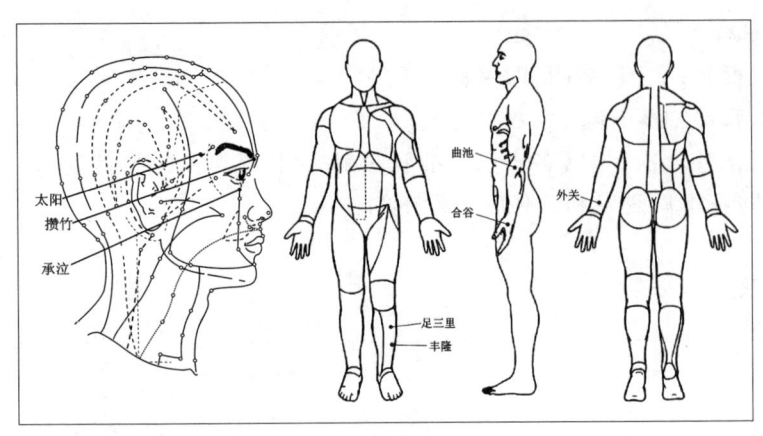

图 20-10

以上两组穴位交替使用，每日一两次。

十一、球后视神经炎

球后视神经炎为视神经中轴的炎症。主要侵犯神经乳头黄斑纤维囊，故又称为轴性视神经炎。临床有急性和慢性之分，急性者多由邻近的炎症病灶引起，如鼻窦炎，眶蜂窝组织炎、颅底脑膜炎等；或由铅、砷、甲醇、链霉素等中毒引起（图20-11）。慢性发病者多因B族维生素缺乏、妊娠、哺乳、糖尿病、烟酒中毒引起。急性者临床多表现为单眼势力迅速下降或丧失，常有眼球转动是疼痛，头痛或眼眶深部钝痛等，瞳孔散大，对光发射迟钝或消失，眼底正常或者乳头稍稍充血，视野出现中心暗点；慢性者病情发展缓慢，多为双侧，眼底检查初期正常，晚期视乳头颞侧呈苍白萎缩。

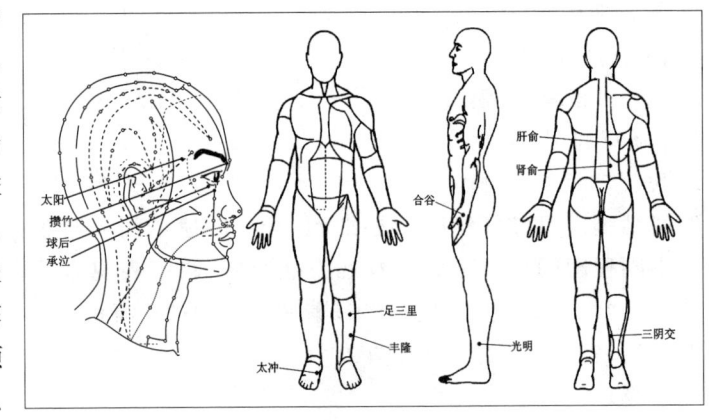

图 20-11

隐形针灸治疗选穴

第一组：攒竹、球后、承泣、太阳、光明、足三里；

第二组：太冲、丰隆、合谷、肝俞、肾俞、三阴交。

以上两组穴位交替使用，每日一两次。

十二、视神经萎缩

视神经萎缩是由视神经炎或其他原因引起的视神经退行性病变。或原发于神经梅毒晚期,眶内肿瘤或者炎症浸润;或继发于视网膜脉络炎,视网膜色素变性等。临床表现起初无明显症状体征,自觉视力渐减,随着病情发展可逐渐失明,色觉减退,视野不同程度缩小,视野改变与视力减退同时进行,瞳孔发射迟钝或消失(图20-12)。

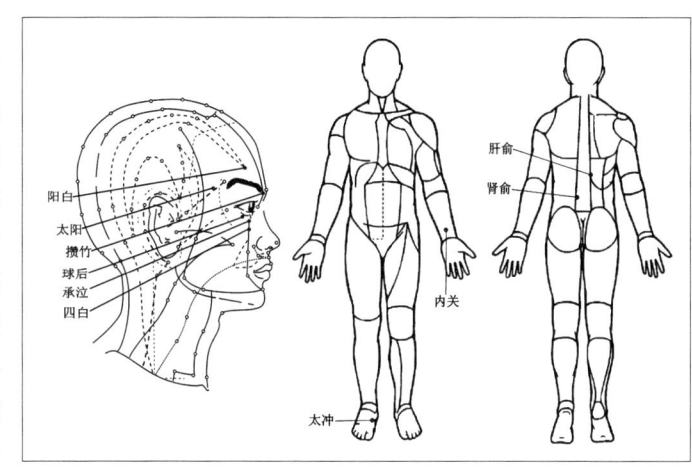

图 20-12

隐形针灸治疗选穴

第一组:攒竹、球后、承泣、肝俞、肾俞;

第二组:四白、阳白、太阳、太冲、内关。

以上两组穴位交替使用,每日一两次。

十三、眼睑痉挛

眼睑痉挛是指眼轮匝肌不自主运动,在强力闭眼时,眶部收缩并牵引眉毛,出现上、下眼睑不自主抽动的病症。本病多见于眼球部炎症,强烈发射性瞬目。临床表现为两眼不红肿、疼痛,眼睑频繁跳动,不能自主控制。上下均可发生,以上眼睑最为常见。重者可牵动口角及面颊部肌肉(图20-13)。

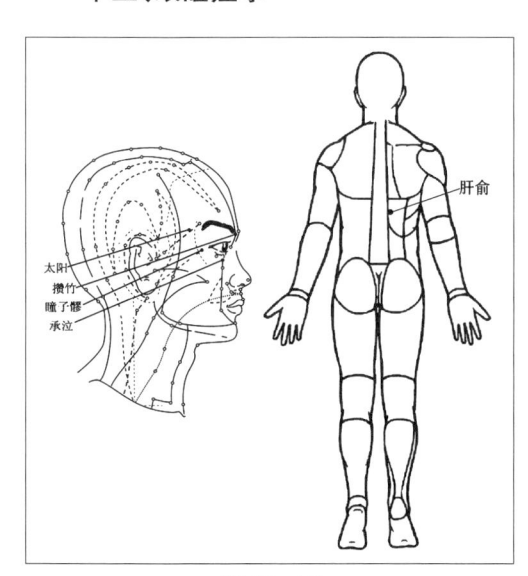

图 20-13

隐形针灸治疗选穴

攒竹、瞳子髎、四白、太阳、肝俞。

以上穴位每日一两次,或于眼部痉挛发作时随机使用。

第二十一章 隐形针灸经穴疗法治疗内分泌及代谢疾病

一、甲状腺疾病

由各种原因引起的甲状腺功能异常通称为甲状腺疾病。甲状腺疾病根据甲状腺功能情况或病变性质分为六类。甲状腺功能异常有两种情况即甲亢和甲减。根据病变性质分为四类：①单纯性甲状腺肿；②甲状腺炎；③甲状腺肿瘤；④甲状腺发育异常。本系列疾病病因异常复杂，并有诸多严重并发症，且迁延难愈（图21-1）。

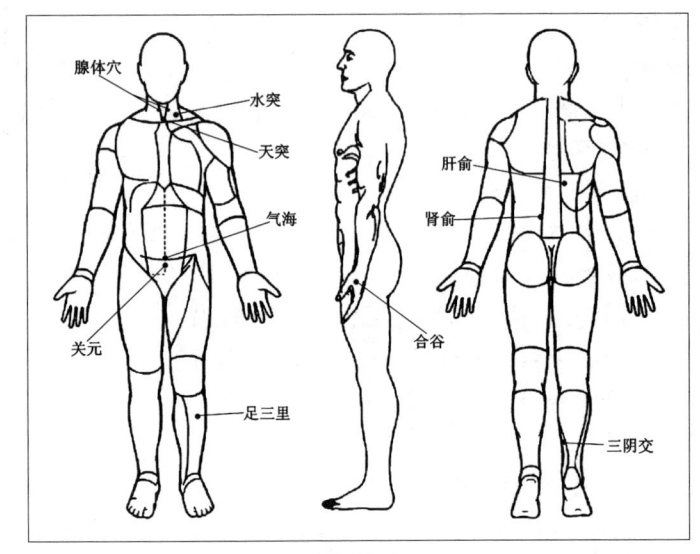

图 21-1

隐形针灸治疗选穴

第一组：腺体穴（双侧甲状腺处）、足三里、关元、气海、肝俞；

第二组：水突、天突、合谷、阿是穴、三阴交、肾俞。

以上两组穴位交替使用，早晚各1次。患者伴有其他并发症状时，还须对症处理。症状缓解后还可坚持长期康复治疗。

二、糖尿病

糖尿病是一种由遗传基因决定的全身慢性代谢性疾病。由于体内胰岛素的相对或绝对不足而引起血糖、脂肪和蛋白质代谢的紊乱。其主要特点是高血糖及糖尿。临床表现早期无症状，发展到症状期临床可见多尿、多饮、多食、疲乏、消瘦等症候群，严重时发生酮症酸中毒。常见的并发症及伴随症有急性感染、肺部感染、动脉硬化、肾功能受损、视网膜病变等。各种年龄均可患病，发病高峰在 50~70 岁（图 21-2）。

隐形针灸治疗选穴

第一组：足三里、三阴交、肾俞、命门、关元、气海；

第二组：脾俞、胃俞、膈俞、肝俞、公孙、内关；

第三组：肺俞、心俞、少府、鱼际、承浆。

以上 3 组穴位交替使用，每日 2 次，血糖过高，或有较严重并发症时应该配合，化合降糖药物治疗。血糖平稳，伴发症状缓解后，可长期坚持使用隐形针灸治疗，可防止血糖骤然升高，预防多种并发症出现。

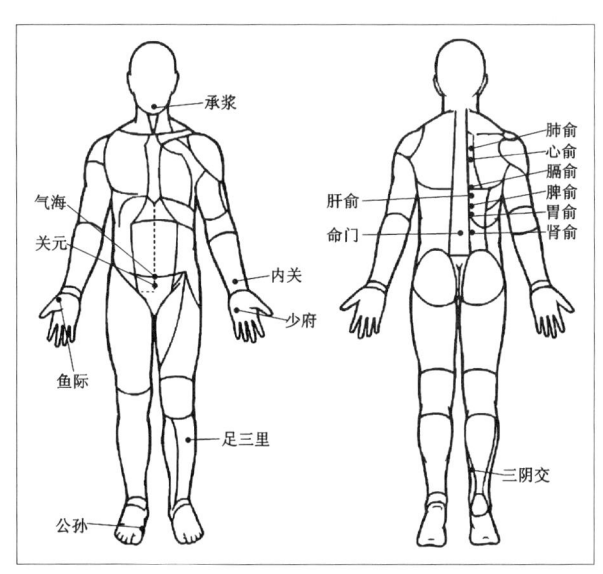

图 21-2

第二十二章 隐形针灸经穴疗法治疗肿瘤科疾病

一、免疫力低下

免疫系统是人体的防御系统,是人体极为重要的抵御外来微生物危害,和自身变异细胞危害的防线。每个人的免疫力强弱不同,任何原因引起的人体免疫系统功能下降都可归为免疫力低下症。免疫力低下的患者不仅容易患多种外界微生物感染性疾病,而且还容易患自身细胞变异引起的多种肿瘤。高发人群为婴幼儿、中老年人群、慢性疾病人群(图22-1)。

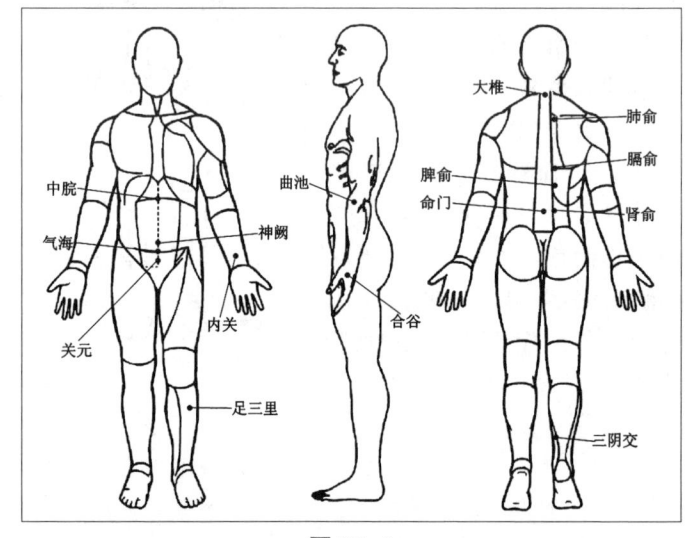

图 22-1

隐形针灸治疗选穴

第一组:足三里、三阴交、大椎、膈俞、脾俞;
第二组:命门、关元、气海、中脘、神阙;
第三组:内关、合谷、曲池、肺俞、肾俞。

以上3组穴位交替使用,每日一两次。若因免疫力低下引发各种疾病,需根据不同病因对症治疗。症状缓解后长期使用,可收到强身健体,延年益寿的作用。

二、肿瘤放疗、化疗副反应

各种恶性肿瘤对人类生命威胁极大,目前临床常用的抗肿瘤治疗有手术、放疗、化疗等方法,放疗、化疗都会对人体造成严重毒副作用。如:白细胞降低、免疫力低下、感染，胃肠功能失调（食欲下降、消化不良、恶心、呕吐），失眠，肝肾功能损害等。这些毒副作用一直都是临床上非常棘手的难题（图 22-2）。

隐形针灸治疗选穴

第一组：曲池、内关、合谷、足三里、三阴交；

第二组：大椎、肾俞、关元、神阙、脾俞；

第三组：中脘、天枢、太冲、膏肓、血海。

以上 3 组穴位交替使用，每日治疗 2 次。本系列疾病可配合放疗及化疗长期使用隐形针灸治疗。

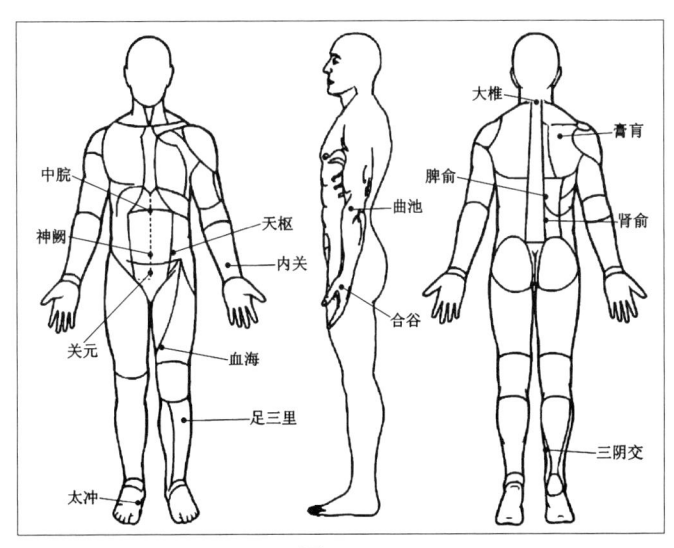

图 22-2

第二十三章 隐形针灸经穴疗法治疗外科及皮肤科疾病

一、慢性淋巴结炎

慢性淋巴结炎多由急性淋巴结炎迁延所致。由头、面、颈部的炎性病灶常诱发颌下淋巴结非炎性肿大。下肢及生殖器官的炎症常诱发腹股沟淋巴结的非炎性肿大，局部可见坚实而有轻压痛，或无痛、可移动，大小不等的包块（图23-1）。

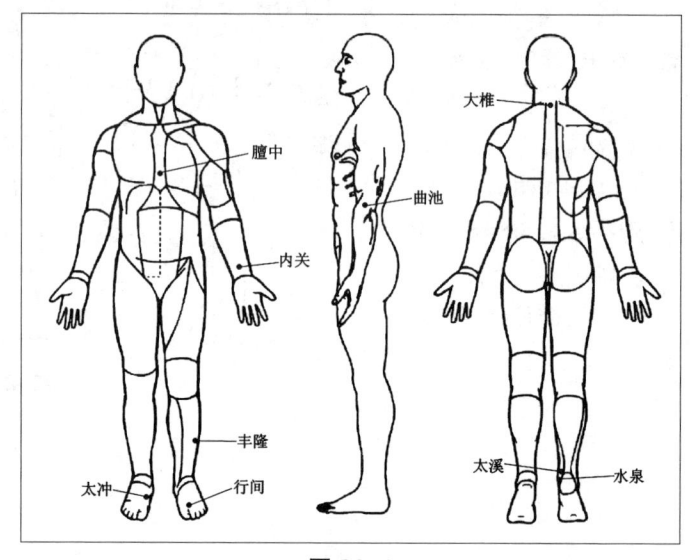

图 23-1

隐形针灸治疗选穴

第一组：阿是穴、行间、丰隆、大椎；
第二组：阿是穴、膻中、内关、曲池；
第三组：阿是穴、太溪、太冲、水泉。

以上3组穴位交替使用，每日一两次。直至包块消失为止。若患者有原发感染病灶，还须配合抗感染治疗。

二、丹毒

丹毒是溶血性链球菌侵入皮肤黏膜内的网状淋巴管后，引起的急性感染性疾病，好发于足背及小腿。本病发病急骤，潜伏期数日至1周，发病前先有全身不适、寒战、发热、头痛、恶心、呕吐等前驱症状，继而局部出现片状红疹，色鲜红似玫瑰，压之褪色，去除压力后颜色很快恢复,皮肤有轻度水肿,炎症区与周围界限清晰,边缘稍高于皮面,局部炎症有向四周扩散的趋势,继而中心部位逐渐褪色,呈橙黄色,有脱屑。若发生于头面部位称为"抱头火丹";发于肋下、腰胯部多兼肝火,称为"内发火丹";发于下肢多兼湿热,又称"流火"(图23-2)。

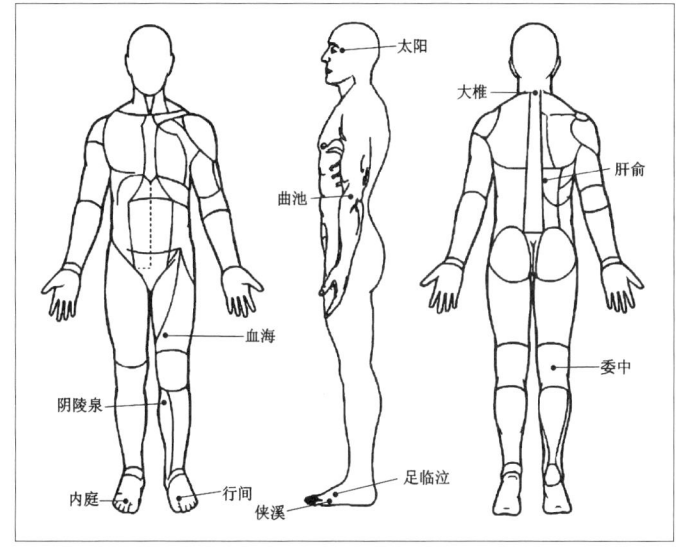

图23-2

隐形针灸治疗选穴

阿是穴、委中、曲池、血海;

发于头面部加:太阳、大椎;

发于肋下及腰部加:肝俞、行间、侠溪;

发于下肢加:内庭、阴陵泉、足临泣。

以上穴位组方随症选用,每日治疗一两次。若伴有发热、恶寒、身痛等躯体症状,还需配合对症治疗方法。

三、寻常痤疮

寻常痤疮是一种毛囊与皮脂腺的慢性炎症性皮肤病。因为其初起损害多有粉刺,所以本病又称为粉刺。本病为常见多发病尤其好发生于青春期男女,约有30%~50%的青年都患有不同程度的痤疮,一般男性比例略高于女性,病程长久,发病缓慢,30岁以后病情逐渐减轻自愈。痤疮以面、上胸、背部等处的粉刺、丘疹、脓泡等皮损为主要症状(图23-3)。

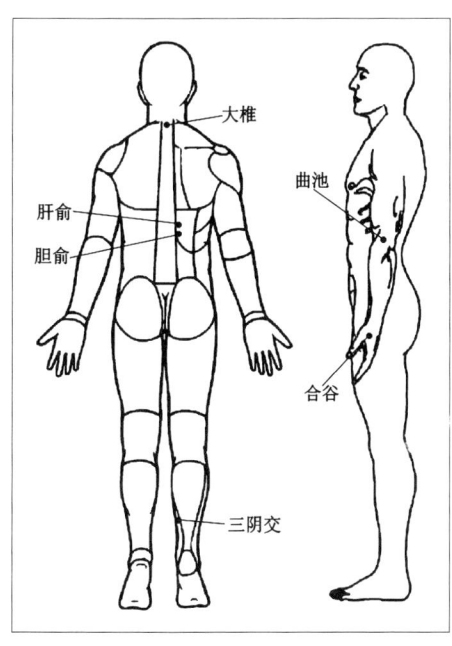

图23-3

隐形针灸治疗选穴

第一组:阿是穴、大椎、曲池、合谷;

第二组：阿是穴、三阴交、肝俞、胆俞。

以上两组穴位交替使用，每日一两次，直至症状消失。

四、黄褐斑

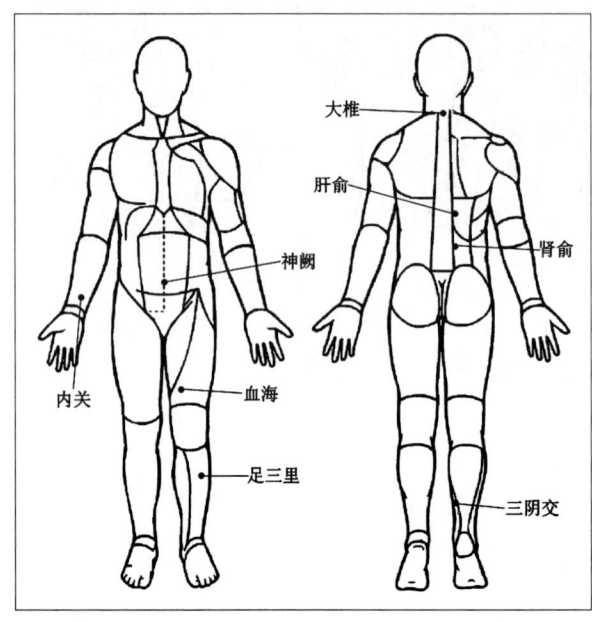

黄褐斑是一种以面部发生黄褐色斑片为特征的皮肤病。由于妊娠妇女及肝病患者常有黄褐斑，故又有妊娠斑、肝斑之称。因为黄褐斑的形状常似蝴蝶，所以又名蝴蝶斑。病好发于青壮年，女性多于男性，二者之比为3:1～4:1。妊娠3～5个月的妇女尤为多见。临床表现为皮损为淡褐色，深褐色或黑褐色斑片。界限清晰，边缘常不整齐，形如地图或蝴蝶、对称分布于额、眉、颊、鼻、上唇等处，亦能使整个面部受累及。褐斑表面光滑，无磷屑，无自觉症状（图23-4）。

图23-4

隐形针灸治疗选穴

第一组：阿是穴、足三里、内关、三阴交、血海；

第二组：阿是穴、大椎、神阙、肝俞、肾俞。

以上两组穴位交替使用，每日一两次。直至症状消失为止。

五、神经性皮炎

神经性皮炎又称慢性单纯性苔藓。是以阵发性皮肤瘙痒和皮肤苔藓化为特征的慢性皮肤病。多见于青年和成年人。初发病时，仅有瘙痒感，由于搔抓及摩擦，皮肤逐渐出现粟粒至绿豆大小的扁平丘疹，圆形或多角形，坚硬而有光泽，呈淡红色或正常皮色，散在分布。此病好发于颈部两侧、项部、肘窝、骶尾部、腕部、踝部、亦见于腰背部、眼睑、四肢及外阴部。本病的自觉症状为阵发性剧痒、夜晚尤甚，搔抓后引起抓痕及血痂（图23-5）。

隐形针灸治疗选穴

第一组：阿是穴、曲池、血海、三阴交；

第二组：阿是穴、大椎、膈俞、肺俞。

以上两组穴位交替使用，每日一两次，直至症状完全消失。

六、银屑病

银屑病是一种常见的、容易复发的慢性皮肤病。本病的损害初期为点滴状棕红色斑点或斑丘疹，表皮覆盖着多层银白色鳞屑，以后逐渐扩展，境界清楚。

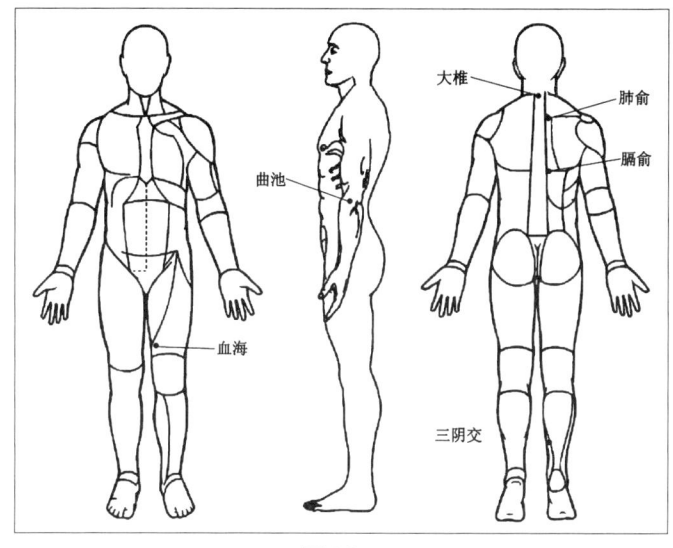

图 23-5

损害可发生在体表皮肤的任何部位，尤以四肢伸侧、肘膝关节、头皮和骶骨部位为常见。头皮肤部损害为斑丘疹，有银白色鳞屑覆盖，边缘清楚，头发聚成束状，但不脱落，指趾甲也可发生变化，甲板上有针头大小的凹坑或甲板发生沟纹或甲板增厚、污褐、表面平，呈钩甲。手掌及足底，偶然引起角化过度及皲裂。阴茎龟头也可发生境界清晰的红色斑块，磷屑往往很少（图23-6）。

隐形针灸治疗选穴

第一组：大椎、曲池、血海、三阴交；

第二组：陶道、肺俞、肝俞、脾俞。

以上两组穴位交替使用，每日2次。银屑病属慢性迁延疾病，极易反复发作。症状缓解或控制住以后，仍需要长期坚持使用，方可稳定病情，防止复发。

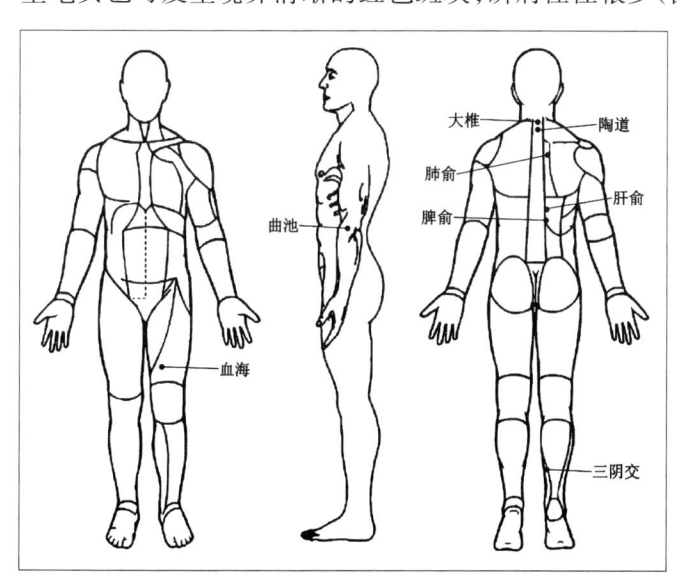

图 23-6

七、湿疹

湿疹是由多种内外因素引起的皮肤炎症反应性疾病。可发生于任何年龄。其基本特点是皮疹的多形性、对称性，易反复发作，剧烈瘙痒。病变部可有红斑、小丘疹、小水疱、糜烂、渗出、结痂、皲裂、磷屑、肥厚、苔藓样变、色素沉着、抓痕。这些皮损在不同时期表现不一。急性期皮肤可有红斑、丘疹、水疱、丘疱疹、糜烂、渗出及结痂，病程较短。亚急性湿疹以小丘疹、磷屑、结痂为主，偶有丘疱疹、小水疱。慢性期皮肤损害多为干燥、磷屑、肥厚、皲裂、苔藓样变，可见色素沉着或脱失（图 23-7）。

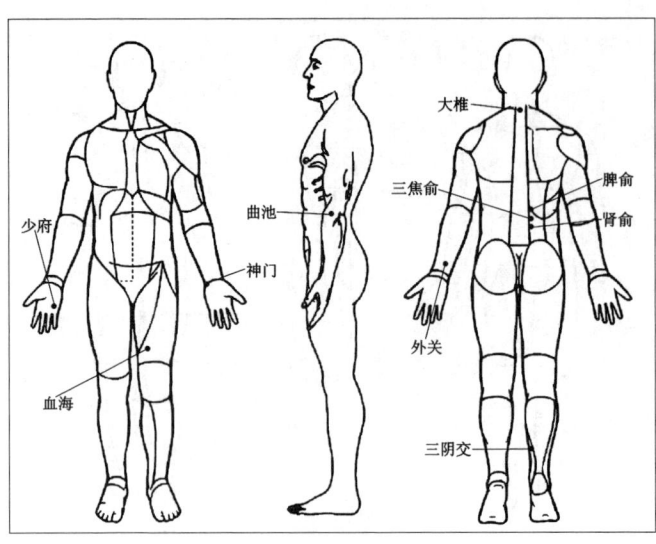

图 23-7

隐形针灸治疗选穴

第一组：曲池、大椎、血海、三阴交、外关；

第二组：肾俞、脾俞、三焦俞、神门、少府。

以上两组穴位交替使用，每日一两次，症状缓解后亦需坚持治疗一段时间，以防止疾病复发。

八、斑秃

斑秃俗称"鬼剃头"，是一种局限性斑状脱发，骤然发病，经过徐缓，病因可能由神经精神因素引起毛发生长的暂时性抑制，内分泌障碍，免疫功能失调，感

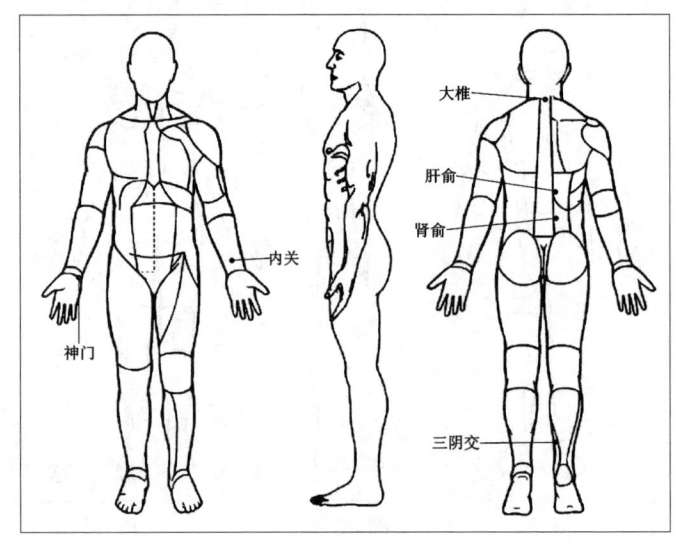

图 23-8

染或其他内脏疾患也可能与之有关。表现为头部突然出现圆形或椭圆形斑状脱发,多无自觉症状。患处头皮光滑发亮。病情进展时则损害扩展,周缘毛发松动易脱,个别患者头发可全部脱光,严重时眉毛、胡须、腋毛、阴毛等亦可脱落(图23-8)。

隐形针灸治疗选穴

第一组:神门、肝俞、肾俞、阿是穴;

第二组:内关、三阴交、大椎、阿是穴。

以上两组穴位交替使用,每日一两次,直至斑秃部位局部毛发重新生长为止。

九、带状疱疹

带状疱疹是由水痘-带状疱疹病毒引起,此病毒一般潜伏在脊髓后根神经元中。当机体抵抗力低下或劳累、感染、患肿瘤时,病毒可再次生长繁殖,并沿神经纤维移至皮肤,使受侵犯的神经和皮肤产生激烈的炎症。皮疹一般有单侧性和按神经节段分布的点,由集簇性的疱疹组成,并伴有疼痛;年龄愈大,神经痛愈重(图23-9)。

隐形针灸治疗选穴

第一组:肝俞、曲池、三阴交、阿是穴;

第二组:大椎、夹脊(病损段)、阿是穴。

以上两组穴位交替使用,每日2次,直至疼痛和局部皮肤病损害消失为止。选择阿是穴时,不可将隐形针灸治疗器直接放置于疱疹处,应该以疼痛部位作为阿是穴选穴点。伴有局部溃烂时,应配合抗感染治疗。

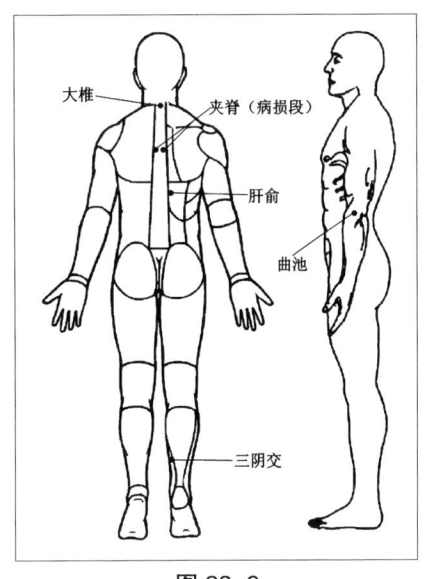

图23-9

十、白癜风

白癜风是一种获得性色素脱失的皮肤病。本病的发病因素非常复杂,与遗传、自身免疫、化学因素、精神刺激等都是本病的诱发因素。本病可发生于身体皮肤的任何部位,较多见于面部、颈部、手背、躯干及外生殖器,其大小形态不一,可孤立存在,或对称分布,或沿神经分布为带状,个别泛发全身。皮肤色素消失,形成白色斑片,界限清楚,数目可为单个或多发,患处毛发也变白,一般无自觉症状,病程长,有的可持续终身,但也有自行消失的(图23-10)。

隐形针灸治疗选穴

第一组:曲池、血海、三阴交、阿是穴;

第二组:阿是穴、足三里、膈俞、太溪、阳陵泉;

第三组:阿是穴、膻中、肺俞、合谷。

以上3组穴位交替使用,每日2次,本病属慢性疾病,应长期坚持治疗。

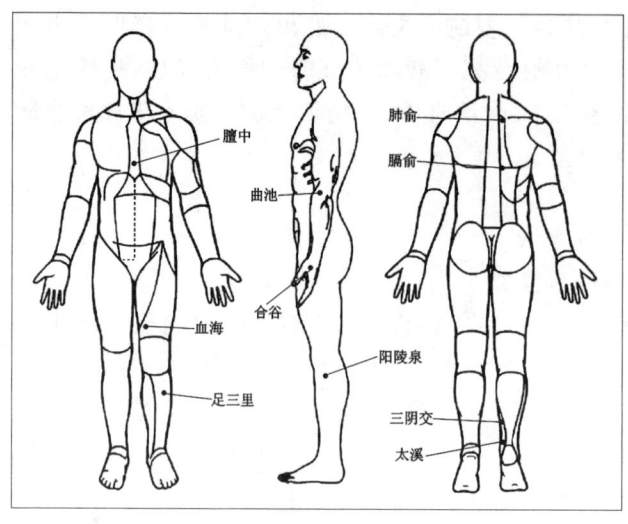

图 23-10

十一、荨麻疹

荨麻疹是皮肤黏膜血管扩张,通透性增强而产生的一种瘙痒性、局限性、暂时性的表皮或黏膜水肿反应。该病的病因很多,食物、药物、感染、吸入物及精神紧张是荨麻疹最常见的原因。

临床表现

先有皮肤瘙痒,随后出现米粒至手掌大小不等,形状不一的风团,呈鲜红、淡红或苍白色,有的因用手搔抓局部,可出现隆起性痕迹,风团可迅速蔓延或相互融合成片,风团可持续数分钟至数小时,最多1~2日。若长期反复出现风团,持续数月甚至数年之久者,可称为慢性荨麻疹(图23-11)。

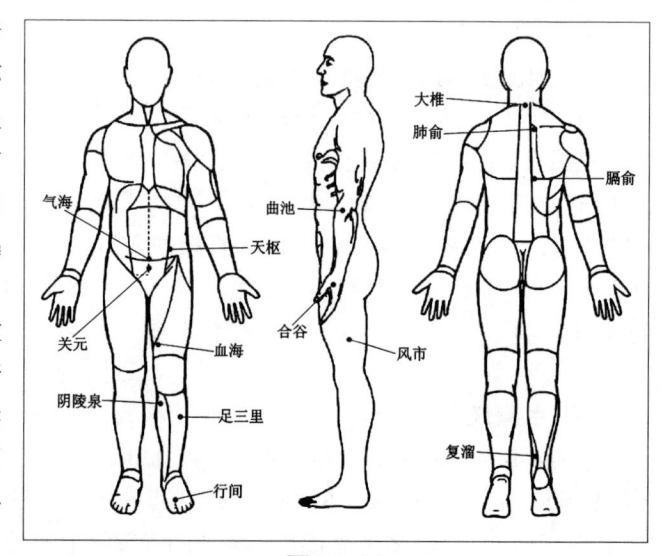

图 23-11

隐形针灸治疗选穴

第一组:曲池、血海、风市、肺俞、合谷;

第二组：大椎、行间、阴陵泉、天枢、足三里；
第二组：膈俞、关元、气海、合谷、复溜。

以上3组穴位交替使用，每日治疗一两次。瘙痒症状严重的急性发病患者，可配合抗过敏、止痒等治疗方法，慢性荨麻疹患者可单独、长期使用隐形针灸治疗。

十二、酒渣鼻

酒渣鼻是面部发生的一种慢性炎症，以皮脂溢出与面部毛细血管扩张为其特征。本病的发病原因尚未完全明了，皮脂腺增生、皮脂溢出、毛囊螨虫感染、精神紧张、大便秘结、内分泌功能障碍、饮食刺激、高温或寒冷刺激等各种因素作用使患部血管长期扩张所致。

临床表现

皮损以红斑为主，通常以鼻部，颊部，颏部，额部为显著，初期皮疹时隐时现，寒冷或过食辛辣、情绪紧张激动时更为明显，可见皮下小血管扩张，以鼻尖、鼻翼最明显，甚则出现痤疮样丘疹或脓疱、有的形成黄豆大小坚硬的结节（图23-12）。

隐形针灸治疗选穴

第一组：阿是穴、印堂、迎香、四白、素髎；
第二组：阿是穴、曲池、足三里、肝俞、膈俞。

以上两组穴位交替使用，每日治疗一两次。局部有破溃、感染者，不宜将隐形针灸治疗器直接贴覆于创面。

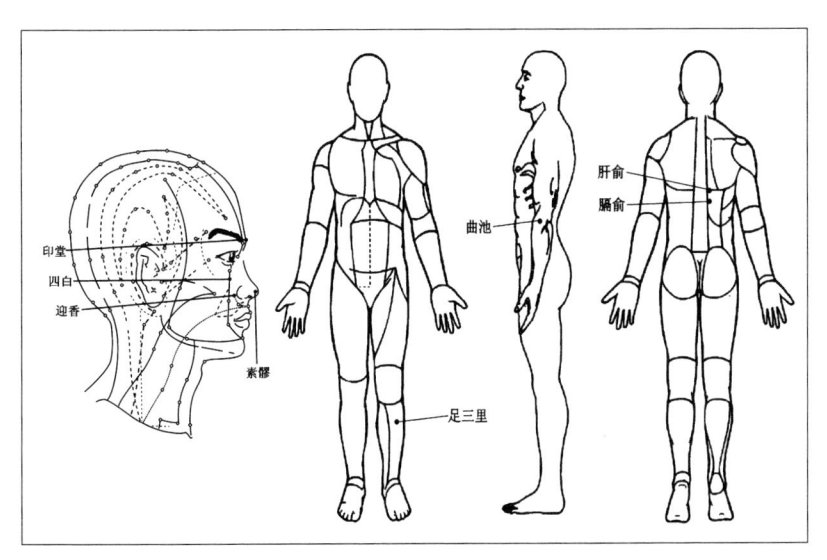

图 23-12

第二十四章 隐形针灸经穴疗法治疗血液系统疾病

一、贫血

贫血是指全身循环血液中红细胞总量减少至正常值以下。但由于全身循环血液中红细胞总量的测定技术比较复杂,所以临床上一般指外周血中血红蛋白的浓度低于患者同年龄组、同性别和同地区的正常标准。国内的正常标准比国外的标准略低。沿海和平原地区,成年男子的血红蛋白如低于 12.5g/dl,成年女子的血红蛋白低于 11.0g/dl,可以认为有贫血。12 岁以下儿童比成年男子的血红蛋白正常值约低 15% 左右,男孩和女孩无明显差别。海拔高的地区一般要高些。患者常伴有面色㿠白、爪甲、口唇苍白,疲乏无力,食欲下降,消化不良,免疫力低下,睡眠障碍等全身多系统症状,严重者可危及生命(图 24-1)。

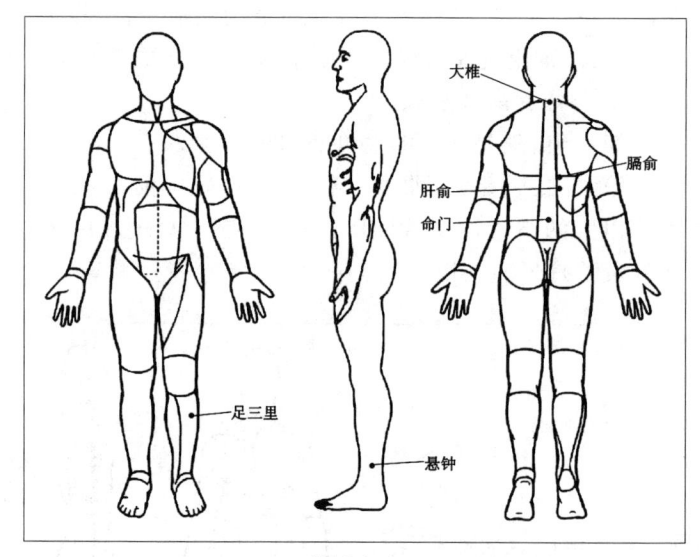

图 24-1

隐形针灸治疗选穴

大椎、肝俞、足三里、膈俞、命门、悬钟。

营养不良性贫血,以上穴位每日早晚各治疗 1 次,直至血红蛋白恢复正常,临床症状消失。再生障碍性贫血或继发性贫血要配合针对病因及原发病的治疗措施。

二、白细胞减少症

白细胞减少症为常见血液病。凡外周血液中白细胞数持续低于 $4\times10^9/L$ 时,统称白细胞减少症;若白细胞总数明显减少,低于 $2\times10^9/L$,中性粒细胞绝对值低于 $0.5\times10^9/L$,甚至消失者,称为粒细胞缺乏症。前者临床主要表现以乏力、头晕为主,常伴有食欲减退、四肢酸软、失眠多梦、低热心悸、畏寒腰酸等症状;后者多以突然发病,畏寒高热,咽痛为主。本病于任何年龄之两性均可罹患。

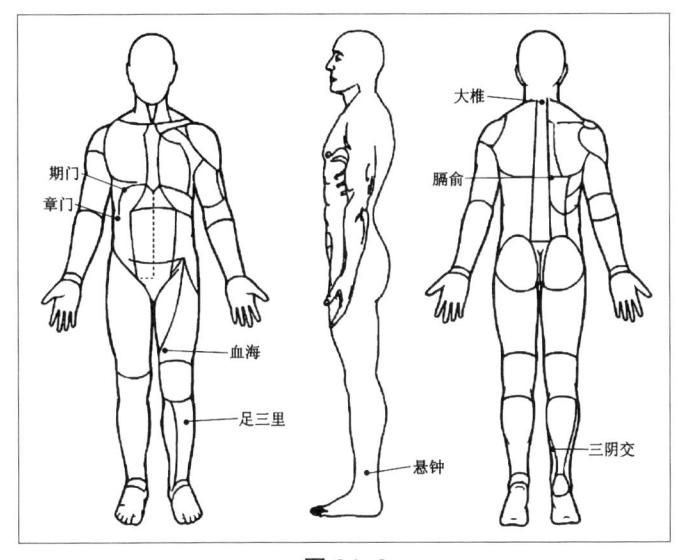

图 24-2

白细胞减少临床缩减分为原因不明性和继发性两种,前者多见。后者多为化学因素、物理因素、药物及某些疾病,或可见于各种实体肿瘤化疗后、多种血液病、严重感染及原因不明者等。在我国白细胞减少症和粒细胞缺乏症的预后良好,粒细胞缺乏症如果治疗不及时,年龄较大或有其他脏器疾患的病人,病死率仍然较高(图 24-2)。

隐形针灸治疗选穴

第一组:大椎、期门、章门、膈俞;

第二组:足三里、悬钟、三阴交、血海。

以上两组穴位交替使用,早晚各 1 次。若伴有免严重躯体症状和其他并发症时,须配合对症治疗。

三、血小板减少性紫癜

一般血小板减少至 $20\times10^9/L$ 以下时,皮肤出现瘀点或者紫斑,临床称为血小板减少性紫癜。可分为原发与继发两种,原发多为自身免疫引起,继发性则可出现于多种可导致血小板减少的疾病。本病临床主要表现是皮肤瘀点,瘀斑,黏膜或内脏出血。实验室检查除血小板减少以外,还有出血时间延长,血块退缩不良及毛细血管脆性实验阳性等(图 24-3)。

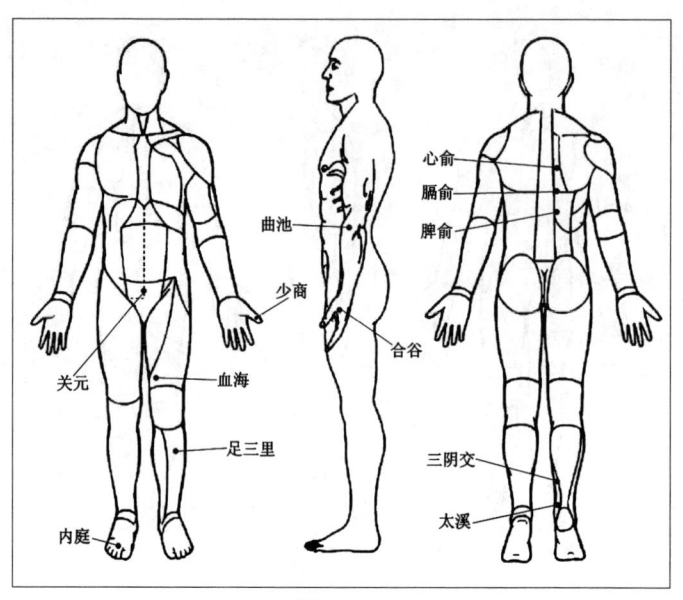

图 24-3

隐形针灸治疗选穴

第一组：曲池、血海、脾俞、合谷、内庭、少商；

第二组：心俞、膈俞、太溪、三阴交、关元、足三里。

以上两组穴位交替使用，早晚各 1 次。重症患者伴发出血症状时，需要配合止血治疗，并应注意休息，避免过度疲劳，外伤。

第二十五章 隐形针灸经穴疗法治疗其他疾病

一、单纯性肥胖

单纯性肥胖是指各种原因引起的体重超过正常标准的症状,目前临床以体重指数(BMI)作为诊断标准。

$$BMI= 体重(kg) \div 身高^2(m);$$

正常体重:体重指数 =18～25;

超　　重:体重指数 =25～30;

轻度肥胖:体重指数 > 30;

中度肥胖:体重指数 > 35;

重度肥胖:体重指数 > 40。

肥胖是影响人类健康最为严重的疾病之一,肥胖还可以诱发多种严重慢性疾病(图 25-1)。

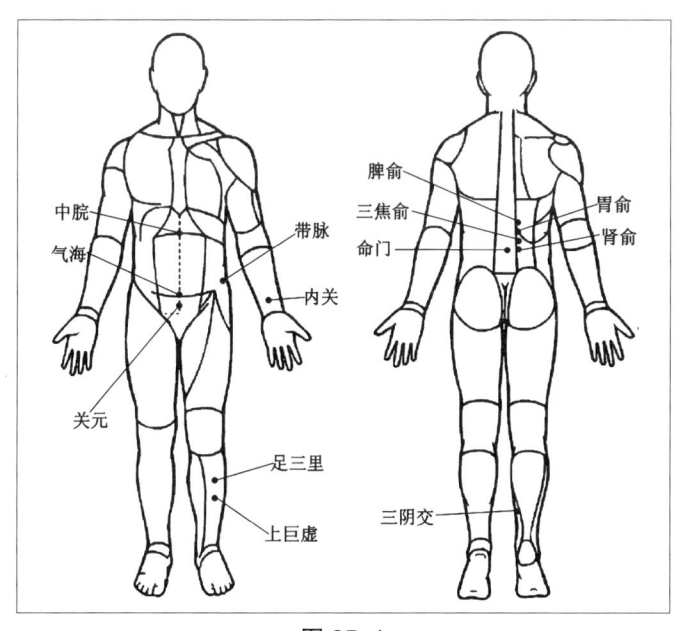

图 25-1

隐形针灸治疗选穴

第一组:带脉、胃部阿是穴、足三里、三阴交;

第二组:胃部阿是穴、内关、脾俞、胃俞、三焦俞、中脘;

第三组:肾俞、命门、气海、关元、上巨虚。

以上 3 组穴位交替使用,每日一两次,若配合低热量饮食效果更佳。体重恢复正常后亦可持续使用上述

图 25-2

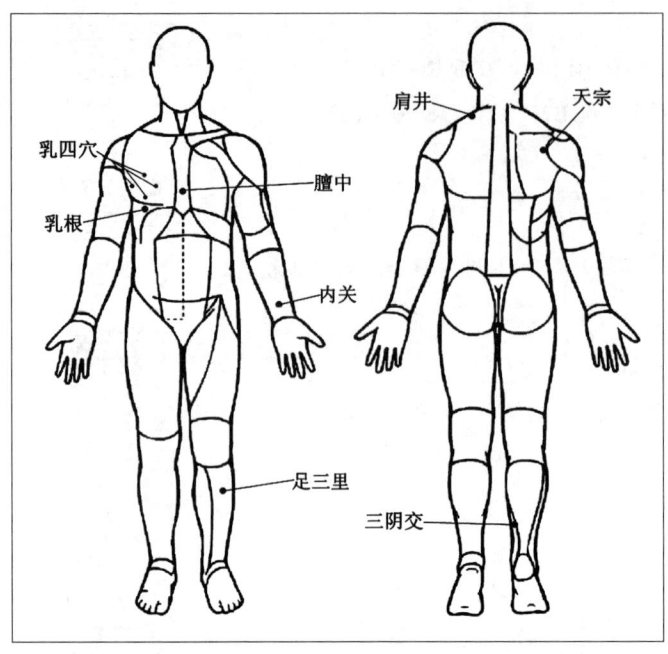

（图 25-2）。

穴位组合，可获强健身体，防止脂肪异常分布的效果。

二、丰乳

隐形针灸治疗选穴

第一组：乳四穴（乳头四周，距乳头2寸）、内关、三阴交；

第二组：膻中、乳根、肩井、天宗、足三里。

以上两组穴位交替使用，每日一两次，长期使用还可起到消除乳腺增生、防止乳房其他疾病发生的作用

三、慢性疲劳综合征(亚健康)

慢性疲劳综合征是现代高节奏生活下产生的一种新型疾病，也就是常说的"亚健康"状况。该病的主要症状表现为神疲乏力、失眠多梦、耳鸣健忘、腰酸背痛、食欲不振、免疫力低下等，且症状持续反复发作，与中医"肾虚"症状颇为相似。该病症好发于工作压力大，情绪紧张，生活无规律的中年白领阶层，发生率占城市人口 10%～25%。是一组界于人体脏器功能退化与慢性疾病之间的症候群，如果不

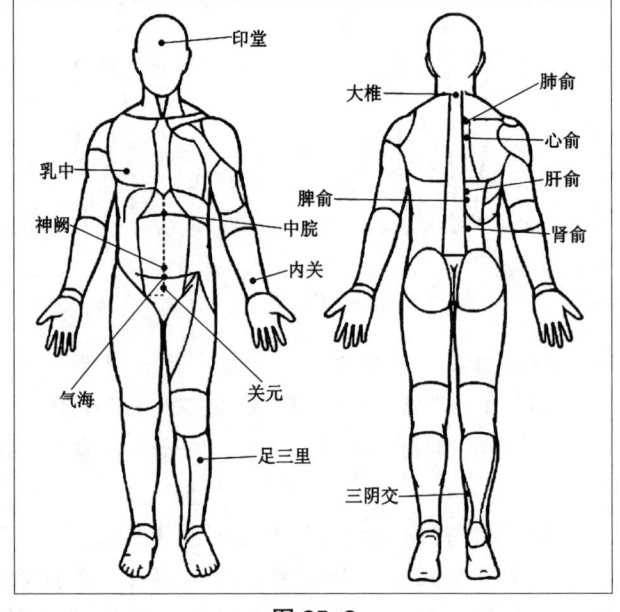

图 25-3

经有效处理,便会诱发多种严重危害健康的慢性疾病(图25-3)。

隐形针灸治疗选穴

第一组:印堂、足三里、乳中、内关、肾俞;

第二组:大椎、三阴交、关元、气海、神阙;

第三组:脾俞、中脘、肺俞、心俞、肝俞。

以上各组穴位可交替使用,亦可单独使用,每日一两次。疲劳症状完全消失后亦可坚持使用,可起到强身健体、调节免疫的作用。

四、戒烟

香烟中的尼古丁、烟碱、焦油以及烟雾中的一氧化碳等有害物质对人体有很大的危害,呼吸系统、消化系统、内分泌系统以及心血管系统都可能受到以上物质的伤害,因为香烟有成瘾性,长期吸烟者一段时间不吸烟便会出现头晕、乏力、心烦和全身不适等戒烟症状,所以戒烟相对比较困难(图25-4)。

隐形针灸治疗选穴

肺俞、胃俞、心俞、中脘、足三里、内关。

以上穴位每日治疗一两次,或者根据戒烟症状的出现,随机治疗,直至完全戒除烟瘾为止。

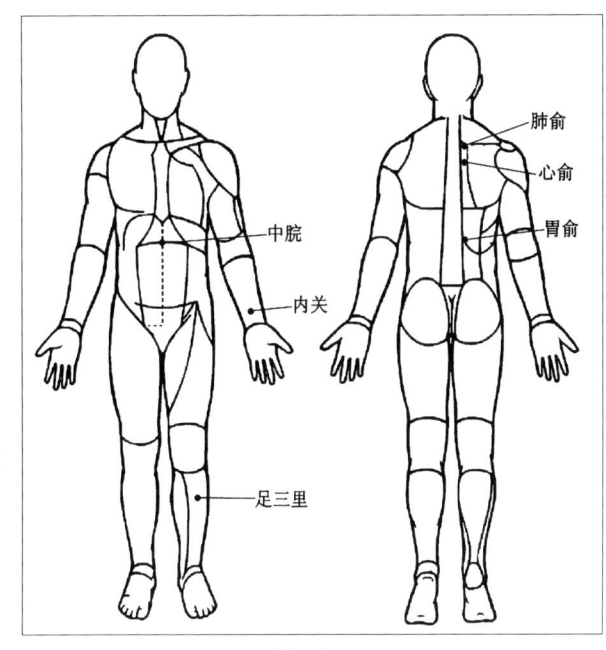

图25-4

五、戒毒

毒品对人体的危害主要是使机体各系统、器官、组织、细胞的功能退化、紊乱,并伴有各种相应症状。由于毒品的超强成瘾性,使得戒毒过程非常的复杂和困难。现代戒毒过程可分为脱毒、康复、后续照管三个时期,其中最为关键的是康复期的治疗。

脱毒期一般为1~3周。经过一系列强制性或替代性的疗法使吸毒者度过严重的戒断症状发作期相对比较容易,但此时吸毒者的毒瘾远未被戒除;康复期一般要经历6~12个月时间。此期内会反复发作戒毒反应和稽延症状(食欲不振、消瘦、疲乏、失眠、心慌、出汗、便秘、恶心、呕吐、腹泻、肌肉疼痛、烦躁不安），同时戒毒者的"心瘾"并为被戒除，当上述症状发作时，一经条件允许，戒毒者便会千方百计地再次吸食毒品，以减轻痛苦。目前对于上述戒断反应和稽延症状的控制多采用的是药物替代疗法和心理辅导等方式，戒毒者在承受着药物依赖性和毒副作用的同时要彻底戒除"心瘾"的确比较困难，这也是98%以上戒毒者复吸的最主要的原因（图25-5）。

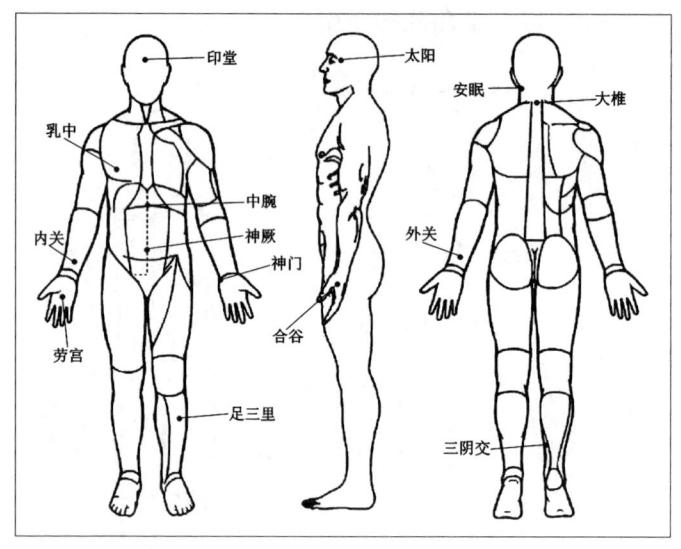

图 25-5

隐形针灸治疗选穴

脱毒期穴位处方

适用于脱毒期戒毒者比较严重的所有戒断症状。

第一组：乳中（双侧）、印堂、太阳（双侧）、中脘、足三里（双侧）、神门（双侧）；

第二组：内关（双侧）、外关（双侧）、合谷（双侧）、劳宫（双侧）、三阴交（双侧）。

注：如使用乳中穴不方便，可以改用安眠穴（双侧）。

疗程：

第一周：两组穴位上午、下午交替使用，每日各2次；

第二周：两组穴位交替使用，每日各1次；

第三周：两组穴位任选一组，每日1次。

康复期及后续照管期穴位处方

适用于康复期、后续照管期出现的戒毒反应和稽延症状。

第一组：大椎、中脘、内关（双侧）、合谷（双侧）；

第二组：印堂、内关（双侧）、神厥、足三里（双侧）、安眠（双侧）。

疗程：

第一月：两组穴位每日早晚各1次，或根据症状出现随机贴敷；

第二月以后：任选一组每日1次，或根据症状出现随机贴敷，直至所有戒毒反应和稽延症状完全消失为止。

附录

隐形针灸如何辨别真伪
—— 杨孟君教授访谈录

隐形针灸作为针灸创新工具和首创发明的新医疗器械，临床疗效显著，深受消费者欢迎，但是假冒伪劣产品也开始出现，如何防止假冒伪劣的隐形针灸产品损害消费者，《国际医药卫生导报》记者焦兆林采访了隐形针灸发明人，《超值治疗——隐形针灸经穴疗法》主编杨孟君教授。

记　者：杨教授，隐形针灸是您的发明，对隐形针灸您最有发言权，请您谈谈隐形针灸发明与隐形针灸概念提出的经过。

杨教授：隐形针灸工具是 2005 年发明的，隐形针灸概念是 2005 年年底才正式提出来的。我们经过多年反复试验，在 2005 年上半年生产了一种用纳米材料制成的能够对人体穴位有热麻胀痛刺激的小片，经过很多志愿者试用效果很好。后来又找几家医院的医生使用临床效果特别显著。我们考虑取个什么名字报批？当时考虑到 FDA 审批问题，认为定位在康复领域，可能比较好批一些，就把它叫做康复芯片，结果康复芯片作为医疗器械，在 2005 年 9 月获得了注册批文。有了批文，有了产品，还是没有一个好推广的概念，说不清楚我们想卖的是什么东西。2005 年 11 月，我认识了国家中医局科技中心的任岩东先生，他是中国工程院院士石学敏教授的博士生，他试了产品后认为康复芯片对人体穴位有一种激越作用，它就是一种针灸的作用。当然，这种针灸是不用扎针的，不用银针，不用艾灸，不用电，也不用磁，是无源的，又无创无痛，可反复使用几千上万次，很神奇。我们两人冥思苦想好一阵子，冒出一个灵感——叫"隐形针灸"。隐形针灸概念由此而生。后来，我写了一篇隐形针灸康复芯片的论文，在第3届国际传统医药大会宣读，隐形针灸的概念在中医界有了影响。2006年，我和霍华德·徐博士、任岩东博士等编写了一本《超值治疗——隐形针灸经穴疗法》专著，由中国科学技术出版社出版，很受欢迎，重印多次。这本专著由世界针灸学会联合会主席、中国中医科学院针灸研究所邓良月所长，中国工程院院士、中国针灸学会副会长石学敏教授作序，认同了隐形针灸的提法，隐形针灸的概念由此在中国乃至世界有了一定知名度。

在此之前（自2005年上溯五千年）是从来没有隐形针灸这个概念的，现在市场上搞假冒伪劣产品的说他们发明了隐形针灸，或者把隐形针灸写成"隐型针灸"偷换概念，都是假的。后来我从材料学的角度，把针灸分为三代：

第一代叫自然材料针灸，如砭石、骨针、竹针等；

第二代叫金属材料针灸，如铜针、铁针、金针、银针以及现在主流使用的不锈钢针；

第三代叫隐形针灸，虽没有针的形状，却有针灸刺激作用的无源纳米新材料针灸。

在北京的一次会议上，北京中医药大学的施雪筠教授认为应该将隐形针灸为第三代针灸的说法改为第四代针灸，因为电针灸是第三代针灸，隐形针灸是第四代针灸。我认为很有道理，电针灸也是针灸工具的一次革命。针灸工具从自然材料到金属材料是一种工具革命，金属针灸要比石针、骨针、竹针、木针好；从金属材料针灸到电磁针灸也是一次工具革命，它将电源、磁源包括激光能源应用到针灸上，有针加上有源比普通金针、银针、钢针好；从电磁针灸到隐形针灸又是一次工具革命，它将针灸工具改成为无针无源，依靠新材料技术，解决了针灸创痛问题又保证了针灸的疗效。所以，施教授提出的意见我欣然接受，隐形针灸应该定位在第四代针灸。

记　者：您获得了隐形针灸发明专利与实用新型专利，专利的保护范围怎样？如何保护隐形针灸的知识产权？

杨教授：2009年，中国专利局已经对我的"隐形针灸治疗器具"专利申请授予了实用新型专利证书；2010年，我的另一项隐形针灸发明专利即隐形针灸康复芯片的发明专利也获得中国专利局审查通过，授予中国发明专利。隐形针灸实用新型专利权保护隐形针灸结构，隐形针灸发明专利保护隐形针灸的组成成分与制作工艺及制成的产品。凡是未经授权使用我专利中组成成分材料与工艺制作的所有刺激经络穴位的各种康复、治疗、保健的产品,均涉及我的隐形针灸专利侵权。根据《中华人民共和国专利法》规定:假冒他人专利者,除依法承担民事责任外,没收全部非法所得,可合并处违法所得4倍以下的罚款;没有违法所得的,可处20万元下的罚款;构成犯罪的,依法追究刑事责任。所以,搞假冒伪劣隐形针灸的,专利侵权处罚很严厉,只要立案查处了,罚款可能在100万元以上,得不偿失。现在市场上有人并没有真正的专利,写一个假专利号,说他也申请了专利,想蒙骗消费者,这也是很愚蠢的,一方面,原创发明已经在先,一看你申请的时间在后就是假的,另一方面,根据专利法第五十九条规定,以非专利产品冒充专利产品,以非专利方法冒充专利方法的,也是违法行为,可处20万元以下的罚款。并且,中国还有一个制造假冒伪劣产品罪,可追究制假售假者刑事责任。现在知识产权保护中国政府已作为国家战略,打击假冒伪劣力度非常大,搞假冒伪劣产品害人害己,随时有可能被追究,除了不道德要遭受良心谴责外,在经济上也实在得不偿失。

记　　者:杨教授,请您谈谈真假隐形针灸临床疗效有哪些差别?

杨教授:我们发明的隐形针灸康复芯片,是经过大量临床实证研究,才确认它的临床疗效确实可靠。2005年以来,我们先后在几十家医院做过临床,包括湖南、山东、广东、重庆、北京等省市的医院,其中有10家三甲医院,有5家是国家药理临床实验基地,他们按GLP的要求做临床研究,证明我们发明的隐形针灸康复芯片临床确有可靠疗效。特别是国家中医药管理局科技成果推广办公室在2007年8月10日经过专家评审,将康复芯片列入国家中医药管理局科技成果推广项目。在2008年,国家中医药管理局科技司又将康复芯片列入"50项中医特色临床诊疗技术规范化的示范研究"课题。在2009年,国家中医药管理局"隐形针灸治疗骨关节炎技术的规范研究"在中国中医科学院广安门医院正式启动,现已结题,国家卫生部、国家中医药管理局将在结题后将其作为适宜技术在全国医院推广使用。这证明真的隐形针灸的临床效果是经过专业水准很高的临床医院乃至国家机关确认的,但是假冒伪劣的隐形针灸,从没有做过医院的临床研究,更没有通过国家课题研究,临床效果没有可考证据。有的也拼抄一些资料,多是驴唇不对马嘴,经不起查证。所以,假冒隐形针灸的临床疗效根本没有保障。

记　　者:请问杨教授真假隐形针灸在生产工艺与质量上有哪些不同?

杨教授：真的隐形针灸是严格按照发明工艺要求生产的，假的隐形针灸只是仿制外形及表面效果，其质量有本质的差别，主要体现在3个方面：一是材料成分的差别，真的隐形针灸芯片是由多种极性材料按严谨配方配制，才能保证制成的芯片在人体自源能量激越下产生光子流、离子流与电子流，具有人体穴位激越作用。假的隐形针灸片为节省成本，根本没按配方配齐极性材料，大多数就根本没有极性材料，只是一个普通陶土瓷片，像瓷砖瓦块一样，几毛钱就可从陶瓷厂烧出来，那没有治疗效果。二是材料技术的差别，真的隐形针灸芯片是要将极性材料用纳米材料技术加工，所以成本比较高。纳米级粉体材料比微米级粉体材料成本要高出10倍以上。纳米级极性材料，可以过1000目以上，微米级极性材料，只能过200目，假隐形针灸片使用的粉体材料，只是普通粉碎，80目都过不了，根本不具备隐形针灸的特异性能。三是制作工艺的差别，真隐形针灸芯片要制作成超微孔结构，烧制的温度控制在800℃左右，这样才能保证芯片的有效性能。而800℃的低温烧制和超微孔结构，技术难度大，假冒伪劣加工无法实现。一般陶瓷烧结温度在1200℃以上，否则没有强度，而超过900℃温度，极性材料就可能失效。所以，假隐形针灸片往往只是弄些普通陶片表面涂点刺激性涂料，就冒充隐形针灸，没有任何工艺与质量的保障。

记　者：您说的这些非常重要，但是太专业，请问普通消费者在购买时如何辨别真假隐形针灸？

杨教授：第一，看是由什么公司生产出品。隐形针灸发明人目前只授权中国的两家公司生产出品隐形针灸系列产品。这两家公司是神农（湖南）生物技术有限公司、神农（吉林）生物工程有限公司，除这两家公司外，其他所有公司生产的打着隐形针灸名义的形形色色产品，都是假冒伪劣产品。

　　　　第二，审查他们提供的资料的真实性。包括提供的产品说明资料的真实性、临床资料的真实性、专利资料的真实性等。辨别真实性的依据前面已经讲过，不再赘述。一般假冒伪劣产品资料都是瞎编的，驴唇不对马嘴的多，稍加注意就有可能辨别出是假的。这些公司一般都是专业水准非常差，我见过一家卖假隐形针灸还比较有名公司，说贴芯片不用按穴位处方贴，那还是什么隐形针灸？

　　　　第三，检查产品的质量。这点难度比较大，专业的质量检查要检测芯片极性材料的成分，检测芯片的激越性能，检测临床治疗效果，检测其使用寿命次数等。有人问我有没有仅凭手工与经验简单辨别质量的方法,如果简单辨别:一是看芯片的硬度强度,假的隐形针灸芯片一般是普通陶片,很硬,强度大,表面比较光,这是普通高温烧结成的,这种高温烧结后极性材料肯定没有效果了;二是把芯片敲碎后,看碎片中间是否为均匀的超微孔结构,假的隐形针灸片芯一般中间是板结的,没有均匀的超微孔结构;三是反复试验其使用寿命,假的隐形针灸片多在表面涂些刺激物质,让其贴在皮肤上有发热感,一般只有表面刺激感,没有穴位深度刺激感,并且反复使用几十次后就不行了,而真的隐形针灸有穴位深度激越感,并且使用几千次上万次仍对穴位有热麻胀痛的激越刺激。

记　者:目前市场上搞隐形针灸假冒伪劣产品的都有哪些人?将来应该如何整顿?

杨教授:我注意了一下目前市场上搞假冒伪劣隐形针灸产品的情况,可以分为两种:一种是成立公司销售假冒隐形针灸产品,生产是委托加工的。虽然他们也说是他们生产,但是实际上他们既不懂生产,也不能生产。这几个公司的人有的是过去曾经销过正宗隐形针灸产品,有的是过去曾经为正宗公司做过一些配套服务的,他们了解市场,委托加工成本很低,想多赚钱就搞假冒。另一种是帮助售假公司生产假冒隐形针灸片的加工厂,他们有的是搞普通小陶瓷的,有炉窑,专门为人代工烧制,有的原来搞过发热材料,也参与仿冒隐形针灸,但这些都是很小的企业,大一点的企业不会做这种侵权的蠢事。

　　这些公司搞假冒隐形针灸虽然损害了消费者的,但是对隐形针灸的传播也起有一定的作用。所以,对假冒伪劣隐形针灸的市场整顿,我主张剿抚并用。一方面,要运用国家对知识产权的保护,严厉惩罚假冒隐形针灸销售行为,现在有了专利,一打一个准,打到他们一次就别想再翻身。另一方面,我主张大家还可以联合起来,共同利用隐形针灸的机遇致富。实际上,搞假冒隐形针灸的那些公司也很不容易,他们都是一些微小公司,赚钱比较难,搞点假冒降低成本,是为了自己减少市场风险,其实搞假冒他们是得不偿失。有一家公司是夫妻公司,2007年生意失败后向朋友借了80万元现金,做神农(吉林)公司的隐形针灸产品,一年下来收入200多万元,还掉借款及成本与费用,还赚几十万,2008年因夫妻各自有事将资金用作他途。但是后来他们误信朋友进了一批假冒隐形针灸,卖给消费者后纷纷要求退货,他们找假冒厂家退货也退不掉,压了几十万资金,从此一蹶不振,迫不得已千方百计消化积压的假冒隐形针灸,自己的信誉越做越差。那些帮忙加工假冒隐形针灸的厂子更惨,加工费少得可怜,一旦追究专利侵权,制假比售假更容易被抓到,不管有没有非法所得,最低处罚20万元,他们做10年假冒加工利润也赚不到20万元,更加是得不偿失。因此,如果大家与正宗厂家联合起来,隐形针灸这个市场大得很,大家既合法又有更多的钱赚,免除制假售假违法的后顾之忧,形成一种多赢的局面,这可能是假冒隐形针灸产品市场整顿治理的理想选择。